Sri Aurobindo

Journal du Yoga

QUATRIÈME TOME

Discovery Publisher

Titre original : « Record of Yoga »

Pour l'édition française :
©2019, Éditions Aurobhāshā,
©2019, Discovery Publisher
Traduit de l'anglais à Auroville, avec l'aimable
autorisation du Sri Aurobindo Ashram Trust
Tous droits réservés

Auteur : Sri Aurobindo
Traduction : Marc Desplanque
Relecture : Christine Devin, Brigitte Maury,
Jean-Luc Rose, Lili Achram Desplanque

616 Corporate Way
Valley Cottage, New York
www.discoverypublisher.com
edition@discoverypublisher.com
facebook.com/discoverypublisher
twitter.com/discoverypb

New York • Paris • Dublin • Tokyo • Hong Kong

Sri Aurobindo

Journal du Yoga

QUATRIÈME TOME

1920 – 1927

TABLE DES MATIÈRES

TOME IV

Quatrième partie – Écrits de Sri Aurobindo en relation avec le Journal du Yoga

———

Cinquième partie – Écriture automatique

———

* * *

Le Glossaire des mots sanskrits a été publié séparément en même temps que le tome I.

TOMES I, II, et IIII

AVANT-PROPOS

Le quatrième et dernier livre du Journal du Yoga couvre la période comprise entre le 1er février 1920 et le 31 octobre 1927. Au journal courant viennent s'ajouter des écrits de Sri Aurobindo en relation avec le Journal du Yoga, trois diagrammes en 1927, deux diagrammes en 1931, quelques entrées en 1927-28.

Aux alentours de 1919-1920, Sri Aurobindo a utilisé une terminologie très particulière au fur et à mesure de sa découverte des divers plans et niveaux de conscience menant à ce que plus tard il nommera « Surmental » et « Supramental » [Overmind, Supermind]. En juillet 1924, lors d'une discussion sur la classification dans les Upanishads, il dira à un disciple : « J'ai moi-même établi différentes classifications des mouvements variés et de leurs associations, et des associations d'associations, de leurs comparaisons et mouvements plus subtils. Mais je les ai utilisées pour ma propre orientation, pour une connaissance et un usage personnel ». Nous pensons que cette remarque de Sri Aurobindo s'applique à la période spécifique de son Journal de 1919-1920. Après quelques hésitations, nous avons néanmoins traduit l'intégralité des entrées de cette période. En fin d'ouvrage, un diagramme, réalisé par nos soins d'après une remarquable étude de Richard Hartz, tente de situer chronologiquement et à leurs différents niveaux ces divers plans et mouvements évoqués par Sri Aurobindo.

Marc Desplanque

Le texte contient un certain nombre d'annotations pour lesquelles nous avons utilisé les conventions suivantes :

- (Mot – NDÉ) Note de l'éditeur du Record of Yoga.
- [Mot] Traduction du sanscrit en français.
- NDT Notes des traducteurs.

- Les références à l'éditeur se rapportent à la publication originale en anglais.
- Les [noms propres] entre crochets ont été ajoutés par ces mêmes éditeurs.
- Les *italiques* indiquent les mots ou passages soulignés par Sri Aurobindo.
- Les « *Communications de l'éditeur* » nous ont été aimablement fournies par Richard Hartz.
- Les notes en bas de page et les [*mots*] entre crochets traduits du sanscrit sont issus du glossaire.

Le glossaire spécifique au *Record of Yoga* en langue anglaise est disponible sur les sites :

https://www.sriaurobindoashram.net

et :

http://wiki.auroville.org.in

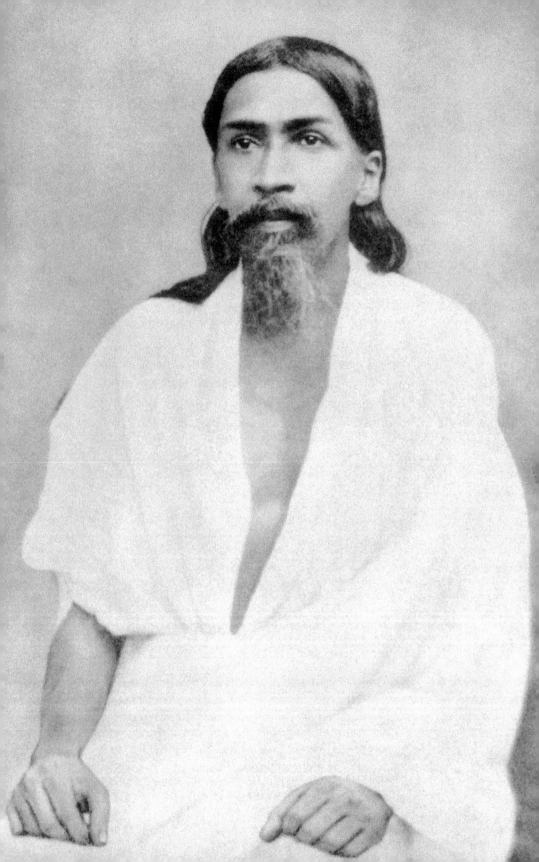

Une tâche plus vaste restait à accomplir, plus vaste que tout ce qu'il avait accompli.

— Sri Aurobindo
(*Savitri*)

1er – 29 FÉVRIER 1920[1]

1er fév. [p. 1184]

La pensée[2] doit être entièrement libre.

T[2] doit être minutieusement idéalisée et accéder à la certitude.

Tapas siddhi doit devenir lumineusement effective.

Le physique doit être amené sous le contrôle de Tapas.

Rupasiddhi et samadhi.

=====

D'abord éliminer la rechute physique.

====

La çraddha doit être solide et absolue.

=====

Première semaine de février.

Trois chatusthayas.

Perfection du 2e chatusthaya.

Shakti. Perfection idéalisée et intellectuelle.

=====

La plus élevée des idéalités dans l'idéalité logistique la plus haute.

=====

---

1   **1er-29 février 1920**. Pendant cette période, Sri Aurobindo a tenu son Journal sur sept feuilles de papier de tailles et de formes différentes pliées diversement. Les dates des notes, qui continuent d'une page à l'autre, sont parfois répétées en haut de la nouvelle page, suivies du mot « suite », parfois abrégé. Ces « titres » ne figurent pas dans cet ouvrage. Notes sur les textes, *Record*, p. 1499.

2   *Pensée* : pensée équivaut souvent à « pensée vijnanamaya » ou à jnana en tant que premier membre du vijnana chatusthaya ; elle inclut généralement tant la pensée perceptive (ou silencieuse) que la pensée vanmaya, mais quelquefois elle se réfère plus particulièrement à l'une ou à l'autre (le plus souvent, à la première).

Lipi, pensée verbale et jnana perfectionnées à ce niveau de vijnana

T^2 perfectionnée un peu plus tard, mais néanmoins rapidement.

Rupa-siddhi et samadhi.

==

Le 4

La rechute physique est presque éliminée subjectivement, mais pas totalement. Sa force et son efficacité ont beaucoup diminué et sont amenées au point où elles disparaissent.

La çraddha est maintenant solide, mais pas encore absolue.

==

La Shakti a touché sa perfection intellectuelle (si tant est que ce terme puisse convenir), proche de sa perfection idéale.

==

Cela grâce à un développement extraordinairement rapide de l'ensemble du système dans l'idéalité logistique la plus haute – d'abord par l'élimination de l'intuition mentale, la confirmation dans le vijnana intuitif révélateur, puis par une ascension dans le révélateur interprétatif, puis dans le révélateur complet plein du pouvoir de l'inspiration solidement fondé. Les formes inférieures du vijnana viennent du dehors.

==

Le prana et le corps sont aussi repris par cette idéalité.

==

Le processus n'est pas encore complet.

Rapide développement d'une action combinée de toutes les parties du siddhi, mais le mouvement n'est pas complet, ce n'est qu'une fondation.

La pensée verbale, jnana et T^2 primaire sont basées sur la logistis la plus haute.

==

Rupa et samadhi sont encore bloqués et font pression sur l'obstruction.

===

Attaque du mental intuitif venant du dehors, une invasion partielle qui n'a réussi que temporairement –

La force idéalisée est suffisamment puissante pour restaurer sa mainmise.

Le 6 fév.

Lutte dans le siddhi physique durant tout le mois de février.

===

Le 7 fév. [p. 1185]

En dépit de l'invasion mentale intuitive –

(1) L'idéalité interprétative ou inspiratrice s'est manifestée avec un certain pouvoir dans la lipi, la pensée, la trikaldrishti, etc. L'idéalité logistique demeure, mais elle est surpassée.

(2) La lipi s'est libérée de l'insistance de l'étroit vijnana intuitif, bien qu'elle puisse encore y retomber.

(2)[1] Le reste de l'idéalité peine à suivre et à se défaire de toutes ses formes inférieures.

(3) En lipi, la logistis révélatrice devient maintenant la forme inférieure, et non plus la forme supérieure. La forme interprétative devient la règle.

(4) L'ananda progresse et se transforme d'abord dans la forme logistique révélatrice discernante, puis en interprétatif, puis rejette la forme mentale intuitive. Il est maintenant persistant quand smarana [*le souvenir*] est présent.

7 fév.[2]

Deuxième semaine de février.

---

1   La numérotation est ainsi dans le Journal. NdÉ.
2   Cette note, également datée du 7 février, a été écrite sur une autre feuille. NdÉ.

1) La lipi doit être stabilisée dans le second vijnana

2) La pensée, T^2, doivent être élevées dans le second vijnana, la logistis n'étant plus qu'une forme inférieure.

3) La Shakti de l'idéal doit prendre possession du corps.

4) L'ananda doit se fixer et ne plus dépendre de smarana.

5) Insistance sur le contrôle de la Tapas idéale en arogya, utthapana, saundarya.

6) Totalité du Brahmachatusthaya.

7) Rupa en samadhi.

==

Tout ne sera pas complet, mais tout progressera. La règle de la rapidité doit être apportée partout.

Essentiellement, l'ananda a surmonté l'obstacle de vismriti [*l'oubli*] et a presque attesté sa continuité. Son caractère et tendance dominante sont établis, mais il est toujours entravé et parfois suspendu si je suis fortement absorbé dans une activité. Le sommeil l'interrompt totalement, mais le retour est rapide.

8 fév.

Tendance à la rechute. L'ananda persiste mais souvent avec un vismriti passager. T^2 opère pour un temps dans les télépathies. Le système de pensée arrive, par un dernier combat, aux conditions de la lipi divisées entre l'interprétatif, désormais normal et correct, et le logistique, désormais un fonctionnement relâché inférieur – mental intuitif excepté.

==

Depuis hier, le rupa-siddhi développe fluidité, perfection des formes (pas toujours complètes), netteté, mais sans stabilité. La diversité est pauvre jusqu'à présent, avec une stabilité initiale ou du premier degré.

==

L'ananda est maintenant constant (l'après-midi) mais souvent oublié par l'absorption encore présente. Le sommeil l'interrompt ; mais bien que pas encore surmonté, l'obstacle est affronté maintenant.

==

T^2 est redescendue pour corriger l'idéalité télépathique et la transformer en idéalité interprétative.

L'Ananda Brahman se confirme en prema, en kama et dans la beauté.

L'obstacle au samadhi persiste mais il cède lentement.

==

La nuit, rechute dans la mentalité.

==

Le 9 fév. [p. 1187]

Après une violente dépression, l'ensemble de l'idéalité passe maintenant dans la forme révélatrice du vijnana interprétatif. Elle aussi étend son emprise sur le corps, mais à ce niveau, plus fortement assiégé par l'intelligence intuitive.

==

Le type parfait de la shakti dans l'intelligence physique est remplacé par le type de la shakti idéale parfaite contenant la quadruple Devibhava[1].

==

Après avoir été interrompu, l'ananda retrouve sa continuité. Le sahaituka a repris, mais encore dans une forme sommaire initiale (depuis hier).

L'Ananda est en voie d'idéalisation, mais pas encore avec un plein succès car l'intelligence intuitive garde toujours sa prise habituelle sur le corps.

Parfois oubliée mais toujours présente, la continuité de l'Ananda est essentiellement établie dans le samadhi (ce matin).

---

1   *Devibhava* : la *devi* ou *shakti* divine qui se manifeste dans le tempérament selon une combinaison de ses quatre aspects (*Maheshvari, Mahakali, Mahalakshmi, Mahasarasvati*).

L'idéalisation (rapide) dans la forme interprétative-révélatrice des éléments du samadhi a commencé pour la lipi, etc.

==

L'ananda était absent durant le samadhi et le somme de l'après-midi, mais l'idéalité intervenait, dans le dialogue, etc., Parfois un lourd nidra tamasique cachait une base de sushupti, parfois de jagrat, parfois আচ্ছন্ন.

==

Ananda de nouveau continu l'après-midi malgré une absorption dans l'écriture, finalement, aidée par un léger smarana, l'absorption a été dominée.

==

Shakti idéale établie dans le corps.

Le 10 fév.

La Shakti idéale est établie dans le corps, la lipi est fixée dans le vijnana, dans l'interprétatif et le révélateur des deux vijnanas inférieurs. Le siddhi de la pensée et T^2 sont en partie formés des mêmes idéalités, mais la logistis révélatrice y prédomine pour le moment, avec cependant un mélange de l'intelligence. Le sharira ananda a été interrompu par le sommeil cette nuit et a repris avec quelque difficulté ce matin. Le Brahma chatusthaya est complet en Sarvam Anandam Brahma, en essence en Ananta jnanam. La vision du Brahman doit maintenant s'emplir du vijnana. Rupa et Samadhi progressent ; rupa est encore de première stabilité, parfois en bordure de la seconde, répétitive, irrégulière semble-t-il. La nuit, le samadhi idéal est entravé par le sommeil et le rêve ; il est présent la journée, mais assiégé par le nidra.

Aujourd'hui, le siddhi pensée + T^2 doit se débarrasser de l'amalgame.

Les suggestions psychologiques, la télépathie, vyapti, prakamya, les possibilités, la négation, le doute etc., sont tous rapidement transformés dans la forme logistique révélatrice. Il y a une forte tendance à la forme interprétative.

La Shakti idéale s'intensifie dans la relation Krishna-Kali fondée sur la madhura dasya.

Le 14 fév. [p. 1189]

Journée de rechute (le 12), plus une autre journée de récupération difficile. Affection à l'œil, saignement du nez, constipation ; la volonté ne prévaut qu'en luttant.

L'idéalité révélatrice s'installe, mais avec de considérables fluctuations d'ajustement ; il en est de même pour la Shakti idéalisée dans le corps et pour le sharira ananda. Ce dernier est rapidement transformé. Le siddhi n'a pas encore recouvré toute sa force d'occupation.

Développement de T^2 sur la base révélatrice, mais entravé par une invasion de la mentalité.

15 et 16 fév.

Malgré les difficultés, fondation de l'action idéale sélective dans le siddhi de la pensée, en T^2, script et lipi. Ce mouvement n'est pas complet en T^2 et provoque quelques réactions sur le siddhi de la pensée, maintenant en cours de fusionnement avec T^2.

Nuit du 17 fév. 18

Rétablissement du vijnana dans le système, rapide développement de l'idéalité. Le vijnana (révélateur de tous niveaux, basé sur le révélateur intuitif) est fixé dans le système ; les rechutes ne descendent que jusqu'à l'idéalité intuitive, et, passagèrement, jusqu'au mental intuitif hautement idéalisé.

19 fév.

Le vijnana révélateur interprétatif a été rapidement amené à prendre les rênes et les tient fermement, bien que le rév. intuitif apparaisse souvent comme une suggestion, mais de plus en plus rempli par le Vijnana rév. interprétatif. Les formes inférieures n'apparaissent que comme des suggestions du dehors, rapidement et de plus en plus transformées en suggestions justes, avant qu'elles ne pénètrent le système, ou tout de suite après.

Pendant la rechute, même le pur caractère du mental intuitif était de plus en plus clarifié, alors même qu'il possédait le système. Malgré son emprise, l'idéalité a continué à opérer, tout à fait ferme dans la lipi, dans le script et, souvent, dans la pensée verbale. Maintenant, même ses suggestions ne peuvent plus pénétrer sous forme mentale. Ce n'est que lors d'un relâchement que, souvent, une sorte de nuage mental couvre la forme idéale.

La lipi, la pensée verbale, le script, sont dorénavant fermement établis dans l'idéalité ; la pensée perceptive et T^2 sont également idéales en substance, mais dépendantes du relâchement de la shakti touchée par l'ombre mentale. Elles traversent pourtant une rapide et profonde idéalisation. Quand la shakti n'est pas pramatta [*relâchée*], l'ombre mentale ne la touche pas, mais pour le moment, les formes inférieures sont plus communes que les formes révélatrices. C'est le contraire qui est de règle pour les autres membres.

Vyapti est encore essentiellement de type mental.

Depuis la nuit dernière, le révélateur interprétatif est fixé dans le système – l'essentiel de lui-même, ses lois dans le tissu de l'être conscient. Mais déjà se fait sentir le besoin du révélateur dans son type le plus haut.

La lipi (dans ses différentes formes idéales) se dépouille maintenant du vijnana intuitif et ne conserve que le révélateur et l'interprétatif.

Fixée dans la forme interprétative et ses différents niveaux, elle est maintenant soulevée immédiatement (après cinq minutes dans un même mouvement continu) dans le vijnana révélateur et ses trois formes, une minute ou deux plus tard soulevée entièrement dans la forme la plus haute. C'est le premier cas d'une telle rapidité miraculeuse.

Vyapti entre maintenant dans le vijnana révélateur, mais dans le bhava du sujet tout entier ; les mouvements particuliers sont vus en lui, mais ils subissent une idéalisation en profondeur, même dans l'intuitivité mentale.

En conséquence, aussi, trikaldrishti-tapas commence à être vue comme un mouvement de l'être, et plus seulement dans leur forme séparée.

L'idéalisation complète du tivra ananda est en cours, qu'il soit ahaituka ou sahaituka.

L'insistance sur le siddhi physique s'est considérablement relâchée ces jours derniers. Le kamananda est maintenant très léger. Il est en train d'être transformé en kamananda révélateur idéal, mais la transformation est très entravée par les restes de l'ancien ananda intuitif idéalisé. Les autres anandas subissent le même changement.

Dans la seconde moitié de la journée, prise de possession par le mental intuitif, venant du dehors. Progrès difficile.

Le 20 fév.   Vendredi.

Progrès rapides malgré un mental assiégeant.

(1) La Shakti dans le système fixe l'être essentiel dans le vijnana révélateur représentatif[1] ; la force

---

1   « Le 20 février, ce qui jusque-là se dénommait « révélation intuitive » a été pour la première fois nommé « vijnana révélateur représentatif ». Après cela, les termes « représentatif » et « interprétatif » remplacent respectivement « intuitif » et « inspiré » dans la plupart des références aux formes de la logistis révélatrice. « Intuitif » ou « intuitionnel », et « inspiré » et « inspirant », en viennent à s'appliquer surtout aux niveaux inférieurs du *vijnana* logistique, comme lorsque Sri Aurobindo écrit le 23 février 1920 : « La lipi se débarrasse finalement des puissantes survivances de l'intuitif et des faibles vestiges de la lipi inspiratrice. La lipi représentative et la lipi interprétative de tous les degrés les remplacent ». « Le passage suivant de *La Synthèse des Yoga* éclaire quelque peu l'emploi que Sri Aurobindo fait des qualificatifs « représentatif » et « interprétatif » : « *La raison spirituelle est d'abord soulevée, élargie, transformée en un fonctionnement **représentatif** supérieur qui formule pour nous les données immédiates de l'existence du moi en nous et autour de*

interprétative est présente, mais n'est pas insistante dans la manifestation. Assombrissement épisodique par le mental idéalisé intuitif-inspiré.

(2) La lipi s'approfondit dans la largeur révélatrice, même dans le type intuitif du vijnana. Développement rapide et puissant d'une solide stabilité en lipi sadhara et niradhara.

(3) Puissant développement du siddhi de la pensée idéale sous toutes ses formes ; pensée perceptive idéale rapide et continue, jnana.

(4) La certitude se développe en trikaldrishti, mais très enveloppée dans le mental matériel idéalisé.

(5) Accroissement du pouvoir idéal en kavya [*poésie*].

(6) Tendance triomphale d'amener toutes actions mentales dans la forme idéale ; mais avec des reculs.

(7) Progrès dans l'idéalisation l'après-midi, et dans la stabilité du jagrat des trois formes du swapna samadhi. En antardarshi, la lipi intérieure est fixée dans le vijnana révélateur ; en swapna, continuité du siddhi de pensée idéale (verbale et perception), parfois accompagné de rupa et drishya.

Le 21 fév.   Samedi.

1) Idéalisation du siddhi de la pensée intuitive (mentale), de jnana et de la connaissance de T^2, dominante mais pas absolument complète.

2) Immédiatement (dans la matinée) le mouvement est

---

nous. Puis apparaît un fonctionnement **interprétatif** supérieur de la connaissance supramentale, une étendue plus haute qui s'attache moins aux faits présents et qui ouvre des potentialités encore plus vastes dans le temps, dans l'espace et au-delà. Et finalement, apparaît la connaissance la plus haute par identité qui est la porte d'entrée de la conscience essentielle dans l'omniscience et l'omnipotence de l'Ishwara ». Ce passage suggère l'essence de la distinction entre « représentatif » et « interprétatif » et ne se réfère pas nécessairement aux plans exacts que signifient ces mots dans le *Journal* de 1920. Mais le lien du fonctionnement **représentatif** de la conscience supérieure avec les « données immédiates » et du fonctionnement **interprétatif** avec les « potentialités » est utile pour comprendre la terminologie du *Journal* ».

passé à la régularisation du vijnana révélateur interprétatif dans la totalité du mental et du supra-mental[1] ; après quelques fluctuations cette régularisation s'est faite dans la soirée.

3) En antardarshi, vijnana révélateur interprétatif dans la lipi. Le reste du siddhi était actif en swapna, mais limité et affaibli par une puissante attaque du sommeil.

4) Dans la shakti du système physique, l'interprétatif a maintenant empli le vijnana révélateur représentatif ; le contenu est interprétatif, l'enveloppe est représentative (révélation logistique).

5) Tapas agit maintenant vigoureusement sur l'asiddhi physique, dans les divers résidus de roga, et a commencé à agir sur la déficience centrale la plus persistante, sans effet dominant, cependant, sur celle-ci. Les résidus revivent avec une démonstration temporaire de force mais sont incapables de résister à l'action dissipatrice.

6) Dans la matinée, un exemple remarquable et unique d'efficacité complète et rapide de Tapas sur les objets inanimés ; pratiquement le premier cas de ce genre.

7) T^2 est maintenant normalisée dans l'idéalité, bien qu'encore assiégée et parfois pénétrée par l'intuitivité, mais elle n'est plus enfermée dans le domaine mental intuitif.

===

Cette journée termine la troisième semaine de février et complète un stade final de l'union de samata, shakti et vijnana. L'asiddhi n'est pas entièrement rejeté, mais il a perdu le pouvoir de son emprise excepté quelques contacts (pour les deux premières) et de brefs moments (pour le troisième). L'asamata négative n'est rien de plus qu'un contact, mais le trouble du sama ananda est toujours possible, un court moment.

---

1 *Supra-mental* (supermind) : (jusqu'en 1920), terme général pour la faculté ou plan supra-intellectuel (vijnana).

La perfection de la raison lumineuse révélatrice sera complétée la semaine prochaine.

Il est aussi suggéré que rupa, vishaya et samadhi vont développer une base de perfection irrévocable.

Un mouvement se prépare également en vue de surmonter l'obstruction dans l'Ananda et l'Arogya. En saundarya et utthapana l'efficacité définitive n'est pas venue, mais la fondation de l'utthapana primaire est en préparation par le biais d'une pression sur l'habitude de fatigue, et où l'ancien manque d'anima épuisant n'a que peu de prise.

=

Demain, T^2 en drishti interprétative. Ananda. Reprise du contrôle sur le siddhi physique. Rupa vishaya. Samadhi.

=

(1) Retour de l'ananda continu, mais pour le moment sans spontanéité suffisante.

(2) La shakti résiste à l'attaque de nombreux résidus de roga. En réalité, trois seulement sont encore actives : l'écoulement à l'œil, l'affection à l'estomac et la faiblesse centrale. Excepté la dernière, elles ont beaucoup diminué, et même celle-là a perdu de sa force.

(3) Samadhi évolutif la nuit et dans la matinée. Tout est idéal, drishya incluse, mais tout maintenant se transforme en vijnana révélateur. Drishya est plus complète et stable. La lipi en swapna profond tend à retrouver sa cohérence.

Le 22 fév. Dimanche [p. 1193]

L'intuitivité en exil assiège la samata et jette une ombre sur hasya [*le rire*], et en conséquence sur sukham [*bonheur*] et sur l'Ananda égal. Cela n'a lieu que lorsque le jeu complet de la Shakti est retenu.

Le défaut qui émerge dans la shakti est un manque dans la hauteur de la force, dans l'aishwarya-bodha [*conscience du pouvoir souverain*], hasya et çraddha [*la foi*] dans l'action immédiate de la Shakti.

Aucun de ces défauts n'est réel, ils sont imposés du dehors sur le système par une ombre de l'ancienne habitude du mental physique.

=

Ces défauts doivent être éliminés. L'activité environnante a déjà commencé un début de conversion en termes de l'idéal.

=

Les deux premiers chatusthayas ne peuvent être rendus absolus tant que le vijnana n'est pas universalisé et libéré des interruptions de son action idéale.

=

Rupa et vishaya montrent des signes de reprise sur une solidité idéale plus complète, mais sans stabilité dominante ou libre jusqu'à présent.

La difficulté de T^2 est maintenant celle d'un ajustement entre les perceptions inférieures et supérieures ; tant que cela dure, le mental intuitif environnant est susceptible d'envahir avec ses suggestions inadéquates. Mais ce mental semble maintenant se tourner vers la forme idéale.

L'ananda est de nouveau actif, mais sujet à ses anciens handicaps, et toujours tiré vers le bas, vers les façons mentales intuitives. L'ananda idéal est l'exception.

=

Rupa montre une grande richesse et perfection (pas toujours complète), et une netteté de toutes ses formes, parfaites, développées, ghanas [*denses*] et sommaires ; mais excepté la dernière, seulement avec un début de stabilité du premier degré.

Long swapna sushupta samadhi l'après-midi. Explosion de lipis du niveau révélateur le plus haut, nettes et puissantes au-delà de tout ce qui a été vu jusqu'alors en jagrat bahirdarshi. Beaucoup de lipis en sushupta, communes mais pas toujours cohérentes. Beaucoup aussi du vijnana révélateur ; toutes idéales.

Mais l'emprise était encore insuffisante et assiégée, non par les faits présents mais par la conscience de rêve imprécise.

==

Aujourd'hui, depuis ce matin, relâchement vers la mentalité pour la transformation du mental environnant. Ce mouvement a ravivé la télépathie-tapas-trikaldrishti non idéale, jusqu'à un certain point, mais la pensée semble protégée. Tout est pourtant entravé par l'invasion. T^2 n'agit pour le moment que dans le vijnana représentatif, avec une certitude relative et épisodique, la vérité de chaque suggestion demeure, mais non la valeur décisive que le mental tapasique au dehors[1] déduit de ses indications. Quand l'idéalité complète agit, chaque élément est ramené à ses proportions naturelles, mais il n'y a aucune certitude pour l'avenir, ou seulement une indication relativement certaine de l'avenir.

Le même phénomène a lieu dans la T^2 représentative-interprétative, à l'échelon inférieur. Reste à voir ce qui se passe quand les deux sont soulevés et combinés à l'échelon supérieur.

Vishaya se manifeste de nouveau de façon frappante, mais sans liberté et seulement avec les drishya, rasa, gandha, sparsha anciens et coutumiers – les petites choses limitées. Shabda est entravé, sans changement.

L'ananda retrouve une base plus solide quoique toujours imparfaite.

La lutte est intense dans l'utthapana primaire ; également, les deux rogas font toujours obstacle. La shakti tient bon dans l'utthapana et ne permet pas une longue rechute.

Aujourd'hui la douleur (aiguë dans les épaules) est revenue momentanément dans l'utthapana primaire mais elle s'est tout

---

1 « …the tapasic mind outside… » Cet « au dehors » est peut-être ce qu'évoque Sri Aurobindo dans ce passage de *La Vie Divine* « …la division de notre être entre une nature intérieure et une nature extérieure ou superficielle, crée une difficulté que vient encore compliquer l'existence d'une circumconscience secrète, ou conscience environnante, où sont déterminées nos relations invisibles avec le monde extérieur. » p. 1013. NdT.

de suite calmée. La fatigue est importante en raison des effets cumulés ; il n'y a nulle part de réaction victorieuse.

Puissant vijnana révélateur interprétatif de la Shakti dans le système physique.

==

Pendant la nuit, grande netteté et constance des rasas [*goûts*] fondamentaux.

T² est de l'ordre interprétatif révélateur, de la plus haute révélation du troisième degré. Tout, maintenant, est du troisième degré, c'est-à-dire la raison divine.

Magnifique drishya en swapna samadhi profond, ainsi qu'en swapna le plus profond, de scènes, d'événements etc., d'une grande stabilité et perfection, parfois chhayamaya de tejas, parfois éclatants avec un élément de jyoti dans le tejas[1]. Cependant partout existe une légère force de chhaya. Plus tard, rêve, mais avec une grande cohérence.

Le 23 fév.   Lundi

Aujourd'hui, T² développe la plus haute certitude. Rupa, vishaya, samadhi. L'ananda doit s'idéaliser et surmonter les obstacles. Pression de la Shakti sur roga et sur les obstacles à l'utthapana primaire.

==

Une grande confusion de formes inférieures inadéquates régnait hier en T², mi-représentatives insuffisantes, mi-intuitives, intuitivité alourdie de mental, suggestions mentales intuitivisées venant du dehors, formes inspirantes sans le discernement, etc. Les certitudes supérieures ont finalement émergé de ce brillant chaos, mais assaillies de doutes. Maintenant, le pouvoir de discernement révélateur interprétatif s'installe dans la T². Les intuitivités de toutes natures sont rejetées quand elles résistent à la transformation, remplacées ou transformées quand elles

---

1   Différentes associations des 7 niveaux de l'akasha, ici : *chhaya, tejas, jyoti.*

admettent le changement. La plus haute certitude du troisième niveau agit de temps à autre ; les certitudes fortuites sont fréquentes. Beaucoup reste à faire.

L'ananda s'idéalise, et rechute parfois.

La lipi se débarrasse enfin des puissants résidus de la forme intuitive et de ceux, plus faibles, de la lipi inspirée idéale. Les lipis représentatives et interprétatives des divers niveaux les remplacent.

T^2 se libère de toutes les formes de tension tapasique et téjasique ; mais le travail n'est pas encore terminé. Les plus hautes certitudes attendent le développement et la fin de ce processus d'élimination.

La bataille continue dans l'utthapana primaire. La Shakti tente d'imposer un soulagement en position debout et un certain soulagement durant la marche, et les ajoute au soulagement ressenti dans la position assise. L'attaque de la fatigue est lourde et virulente.

=

Après-midi. Samadhi, pensée et parole idéale suivies en swapna plus profond, mais le sushupta était beaucoup sous le pouvoir du nidra.

=

La force de l'ananda augmente, mais très emboîtée dans la mentalité inspirée et inspiré-intuitive. La densité tend à diminuer dans la forme idéalisée. Pourtant elle devient de plus en plus intense dans cette même forme.

=

T^2 opère normalement dans la forme intermédiaire. L'action supérieure est exceptionnelle sauf (jusqu'à présent) quand elle est transcrite en termes de la forme intermédiaire.

=

Rupa et vishaya sont moins actifs aujourd'hui. Vishaya tente de manifester certains goûts particuliers dans leur essence générale subtile.

Le 24 fév. Mardi

La nuit dernière, action de T^2 sous diverses formes, aucune n'était entièrement satisfaisante, bien que l'une d'entre elles, soulevée au-dessus des mouvements inférieurs, ait apporté quelques-unes des plus hautes certitudes. La nuit, éveil avec des intervalles de swapna samadhi typique ; nidra vers le matin seulement.

Aujourd'hui, forte attaque de l'intuivité qui assiège toutes les parties de l'idéalité. Dans la lipi cela aboutit à la persistance d'une lipi idéale intuitive qui, dans l'idéalité, représente la mentalité intuitive, bien qu'elle-même ne soit pas du type mental. Sa limite est une suggestion et une expression insuffisantes ; la lipi est vraie en elle-même, mais exprimée de telle façon qu'elle induit le mental en erreur. Elle est rejetée en faveur de lipis interprétatives et représentatives du niveau révélé intuitif, ou plus bas, du niveau intuitif révélé, mais elle réapparaît parfois malgré l'interdiction.

Le même processus a lieu dans le siddhi de la pensée, mais les formes verbales idéales inférieures gardent une force de répétition, avec parfois des suggestions mentales mi-idéalisées venant du dehors. Pourtant les formes idéales inférieures sont maintenant bannies par la Shakti et sa loi, en script comme en lipi, mais les formes inférieures sont plus rebelles à l'exclusion.

T^2 est très affectée. Ici aussi il est définitivement établi que seule la raison idéale la plus haute peut apporter les certitudes, et que le retour des formes inférieures, quel que soit leur pouvoir d'entraver l'action juste, ne peut être accepté, même si elles peuvent dire vrai.

L'ananda promis la nuit dernière a été prédominant, mais il a été interrompu ce matin sauf quand la smarana [*l'attention*] était présente.

====

T^2 parfaite, décisive et invariablement effective dans le plus haut vijnana représentatif, mais avec des résultats isolés et distincts seulement ; le reste, d'un type inférieur, était assailli par la mentalité et rendait le mental confus en essayant d'imiter cette action idéale représentative.

Grand mélange de nidra dans le samadhi.

Le 25 fév.   Mercredi

En T², le vijnana représentatif reprend les détails, mais pas tous les détails. Le reste poursuit son action confuse mais se clarifie par restriction. La shakti tend maintenant à autoriser toute les formes de T² idéale, mais à n'accepter complètement que les formes de l'idéalité la plus haute ; elle n'accepte qu'en partie les formes révélatrices des stades inférieurs (inspiré et intuitif), observe seulement pour rejeter ou transformer les reliquats de suggestions mentales. Le reste se produit, mais n'est que partiellement sanctionné quand il existe une certaine force révélatrice ou interprétative en arrière.

Le 26 fév.   Jeudi [p. 1197]

L'idéalité représentative-interprétative la plus haute a maintenant formellement remplacé toute autre action, elle est devenue le mouvement de référence de la T². Les autres idéalités s'attardent encore lors de relâchements dans le système. Cette idéalité absorbe maintenant l'ensemble du siddhi de la pensée et démontre sa vérité et sa certitude.

====

Au cours de la nuit, cette idéalité qui ne pouvait tout d'abord agir qu'au-dessus de la tête, libre des niveaux physiques, a spontanément commencé à agir au niveau de la tête. Elle commence maintenant à remplacer la tendance physique à l'intuitivité et descend pour prendre possession du système tout entier. En même temps, elle s'adapte et s'empare de toutes sortes de pensées perceptives dans la nature, d'abord dans l'idéalité interprétative, puis dans les idéalités inférieures.

Tous les vishayas, gandha [*odeur*] et rasa [*goût*] sont plus étendus, les autres sont assez faibles.

Nombreuses rupas en samadhi.

Le 27 février, jeudi

T^2 s'installe maintenant dans l'idéalité complète, et d'abord dans les formes inférieures aidées par le vijnana interprétatif le plus haut. Tout se tourne maintenant vers ses éléments de vérité, mais les dernières difficultés de la vieille insistance demeurent. Le reste est une difficulté de limitation et d'incertitude.

Puis est venue une sorte de rechute ou d'abaissement délibéré, mais même dans ce relâchement, la tendance idéale prédominait, mais pas son sens de l'ordre.

Le sharira Ananda, longtemps négligé et occasionnel (seulement avec smarana), a repris aujourd'hui et s'est rétabli dans une continuité discontinue, tandis que les restes de la forme mentale sont rapidement idéalisés par le vijnana le plus haut.

Rupa est entravée, alors qu'elle répond à l'appel de tapas. Elle est revenue à la stabilité du début, très primaire.

Vishaya est actif, mais entravé.

==

La nuit, rupas sommaires stables (aux contours parfaits).

Samedi 28 février

Rechute.

La lipi a commencé à tout rejeter sauf le vijnana le plus haut (surtout interprétatif) ou sa lumière dans les autres formes. Le même processus commence en antardarshi.

En samadhi, rupa du troisième degré et stabilité parfaite, des scènes et des mouvements cohérents commencent à se manifester, de même des conversations, plus seulement mentales mais

avec des mots physiques. Les éléments de samadhi [doivent][1]
maintenant être développés et combinés, le [.....] plus régulier
malgré [.............]

La pensée verbale a [....], rejette tout [sauf les] formes du
vijnana le plus haut, ou sa lumière et sa forme sur les niveaux
inférieurs.

Dimanche 29 février

Aujourd'hui l'ensemble de vijnana est monté aux divers
niveaux du vijnana révélateur. Même le drashta logos[2] le plus
haut s'est manifesté ainsi que l'idéalité interprétative la plus
haute. La base de la raison lumineuse a maintenant une fondation parfaite, il reste à la perfectionner et à rendre son étendue
universelle.

Il faut en tout premier lieu abandonner la strate inférieure
de la mentalité intuitive, puis exclure la mentalité environnante.

Ce mouvement a déjà commencé ; pendant quelque temps
la shakti dans le corps s'est fixée sur la base de la troisième
idéalité, son contenu variant de l'intuitif au révélateur, teinté
d'interprétatif[3] et de quelques autres contenus.

La nuit, la rupa a soudainement manifesté plusieurs
anciennes formes (bobines, bandages, chauve-souris, brosses,
etc.) ghana [*denses*] et développées, avec une forte tendance
ghana, dans la seconde et la troisième stabilité (principalement
la troisième).

Le samadhi est toujours entravé.

---

1   La page contenant ce paragraphe est en mauvais état, quelques mots son
illisibles. Les mots entre crochets sont hypothétiques. NdÉ.
2   *Drashta* logos (sanscrit et grec) : un terme utilisé en 1920, équivalent de la
logistis du voyant de l'année précédente ; identique à la logistis révélatrice ou idéalité révélatrice complète.
3   *Interprétatif* : (en 1920) de la nature d'une « vision et d'une pensée idéale » qui
interprètent l'unité et la variété illimitables de l'Infini », caractéristique de l'idéalité
hermétique ou shrauta vijnana, le plan du vijnana dont l'essence est shruti.

1ᵉʳ MARS – 10 AVRIL 1920[1]

Journal du Yoga
1920
Mars.

[p. 1200]

Le mois dernier, le Yoga a été amené jusqu'à un vijnana effectif. Ce vijnana est celui du stade le plus bas de l'ensemble du triple supra-mental idéal[2], le domaine de la raison lumineuse. Tout d'abord l'ancien mental intellectuel a disparu, fondu dans la buddhi et le mental intuitifs, et finalement, non seulement l'être pensant, mais l'être tout entier – y compris la conscience dans le corps et l'Ananda physique – a été soulevé dans cette forme d'où sont totalement exclus l'ancienne buddhi, les sens et la conscience corporelle. Là, sattwa [*principe d'équilibre*] du mental a été changé en semi-lumineuses prakasha [*clarté transparente*] et jyoti [*lumière*] de l'intuition, de l'inspiration et de la révélation mentales ; rajas [*principe dynamique*] a été changé en tension de la volonté et de l'impulsion tapasique ; tamas [*principe d'inertie*] est devenu une shama [*quiétude*] passive, ou dense. Seul le tamas conserve, dans la partie la plus physique de l'être, une part de son ancienne inertie et de son ancienne obscurité ; il n'est pas entièrement transformé en passivité dans laquelle

---

1 **1ᵉʳ mars–10 avril 1920.** Durant cette période, Sri Aurobindo a écrit ses notes sur un fin cahier d'exercices utilisé uniquement à cette fin. Au-dessus d'une longue introduction précédant la note du 1ᵉʳ mars, il écrivit « Yoga Diary/1920/March ». Nous n'avons retrouvé aucune note pour la période qui s'étend entre le 10 avril et le 7 juin 1920. Notes sur les textes, *Record*, p. 1499.
2 *Triple supra-mental idéal* : (en 1920) les trois premiers plans supra-intellectuels, appelés idéalité logistique, idéalité hermétique et idéalité du voyant. Voir : le mental supérieur intuitif, le mental supérieur illuminé et le mental le plus élevé dans la terminologie des environs de 1931.

prakasha et tapas sont agissantes ou tranquilles. Ce tamas est la cause de l'asiddhi physique persistant et autres asiddhis.

Simultanément, le vijnana inférieur, qui représente l'intellect sous les formes du mental idéal, développait ses pouvoirs supérieurs et s'est finalement transformé en raison idéale, tout d'abord par une intuition, un discernement, une inspiration et une révélation idéales inférieures qui avaient été développées depuis longtemps, pesées, vérifiées, passées au crible, mais entravées par les imperfections de la mentalité intuitive du manasa buddhi [*intellect*]. La lipi a été la première à se débarrasser du manasa – dans l'état de veille bahirdarshi[1], l'antardarshi jagrat intérieur venant longtemps après – puis le script, la pensée verbale, finalement la pensée perceptive et, hier seulement, mais sans une perfection absolue, la pensée perceptive trikaldrishtique.

Les traces d'asamata ont persisté, fragmentaires, occasionnelles, aussi longtemps que le défaut dans la Shakti mentale a lui-même persisté dans la conscience physique ; il n'appartenait pas au système mais lui était imposé aussi longtemps que le mental extérieur pouvait décocher ses flèches suggestives ou entrer par effraction et posséder un moment la surface. De vagues résidus régulièrement idéalisés s'attardent, puis disparaissent dans ce processus, en raison d'un élément de tamas qui persiste dans l'être physique et participe du relâchement ou de la dépression physique. Il disparaît dans la mesure où la Shakti idéale se fixe dans le vrai vijnana. Le principal défaut est une force insuffisante de hasya [*rire*] et de l'ananda, bien que sukham soit fort et que hasyam et l'ananda puissent à tout moment être amenés en surface ; mais souvent vient un nuage, non pas de duhkha [*souffrance*] mais d'apravritti [*inertie*] de

---

1   *Bahirdarshi* : samadhi en état de veille où les images sont vues à l'extérieur de soi-même dans l'atmosphère physique ; *Antardarshi jagrat* : samadhi en état de veille (jagrat) du type tourné vers l'intérieur (antardarshi), dans lequel des images ou d'autres objets de l'expérience sensorielle subtile sont perçus intérieurement dans un éther subtil comme le chittakasha ou chiddakasha, généralement avec les yeux fermés.

l'ananda positif, particulièrement de l'ananda hasyamaya [*délice plein de rire*], et parfois d'udasinata [*indifférence*] excessive.

La Shakti, après avoir installé la base de son pouvoir mental intuitif dans le corps, souvent remplacé par les formes idéales, est maintenant ancrée dans une enveloppe de vijnana révélateur ou représentatif parfois empli d'intuition, parfois de contenus représentatifs révélateurs inférieurs, ou interprétatifs-représentatifs, ou encore interprétatifs. Parfois la drashta Shakti[1] supérieure révélatrice prend momentanément le contrôle : elle a maintenant toujours tendance à se manifester dans les autres formes. Virya, shakti (sauf parfois laghuta[2] dans la fatigue ou la lourdeur physique) sont complètes et suffisantes, mais dépendent, pour leur tejas, pravritti etc., de l'état de la Devibhava[3]. La Devibhava est établie dans toutes ses parties, mais ne se manifeste pas toujours complètement dans une action ouverte en raison de l'apavritti [*inertie*] de hasya [*rire*] et de l'ishwarabhava[4]. Ce siddhi attend que la sraddha [*la foi*] et le vijnana deviennent complets. La foi dans le Maître est désormais complète et fixée, mais la foi dans la swashakti a été souvent diminuée ou vaincue par relâchement ou échec du siddhi. La foi est complète maintenant dans la perfection finale des trois premiers chatushtayas ainsi que du sixième, mais l'incertitude règne concernant le siddhi physique, l'extension du karma [*l'action*] et de kama [*partie sociale du karma*], l'accomplissement de la misssion. Cette foi est parfois touchée par une ombre tangible d'asraddha [*doute*] – qui se transforme même maintenant en une forte incertitude.

---

1   *Drashta shakti* : shakti illuminée par drishti (vision, révélation).
2   *Laghuta* : légèreté, célérité et adaptabilité (de l'être nerveux et du corps physique). « Sentiment de légèreté totale ».
3   *Devibhava* : la devi ou shakti divine manifestée dans le tempérament dans une combinaison de ses quatre aspects (Maheshvari, Mahakali, Mahalakshmi, Mahasarasvati) ; autre nom de la daivi prakriti, remplaçant progressivement la Chandibhava précédente.
4   *Ishwarabhava* : autorité souveraine ; « le tempérament du souverain et du guide » ; maîtrise, souveraineté ; « un sentiment du pouvoir divin » ; une qualité commune aux quatre aspects de la daivi prakriti

Le Vijnana a maintenant sa base totalement dans l'idéalité, mais il est encore assiégé par le mental extérieur. Toutes les suggestions de ce mental externe sont maintenant de la nature d'une mentalité intuitive transformée, ou presque, en idéalité, au moins emplie de la substance et des façons du vijnana, ressemblant à un vijnana incomplet. Le jeu du troisième vijnana supérieur occupe maintenant le système : l'intuition révélatrice a remplacé les autres intuitions et devient déjà représentative, c-à-d, la raison révélatrice intuitive la plus haute ; l'inspiration, qui perd son insistance et son discernement incomplet, est devenue presque entièrement de la nature de l'idéalité interprétative, c-à-d, elle est devenue la raison idéale révélatrice inspirée la plus élevée, tandis que la raison lumineuse entièrement drashta, a émergé dans ses trois formes, à savoir : 1) révélation et interprétation mais avec un front représentatif, 2) un front interprétatif avec l'intuition involuée dans la drishti, 3) la drishti complète, les deux autres pouvoirs étant soulevés dans la drishti. Plusieurs combinaisons et permutations sont possibles. C'est dans la lipi, le script et la pensée verbale que ce mouvement est le plus complet ; la pensée perceptive est un peu alourdie vers les formes intuitives, intuitives-révélatrices ou représentatives, mais les autres formes apparaissent et occupent le terrain lorsque la Shakti du vijnana intervient dans toute sa puissance. T^2 est maintenant capable d'agir avec certitude, mais l'acquis n'est pas encore complet ; l'ancienne forme télépathique insiste encore pour prédominer. La télépathie des pensées se développe, mais surtout des impulsions, sentiments ou intentions pensées, non de la pensée pure ; la totalité du mental des animaux peut être vue, mais seule une partie du mental des hommes peut l'être. Il y a là toujours un mur d'obstruction que prakamya-vyapti doit percer. Ce siddhi demande la concentration.

Le relâchement vient du tamas physique et empêche le plein pouvoir du vijnana de devenir normal, mais il ne peut plus faire chuter le système au niveau mental (depuis hier).

Rupa bataille encore pour établir la seconde et troisième stabilité ainsi que ses autres éléments, et son jeu libre semble attendre ce siddhi, mais elle est maintenant souvent active. Le Samadhi a installé la lipi idéale dans l'antardarshi, développé beaucoup de ses éléments, mais il est entravé par le nidra pour son progrès futur ou, à tout le moins, rapide.

Le siddhi physique est toujours l'objet de la bataille. Il a gagné du terrain en particulier pour l'Ananda, mais il a dû sacrifier la continuité acquise lors du passage de la forme mentale à la forme idéale. Le changement est presque complet mais pas tout à fait, et encore fragile. De vieux fragments de roga et des deux ou trois maladies chroniques s'attardent toujours. Deux d'entre elles semblent parfois sur le point de disparaître mais elles parviennent alors à se réaffirmer. L'utthapana primaire fluctue, saundarya ne peut se manifester, sauf en bhava.

La Brahmadarshana a perfectionné son Ananda sur le plan mental vijnanamaya ; il lui a fallu reculer dans le vijnana et le vijnana mentalisé pour se développer sur le plan idéal. Le bhava du Sarvam Brahma est toujours présent, toujours à disposition de la pensée par le smarana [*souvenir*]. La totalité de l'Anantam Brahma et du Jnanam Brahma attend la plénitude du vijnana.

Le 1er mars. Lundi.

La shakti dans le corps a brusquement changé sa base, passant du vijnana intuitif révélateur au vijnana représentatif. Et une tendance existe déjà vers un changement en base interprétative.

Un changement rapide de la conscience environnante immédiate et basique en formes représentative et interprétative du vijnana a commencé. Les autres idéalités s'attardent encore pour le moment ; elles doivent remplacer les idéalités imparfaites qui, jusqu'à présent, viennent du dehors.

L'Ananda-darshana traverse la même phase, mais ne s'est pas encore entièrement débarrassé du retour du vijnana mental et de l'ananda du plan mental, elles sont associées a certaines formes, le dernier Ananda étant de nature inspirée, elles persistent de façon répétée à s'y attacher, et ne peuvent encore être rejetées que par une autre pensée ou par l'effort de Tapas.

Une tentative d'accepter l'insistance inspiratrice-interprétative pour la transformer, a permis au mental extérieur de se frayer un passage et de s'introduire dans certains de ses mouvements. Il ne peut s'y maintenir mais il a provoqué un retour de l'Asamata qui accompagne d'ordinaire l'échec de Satya et Tapas.

Un changement similaire a commencé dans la pensée télépathique.

Pas de certitudes révélatrices sûres et décisives en T^2 ce matin. Elle n'est revenue à ses vraies formes révélatrices qu'en fin de matinée seulement, mais toujours très mélangée avec les autres formes.

Le Premananda développe le drashta ananda idéal.

Rupa tente de manifester une large diversité, toujours entravée par le refus physique, même si elle y parvient par intermittence.

Lipi. Le 15 juillet = idéalité = idéalité complète dans le corps.
==

L'Ananda-darshana a pu emplir le mental inspiré avec l'ananda idéal interprétatif ; au mieux, ce mental inspiré n'apparaît qu'une seconde, puis il est immédiatement occupé par le vijnana. En samadhi, la lipi devient cohérente en lipis courtes, mais la lipi en grande masse n'est cohérente que par endroit. La conscience idéale s'étend davantage dans le swapna samadhi, mais les stades plus profonds sont encore affectés par le nidra ou par la conscience imparfaite.

Soir : action du mental extérieur orientée vers l'idéalité, le plein vijnana est refoulé ; finalement, action entravée et réduite du vijnana le plus haut.

Le 2 mars   Mardi

L'action de la mentalité externe et sa masse de mouvements de toutes sortes, a été changée en action idéale inférieure, à son plus bas niveau. L'objet est de se débarrasser de la couche, de l'ingérence, du mélange de l'être mental intuitif dans l'action de la pensée, tel que cela a déjà été fait pour le script et la lipi ; également de l'attrait de la lumière confuse de l'idéal non central. Cela semble fait, mais pas au point d'exclure totalement la potentialité d'une nouvelle intrusion et le besoin de suddhi [*purification*] plus poussée. Le succès semble complet dans la pensée verbale ; il existe un mélange de tension et d'incertitude en trikaldrishti, la pensée perceptive jnana est maintenue dans le doute entre le plus grand et le moindre siddhi. Les perceptions confuses limitées par le mental et les demi-perceptions poursuivent encore la trikaldrishti. L'action du plus haut vijnana rencontre quelques difficultés et ne dispose pas encore librement de ses formes les plus hautes, mais son pouvoir de prise sur l'adhara grandit.

Le soir, la pensée perceptive a atteint la même liberté dans l'idéalité que celle déjà atteinte par les autres membres ; à savoir, sans observer, sans attention particulière, sans concentration ou usage de la volonté, elle agit rapidement et constamment sans chuter du vijnana ou sans être envahie de suggestions non idéales. Dans quelle mesure sera-t-elle capable de tout de suite couvrir entièrement T^2 doit encore être évalué.

Maintenant, l'idéalité la plus haute s'installe fermement en T^2. Les résidus mentaux flottants ici et là, sont devenus presque ineffectifs excepté qu'ils peuvent encore limiter. Les idéalités inférieures agissent en tant qu'accompagnants inférieurs du vijnana supérieur, ou le remplacent dans les moments de relâchement.

L'ananda retrouve son intensité et sa continuité, mais toujours en ayant besoin de smarana. Il varie entre les formes mentales et idéales, mentales s'il y a relâchement, idéales quand tapas le soutient ; mais maintenant, contrairement à la règle, la forme idéale est plus intense.

En samadhi, la lipi est presque entièrement cohérente, bien que peu abondante, et pourtant dans une continuité plus longue qu'avant. Les autres éléments, également, se régularisent un peu. La lipi est idéale en Samadhi, bien qu'elle tombe parfois dans l'idéal mentalisé, du moins au niveau physique et en intensité. Les autres membres, par ex. rupa, ne semblent pas encore vijnanamaya. Le nidra est toujours un obstacle insistant, mais le swapna, bien que le nidra y persiste, cesse de constamment interférer avec le samadhi.

Le 3 mars. Mercredi. [p. 1205]

L'ananda (sharira) a maintenant une continuation fluctuante ; la persistance des formes mentales est en ce moment le principal obstacle. La chute de l'intensité les rend proéminentes. Pourtant le pouvoir de la forme idéale s'accroît. La pensée et l'écriture n'interfèrent plus nécessairement avec le smarana du corps, sauf lorsque je suis totalement absorbé dans l'écriture etc., ou quand un voile mental interpose un élément d'anciennes abstractions mentales dans une concentration sur un sujet ou une tâche unique. Ce n'est plus une nécessité mais une habitude qui survit. La continuité de l'ananda a commencé à y prédominer. La pénétration de l'Ananda prépare également sa fondation plus solide, et même un voile d'abstraction mentale ne l'interrompt plus forcément. Seule une concentration exclusive reste l'obstacle habituel. Il y a aussi le relâchement mécanique qui peut interférer avec la Shakti (par ex. à l'heure du repas, ou le soir). Le sommeil, et à un degré moindre le samadhi, l'interrompent fortement. La fatigue a un pouvoir de diminution.

La force de tapas et sa substance idéale augmentent beaucoup. T^2 traverse maintenant un stade dans lequel l'idéalité la plus haute est parfois active, parfois laisse la place aux idéalités inférieures. Ce n'est plus propre au système, mais suggéré du dehors.

Ananda durant les moments de samadhi. La continuité est restée presque toute la matinée alors que je rédigeais une lettre – un exemple sans précédent. Le samadhi plus léger était constant dans l'Ananda. Le swapna samadhi plus profond se libère maintenant du nidra, mais une ombre crée une distance et une circonstance voilée qui ne favorise pas sa manifestation. Au pire, c'est encore un samadhi, mais nidramaya ; gâdha-supta swapna[1]. Dans ce samadhi plus profond, l'Ananda a d'abord perdu sa continuité, puis sa présence a diminué, ne se répétait plus qu'en contacts brusques, fréquents et prolongés, d'intensité forte mais courte, causant un spasme dans le corps et ramenant à l'état plus léger, puis à la conscience du corps extérieur. La conscience du corps samadhistha [*absorbé en samadhi*] est fréquente mais de courte durée. L'Ananda plus dense et continu existe finalement partout sauf dans le supta sawapna le plus profond, à un niveau de faible pouvoir, et reste à moitié absorbé, absorbé ou perdu dans le nidramaya. Le développement a été extrêmement rapide et promet la conquête complète du swapna samadhi par l'Ananda, ainsi que l'expulsion complète du nidra de jour par le samadhi. La prochaine étape sera le remplacement du vrai nidra le plus profond de la nuit par swapna samadhi et sushupti. Sushupti, ici, ne sera pas sunya [*vide*] ou alakshana [*sans traits*], mais vijnanamaya, anandamaya, chaitanyamaya, sanmaya.

La position n'apporte plus maintenant qu'une différence d'intensité de l'Ananda, la continuité ne change pas. Allongé, il tend à être extrêmement intense ; toujours intense mais de moindre intensité ou de force variable en position assise ; incertain en position debout. La marche produit une diminution

---

1 Gâdha-supta swapna : swapna samadhi dans un sommeil profond ; le *sushupta swapna* le plus profond.

d'intensité. La forme mentale est rejetée ; la forme est idéale dans l'idéalité ou idéale au niveau de la mentalité : un moindre vijnanamaya. Un temps, le mental s'est, en fait, beaucoup répété avec persistance. Maintenant il ne fait que se répéter, ce qui montre que la conscience physique est allée loin dans la première idéalisation.

La pénétration de l'ananda devient finale ; seule la pénétration de la tête offre quelque difficulté ; là il n'est pas continuel, mais il tend à l'être. En samadhi profond l'ananda glisse parfois de la tête au corps et du corps à la tête, ce qui réduit la constance de l'Ananda. Mais des signes indiquent que cette difficulté ne dominera pas longtemps.

La lipi dans le samadhi profond gagne constamment en pouvoir et cohérence. Rupa manifeste subitement une stabilité parfaite dans une forme parfaite (une montre), durant plusieurs minutes, bien que voilée parfois mais réapparaissant avec quelques détails différents. Cela s'est prolongé autant dans le swapna que dans l'antardarshi profond, ou dans le mi-jagrat mi-swapna. Ailleurs, excepté quelques bribes, la rupa était aujourd'hui intermittente et désordonnée

T^2 au niveau inférieur, devient maintenant plus complète, plus ordonnée et plus certaine, mais toujours traversée de suggestions inexactes, c-à-d d'insistances fausses. Il y a une lutte entre une perception idéale des possibilités (des faits étant même suggérés comme possibilités), souvent avec une insistance sur des certitudes et perceptions faussement idéales de faits présents (des possibilités présentées comme des forces non réalisées ou réalisées en partie) – et l'insistance des certitudes justes. Toutes deux viennent de la conscience extérieure et ne sont pas natives de l'adhara. Seul le vijnana supérieur des niveaux moyens et supérieurs est natif de l'adhara.

T^2 et avec elle d'autres siddhis sont retombés aux niveaux les plus bas, avec même quelques sursauts mentaux. L'ananda s'est réduit à une continuité interrompue avec de nombreuses intrusions de formes mentales. Maintenant, le vijnana le plus haut est de nouveau à l'œuvre dans le siddhi de la pensée et un rétablissement est en cours.

Le siddhi de la pensée et une certaine T^2 se sont rétablis et fondés plus solidement dans le vijnana interprétatif. Tout autre mouvement, quand il se produit, n'est pas accepté ou ne reçoit aucun crédit, excepté dans la mesure où il est touché par le drashtri vijnana.

Il a fallu quelque temps à l'ananda pour sortir de l'interruption de continuité. Sa pleine intensité a duré tout au long d'une longue lecture, mais elle a diminué puis s'est arrêtée vers la fin. Essentiellement cependant, sommeil excepté, tous les obstacles sont surmontés.

Le sommeil était prédominant au cours de la nuit, avec ce matin seulement un swapna samadhi imparfait. D'abord un peu confuse, la lipi a réaffirmé sa cohérence. Le samadhi du matin atteint maintenant le niveau du swapna de l'après-midi. Environ six heures de sommeil. Les incidents du rêve, alors que celui-ci conserve ses inconséquences, sont parfois curieusement idéalisés.

Jeudi. 4 mars. [p. 1208]

L'Ananda fluctue maintenant entre trois conditions : l'interruption la nuit, mais il peut être restauré à l'aide de smarana ; le retour automatique au lever ; dans la journée (excepté pour le samadhi) le degré de l'ananda fluctue entre le plus haut, l'intermédiaire et le plus réduit. Sa marque est une continuité interrompue, beaucoup d'intrusion de formes mentales assez persistantes, une intensité basse et variable. Les marques de la première et de la seconde sont une continuité sans interruption, l'exclusion de formes mentales, une intensité forte ou soutenue ; mais la seconde est encline à l'inspiration, la première au vijnana interprétatif. Tapas est encore nécessaire pour la première, en partie ou au début pour la seconde condition.

T^2 varie également entre trois conditions : la plus basse est un vijnana révélateur dilué, mêlé à d'autres niveaux maintenant souvent recouverts de suggestions mentales, et qui souffre de confusion et d'incertitude. La condition intermédiaire est une forme représentative supérieure, mais touchée par des suggestions inférieures, où la tension de tapas ou d'une certitude hâtive apporte un élément d'erreur, et qui n'est correcte que lorsqu'elle se limite à une trikaldrishti immédiate et équilibrante. La condition la plus haute est interprétative et donne des indications définitives correctes. La difficulté de soulever tous les détails dans la forme la plus haute n'est pas encore surmontée.

Les autres siddhis bougent peu, mais il existe un début d'idéalisation finale de rupa et de vishaya – gandha et rasa en particulier.

T^2, au niveau inférieur du vijnana interprétatif, s'est régulée, remplaçant la vision du niveau révélateur idéal, excluant les suggestions inférieures, lesquelles se présentent moins souvent et ne reçoivent plus de crédit. Elles ne peuvent pas être entièrement supprimées tant qu'elles ne sont pas remplacées par le plus haut vijnana ; lui seul peut apporter les certitudes immédiates. Mais les pouvoirs supérieurs opèrent parfois sur ces niveaux inférieurs, comme une préparation pour leur émergence finale, une base pour le remplacement de la vision interprétative inférieure.

Le vijnana interprétatif du niveau intermédiaire se développe maintenant, mais il n'est pas pur d'éléments étrangers (principalement révélateur et inspiré inférieurs) ; l'interprétatif inférieur commence à être exclu ; son action va être reprise par les mouvements supérieurs.

La télépathie mentale s'idéalise comme les autres éléments, mais pour le moment à demi emboitée dans un vijnana révélateur touché par l'atmosphère interprétative.

Le reste de la journée, l'action était mélangée, l'interprétatif intermédiaire reprenait l'action inférieure et se généralisait. Mais lui-même est rejeté maintenant en raison de son manque d'esprit de décision quand il n'est pas empli par la drishti la plus haute. Il agit pourtant, comme le fait aussi, se subordonnant à lui, le révélateur inférieur occasionnel, et grandit en précision et plénitude, mais le mouvement de remplissage par la drishti est très lent.

L'ananda a sombré dans le stade le plus bas de la troisième condition, très interrompu, mais il se libère peu à peu de la persistance des formes mentales répétitives et prépare une règle temporaire de seconde condition.

Le samadhi est bloqué, mais même dans l'obstruction, et avec quelque trouble, il conserve ses gains récents les plus forts.

5 mars. Vendredi

Drishti[1] promet maintenant de remplacer la forme interprétative en T^2 et dans le siddhi de la pensée. Cela mouvement doit s'élaborer d'abord, ou plutôt être préparé, par un lent mouvement fluctuant.

L'ananda varie entre la seconde condition et un compromis entre la troisième et la seconde, une continuité essentiellement sans interruptions du type inspiré ou représentatif (mais aussi avec des moments d'arrêt), une continuité interrompue, et le poids d'une mentalité dont les invasions répétées voilent le mouvement.

L'après-midi, samadhi oppressé par le nidra. Shama assombrie par des éléments de tamas dans le système ; dépression de tapas ou inactivité relative.

Drishti a émergé dans la soirée en T^2 et dans le siddhi de la pensée, mais sans une emprise complète ni plénitude satisfaisante. Dans l'ananda la tendance est à la fluctuation entre la seconde condition et la dristhi interprétative dans la forme de

---

1   En 1920, *drishti* signifie souvent logistis révélatrice ou idéalité révélatrice complète. Voir le Glossaire.

l'ananda, une version supérieure de la troisième condition. Mais la prise manque encore de force et d'insistance continue.

6 mars.   Samedi.

Aujourd'hui, tentative de rejeter entièrement les formes intermédiaires et inférieures, mais la tentative provoque une invasion de ces formes, une confusion, et la tension de difficulté d'adaptation à une ancienne forme de lutte. Le siddhi progresse dans ses aspects positifs, comme cela a été récemment le cas et de plus en plus la règle durant de telles crises au milieu de la confusion. Le siddhi de la pensée manifeste souvent la forme la plus haute de la raison drashtri, parfois T^2 parvient à une certaine forme incomplète de celle-ci. Mais le mouvement principal a été le rejet persistant et en augmentation des formes inférieures malgré leur retour persévérant ; elles n'ont plus de prise sur le système et commencent à perdre tout pouvoir de s'emparer de la conscience dans la pensée. Par ailleurs, les formes intermédiaires, pénétrées ou non par la drishti, ont encore une forte prise temporaire, persistent longtemps, empêchent la drishti la plus haute, et quand celle-ci se manifeste, se ruent sur elle et tentent de remplir ses fonctions et d'imiter ses manières. C'est l'ancienne méthode de progrès. Mais la règle maintenant exigée est que le supérieur remplace et reprenne les pouvoirs inférieurs, non l'inférieur se saisissant du supérieur et le tirant à son niveau. La règle agit parfois mais ne peut encore affirmer sa domination.

L'ananda continue de fluctuer entre ses diverses formations, mais la tendance générale actuelle est au blocage de la continuité de sa condition la plus haute quand il y a smarana (non sa pénétration complète, ni son intensité, ni son emprise). Le mouvement de l'ananda tente maintenant de s'étendre, ou au moins de pénétrer quand il y a smarana.

La pensée, et dans une moindre mesure T^2, sont maintenant entrées avec quelque solidité dans le même état que le script et la lipi dont les diverses formes appartiennent toutes à la pleine idéalité, avec de rare détours vers les formes inférieures encore pénétrées et secrètement possédées par la drishti. Mais ici le processus n'est pas encore absolument complet.

Quelques manifestations de gandha et rasa, et de rupa stable ghana ou ghana développé, pour la plupart en seconde stabilité ; mais les formes sont anciennes, déjà vue lors d'états passés de la rupa sadhana.

Rêves très cohérents en nidra.

7 mars. Dimanche.

T^2 progresse avec le développement du niveau drishti. Le mouvement s'étend beaucoup dans les anciens domaines et confirme l'emprise solide de drishti sur l'action idéale infé-rieure. D'abord, la forme inférieure a été convertie. Elle apporte aux potentialités du présent et de l'avenir proche, une valeur en termes et pouvoirs d'actualité immédiate qui se réalise fréquem-ment selon l'équilibre exact perçu entre le présent immédiat et les actualités futures, mais sans certitudes absolues quant au futur. Maintenant, la forme intermédiaire a été convertie. Elle intègre les potentialités immédiates et elle inclut les potentiali-tés distantes, et considère plus largement, et avec un potentiel proche ou lointain, les certitudes temporaires et isolées. Mais le proche est davantage considéré que le lointain, et le lointain davantage que le très lointain ; ce dernier est très rare. La dif-ficulté majeure est la survivance d'une tension d'incertitude auto contemplative, et cette tension, bien que moins véhémente et ignorante que dans la mentalité, moins concrète que dans les idéalités inférieures, est encore suffisante pour empêcher l'action de la plus haute drishti. Le défaut ne peut disparaître que par une unification complète de la connaissance et de Tapas.

Un mouvement se fait de nouveau sentir en rupa, dans la tendance à l'idéalisation au niveau drishti, mais encore gêné par la persistance des formes mentales inspirées et intuitives.

Le sharira Ananda retombe vers la mentalité inspirée et l'intuition, mais cette forme est reprise par la drishti. Le sahaituka subit rapidement le même changement, mais pas encore à la perfection. Parfois intervient une force basique ou pénétrante du drashtri ananda le plus élevé.

Rupa s'est idéalisé avec succès dans toutes ses formes après des difficultés avec celles d'entre elles qui étaient emplies par la mentalité inspirée. Les formes sommaires sont assez souvent parfaites, mais pas toujours – excepté les formes ghanas et sommaires développées –

mais elles sont souvent presque parfaites. La vieille habitude tenace du matériau sommaire est très obstinée : des formes imprécises qui changent souvent plusieurs fois rapidement avant de créer une forme parfaite avec un début de stabilité. Elle est aussi un obstacle à la stabilité. En même temps, la stabilité et la perfection de la forme et du matériau augmente ; et la stabilité est parfois du second degré complet ou même du troisième degré. Ceci vaut également pour la rupa mi-sommaire, mi-ghana. Les rupas totalement sommaires et développées sont parfaites autant en forme qu'en matériau, et dans ce dernier, seulement dans les formes partielles, mais elles sont instables.

8 mars. Lundi

Drishti très claire, forte, discernante et précise dans les télépathies, vyapti et prakamya. Elle agit dans les domaines déjà conquis, mais en enlevant toutes les sources de confusion. Même chose pour la trikaldristi télépathique.

Une ou deux véritables ghanas [*formes denses*] sont apparues pour la première fois en plein jour avec la stabilité du premier stade, émergeant d'une masse de matériau sommaire ; elles ont l'avantage d'apparaître et de rester stables franchement et directement devant les yeux physiques. D'autres formes se présentent sur les côtés ou jaillissent directement dans le champ de vision pour y rester un court moment, ou un peu plus longtemps.

Quelques ghanas de cette sorte ont une stabilité primaire, directement devant les yeux.

Le drashtri ananda prend parfois possession du sharira, mais jusqu'à présent sans combinaison harmonieuse ni complète de son invasion, possession et de sa base d'ananda. La Tapas est à l'œuvre pour y établir l'homogénéité du niveau drishti, mais le type de drishti n'est pas encore le même de façon assurée, ni maîtrisé, complet ou stable.

Remarquable progrès en T^2 par une soudaine reprise de la forme intermédiaire de la dristhi la plus haute. La certitude est maintenant massive à divers degrés et qualités, mais gouvernée par une force croissante de certitude absolue. L'élément d'exagération, ou de minimisation, demeure, mais il est dorénavant secondaire. L'élément de lutte dans l'ajustement est enlevé, et un développement comparativement doux et anandamaya sur un niveau supérieur se voit accordé une solide fondation.

Mars 9-13   Mardi-samedi.

Période de relâchement du siddhi. T^2 progresse régulièrement, mais par une action complexe et occasionnelle, chaque fois par un pas dans l'émergence d'une drishti de plus en plus effective dans les deux conditions inférieures. Les autres membres incomplets sont délaissés, sujets à l'obstruction et touchés par une recrudescence de l'asiddhi. Un grand pas dans la solidité de la samata passive, et maintenant dans la base idéale de la Shakti.

13 mars. Samedi. [p. 1213]

Le niveau dristhi le plus haut s'impose finalement et complète son intégration des mouvements inférieurs en T^2, pensée verbale, script et pensée perceptive. C'est le commencement du processus final dans la raison idéale lumineuse.

Reprise du sharira Ananda, mais seulement de l'ananda de base jusqu'à présent.

Une puissante invasion de Tamas dans le corps et le mental

physique a été dissipée par le drashtri vijnana[1] ; le tamas n'a pu le suspendre ni l'affaiblir. Maintenant une troublante idéalité lumineuse inférieure l'envahit ; elle ne peut supprimer le caractère du vijnana mais tend à le diluer et à l'abaisser.

La drashtri Tapas la plus haute est maintenant active dans le Yoga.

L'Ananda idéal s'impose dans les vishayas ; il domine, presque parfait dans la darshana, quoiqu'encore trop mêlé de formes inférieures, ou parfois tiré vers les formes inférieures en voyant des êtres humains. Pour le reste, il perd de son intensité chaque fois que le pouvoir de la shakti diminue, mais son intention finale est établie par-delà tout ajournement.

La lipi a finalement pu instaurer la domination complète du drashtri vijnana. Ce mouvement a aussi eu lieu dans le script, bien qu'il existe encore là une forte tendance à l'invasion par la pensée perceptive intuitive-inspirée. Ce même siddhi semble également établi dans la pensée verbale au niveau du vijnana ; mais toujours avec une intrusion de formes inférieures de l'atmosphère externe. La drishti la plus haute peut aussi être considérée comme étant siddha [*parfaite*] en jnana, mais pas encore dans la pensée perceptive de T^2.

14 mars. Dimanche

La pensée perceptive de T^2 s'installe rapidement dans l'idéalité, mais l'incertitude encourage encore le mental extérieur à envoyer des formes inférieures du vijnana, et même des mouvements mentaux inférieurs. Ces mouvements, quand ils se présentent, sont saisis puis idéalisés, toutes les formes sont obligées d'accepter la drishti – drishti avec discernement spontané des limites du caractère de la vérité sur laquelle ils insistent, en sorte que, lorsque ce processus sera complet, l'insistance pourra être

---

1   *Drashtri vijnana* : révélation divine (drishti), identique à l'idéalité du voyant, le plus haut des trois plans de l'idéalité.

trop grande ou trop faible mais elle ne trompera ni le témoin, ni le penseur. Pourtant le processus est encore incomplet. En même temps, la certitude du résultat et du mouvement immédiat devient plus puissante et plus ample. Ce mouvement de vision et de certitude est le prochain pas sur lequel il faut insister. Quand il sera complet, la raison idéale sera accomplie.

Toutes les formes de rupa sont idéalisées (sauf les formes sommaires), et après avoir rechuté, sont de nouveau vijnana-maya et le deviennent de plus en plus. Seul le processus n'est pas idéal, et parfois quelques formations incertaines. Par ailleurs, le swapna samadhi a été violemment envahi par le rêve, oppressé par la mentalité, la fantaisie et l'incohérence.

La sraddha *Bhagavati swashaktyam* [1]est proche de l'accomplissement, mais encore avec un doute quant au pouvoir immédiat et à la plénitude finale du yoga siddhi et du karma siddhi.

La lipi sommaire est idéalisée, et même dans le processus de formation incertaine il ne reste qu'une survivance momentanée de la façon mentale, une suggestion plutôt qu'un véritable élément mental.

L'état mental de l'être est parfois ramené à un relâchement afin qu'il soit dominé par la drishti.

La Shakti opère dans le siddhi physique, rupa, etc., mais elle ne peut pas encore surmonter l'obstruction.

T^2 s'étend à la trikaldrishti lointaine aussi loin qu'il est possible dans la raison idéale.

15 mars. Lundi

Le mouvement en rupa ghana [*dense*] s'accélère. La substance de la rupa varie maintenant, entre mentale idéalisée et idéale ; les rupas sommaires-ghanas et sommaires- développées

---

1 *Shraddha bhagavati* : foi en Dieu ; « foi dans la présence et dans le pouvoir du Divin en nous-même et dans le monde ». *Shraddha swashaktyam* : foi en notre propre pouvoir (*swashakti*) en tant que pouvoir de la *shakti* universelle manifesté en nous-même.

tendent à être plus stables, également les rupas développé-sommaires et ghana- sommaires. Les autres formes ont souvent un début de stabilité primaire devant les yeux.

Le processus d'idéalisation est maintenant complet excepté quelques interférences mentales dans les formations sommaires incertaines, indistinctes ou incomplètes ; quelques interférences également dans le matériau non formé, mais le flottement du matériau sommaire sans formation immédiate ou sans début de formation d'aucune sorte est rapidement éliminé.

L'étape suivante est celle des formations lentes qui disparaissent, ou qui ont presque disparu, et ce qui prédomine aujourd'hui est une formation immédiate mais imparfaite ou incertaine, parfois très imparfaite ou très incertaine ; la formation sommaire parfaite, complète, est rare, celle qui est parfaite mais incomplète est plus commune.

Les formes sadhara [*avec un support*] où persiste le manque d'idéalité sont maintenant également rectifiées ; le mouvement était presque instantané, mais pas encore aussi complet que pour les formes niradhara.

=

Le kamananda est oppressé par les formes non idéales, mais la Tapas fait maintenant pression afin d'éliminer cette oppression recouvrante.

=

La rupa sommaire s'oriente vers l'élimination des formes à peine ébauchées, approximatives ou incertaines ; les rupas plus définies, complètes ou incomplètes, parfaites ou en partie parfaites, totalement idéales ou mentales-idéales, sont plus fréquentes. Dans ces rupas, les formes animales et humaines résistent, et là réside la principale difficulté, et afin de les faire évoluer l'akasha recourt à l'ancienne méthode de formation lente et incertaine.

La prise de possession par l'Ananda est toujours idéale maintenant, l'ananda de base devient irrévocable, l'ananda invasif commence le même mouvement, tous deux contre un puissant siège de l'obstruction.

Une invasion de l'ancienne intuition a été permise depuis hier ; la drishti y travaille, de l'intérieur et du dehors, pour prendre définitivement possession du canal mental. La lipi prédit la fin de ce mouvement pour ce soir. Actuellement, la confusion mentale est en voie d'être corrigée et la trikaldrishti décisive contenant un élément d'exactitude du temps et de détail devient prédominante (principalement dans la direction que prend le Yoga).

Le samadhi est dorénavant le seul membre du vijnana où l'action contre l'obstruction conserve un fort aspect de lutte. Ailleurs, la liberté d'action ne rencontre que des difficultés d'ajustement ou de développement. La télépathie des pensées (différente de l'intention des pensées) a commencé, mais son action est très occasionnelle.

La rupa de la nuit acquiert le même siddhi que celle de la journée, mais dans ses aspects chaya, tejah et jyoti différents.

Trikaldrishti, mais ni complétement abondante ni parfaite.

L'Ananda invasif lutte pour devenir idéal, mais il est encore trop assiégé par la forme mentale inspirée.

16 mars. Mardi

Puissant retour du principe de rechute : contacts d'asamata violemment imposés au système, pensées de découragement, invasion, arrêt du siddhi. La rupa sommaire s'oriente vers l'élimination des formes seulement ébauchées et très imparfaites, mais l'obstruction empêche le siddhi.

17 mars. Mercredi.

Le siddhi retrouve sa fondation. T^2 assure de nouveau le niveau drishti juste, mais bien que rejetée par la Shakti la tension de Tapas est imposée du dehors sur le système. La drishti la plus haute émerge parfois, mais l'insistance extérieure sur les formes inférieures d'actualité immédiates et de possibilités mal assurées entravent le progrès. L'Ananda invasif poursuit son idéalisation malgré la récidive de la mentalité inspirée : l'action n'est pas continue ni intense.

===

L'après-midi, T^2 procède à l'élimination de l'insistance mais avec des moments où elle cesse son activité ; la mentalité externe envoie alors ses formes dont l'insistance est rectifiée, ou les erreurs corrigées, par le pouvoir de discernement de drishti. À d'autres moments ce n'est que la drishti du premier, second ou troisième ordre. La première qui donne la décision finale est toujours la moins fréquente, et sans son pouvoir ou assurance les plus élevés. Tapas se tourne vers les pleins pouvoirs de drishti.

===

Jusqu'à présent rupa ne progresse pas rapidement. L'insistance sur la stabilité échoue, les formes imparfaites reviennent obstinément, bien que sans conviction.

À un certain moment ce matin, le Kamananda a développé le plus haut niveau de drishti, et cela est revenu de façon intense dans la soirée. Mais bien qu'elles tendent à être modifiées par la drishti[1], les formes inférieures continuent d'assiéger le système.

Cette nuit, soudaine et puissante attaque de rogas, de la plupart des rogas qui touchent encore le système, y compris une certaine fièvre. Faiblesse le matin.

18-24 mars [p. 1217]

Le siddhi a progressé malgré une lourde obstruction de tamas physique. Le progrès majeur est que tous les membres du vijnana sont dorénavant définitivement fixés dans l'idéalité vraie (la mentalité idéalisée ne touche que lors des rechutes), et

---

1   En 1920, *drishti* signifie souvent logistis révélatrice ou idéalité révélatrice complète. Voir le Glossaire.

inclus maintenant T^2 en drishti. Excepté T^2, tout est entièrement vijnanamaya.

T^2 a développé une drishti précise du troisième niveau, et une trikaldrishti décisive du premier niveau. L'action courante est celle du troisième niveau, mais elle est en train de passer au second niveau, à savoir la perception juste des possibilités incluant la perception juste des faits présents immédiats. Le pouvoir de la première augmente et attache ses certitudes aux autres. Le processus est encore loin d'être complet, mais il progresse assez rapidement dans sa transmutation.

Le samadhi développe une action vijnana en dépit du tamas et de nidra.

Rupa est toujours entravée par l'obstruction et ne parvient pas encore à se débarrasser des formes sommaires imparfaites. Mais les formes sommaires parfaites (sommaires, sommaires-ghana, sommaires-développées), ainsi que ghana-sommaires et développées deviennent plus fréquentes, devant les yeux. La liberté de rupa est très refusée, très entravée.

Le vishaya est entravé de la même façon, mais gandha et rasa progressent vers l'idéalisation.

Le kamananda est maintenant solidement idéalisé malgré l'assaut occasionnel d'une frange de mentalité idéalisée, et son impact a davantage de pouvoir. Mais sa continuité est entravée par l'obstruction physique.

Tapas agit sur roga et pour utthapana, mais pour le moment sans effet ni détermination.

25-27 mars   Jeudi, vendredi, samedi.

Le développement du vijnana dans le siddhi de la pensée est toujours le principal mouvement.

La pensée verbale et la pensée perceptive sont dorénavant normalement installées dans la drishti. Il y a bien quelques écarts et reculs, relâchement en particulier, mais ce relâchement n'est maintenant habituel que le soir et la nuit, et par conséquent tôt le matin. Il est lentement rejeté malgré la pression du mental externe et son tamas qui assiègent puissamment.

La pensée verbale et la pensée perceptive sont parfaites dans les deux ordres inférieurs de drishti ; elles sont déjà parfaites dans le premier ordre, mais un mouvement les a retenues ; elles reviennent en avant maintenant, et doivent s'emparer des autres [ordres]. La difficulté principale réside toujours en T^2.

T^2 (le côté trikaldrishti du double pouvoir) est maintenant installé dans la drishti de façon normale. L'insistance est sur la drishti télépathique qui donne les faits et tendances des forces présentes en action. Maintenant la drishti essentielle se développe, qui apporte les certitudes. Les certitudes pour les fait présents (la troisième condition) sont dorénavant plus ou moins parfaites, leur portée exceptée. Elles donnent la certitude des faits immédiats mais aussi celles des possibilités dominantes immédiates, ou presque immédiates. Cette troisième condition intervient dans les télépathies, mais là ce sont des possibilités qui prédominent, de lier l'action présente et future, etc. Les autres conditions apportent les certitudes. En drishti, cette troisième condition correspond à l'intuition, non pas une intuition révélatrice, mais une haute vision intuitive révélatrice. Les certitudes concernant les potentialités plus lointaines s'arrangent à la perfection, mais elles sont pour le moment plus limitées, moins dégagées des télépathies. Cette seconde condition, dans la drishti, occupe la place de l'inspiration, pas une inspiration révélatrice mais une haute vision révélatrice inspirante et interprétative. En trikaldrishti, la première condition est toujours retenue, inactive.

Dans le Samadhi antardarshi, l'intuition s'est finalement changée en drishti. Le swapna samadhi est toujours assiégé par le tamas et le nidra. Sous la pression de drishti, le rêve est maintenant d'une remarquable cohérence.

La lipi s'est pratiquement débarrassée de la simple intuition, mais elle accepte les intuitions de la drishti ; tous les autres pouvoirs sont actifs.

Rupa et vishaya sont encore opprimés par l'obstruction physique, ils ne progressent pas.

L'expression verbale[1] a été un moment vijnanamaya, associée à la drishti du troisième stade, elle en est maintenant souvent au deuxième stade de l'idéalité ; mais jusqu'à présent il n'existe pas de mots associés à la trikaldrishti.

La Brahma Darshana est depuis longtemps stabilisée dans le vijnana, mais sans l'Ananda, l'objet étant de se débarrasser du résidu des formes de visions mentales. Elle est actuellement soulevée dans le vijnana Ananda déjà présent dans la vision des objets, l'autre mouvement étant la vision des sujets vivants et des êtres humains en particulier.

La difficulté de la darshana du vijnana ananda est qu'elle tend à être souvent diluée dans l'ananda mental, ou inondée d'ananda mental plus intense, alors que le vijnana ananda se trouve dans l'intensité moindre. Ce défaut est maintenant en voie d'être corrigé par l'intensité égale du vijnana ananda, mais pas entièrement. Le mental apporte avec lui le prema Ananda, tandis que l'idéal a été un moment dissocié du Prema ananda. Le Prema ananda devient vijnanamaya, mais le prema plus puissant prend toujours le caractère mental.

Après avoir écrit, les grandes intensités sont venues dans la darshana du Vijnana ananda et dans le Prema Ananda vijnanamaya. Puis l'Ananda darshana mentale et le premananda mental de moindre intensité ont commencé à être définitivement éliminés.

L'idéalisation des vishayas, suspendue un moment, reprend

---

1 « Speech » dans l'original : probablement équivalent de « thought-speech » ou « pensée verbale », pensée exprimée en mots (pensée vangmaya), dont il est aussi question une demi page plus haut. Il faudrait donc lire « L'expression verbale de la pensée… ». NdT.

maintenant avec une grande rapidité, mais le sens mental résiste obstinément à l'expulsion complète.

L'idéalisation des vishayas sahaituka est pratiquement complète maintenant.

La force du vijnana grandit en samadhi, mais le sushupta swapna est encore sous l'emprise du rêve et du nidra.

La vishwa darshana[1] semble fixée dans le vijnana ananda malgrè un ananda mental occasionnel.

Dimanche 28 mars.

En drishti, T^2 opère maintenant avec une précision considérable mais avec une force de certitude insuffisante. Les mouvements inférieurs persistent, mais leurs insuffisances sont si évidentes que leur persistance n'est due qu'au relâchement et à l'habitude physiques.

29-31 mars

Quelque développement de T^2 et du vijnana en général, dont la principale tendance est d'une part l'idéalisation de la mentalité envahissante, d'autre part une émergence plus puissante de la drishti supérieure. Les autres siddhis sont lents, stationnaires ou à l'arrêt.

Situation de la sadhana : samata parfaite à part quelques très faibles contacts physiques épisodiques d'asamata, qui n'affectent pas le mental mais seulement l'enveloppe physique de la conscience pranique. Le sama ananda a cependant encore besoin de se développer davantage ; sa faiblesse provient d'une retenue générale de l'intensité de l'ananda, car même dans le vijnana il y a une asu [*force*] et une prakasha atténuée, mais

---

1 *Vishva darshana* : vision de tous les mondes ; *anandadarshana* sur tous les plans.

pas l'ananda complet. Dans la samata, sukham[1] et prasada sont complets, mais hasyam ne l'est pas.

La Shakti est établie dans le vijnana, et habituellement dans l'un des états de la drishti logistique, mais elle tend à être diluée par l'intelligence mentale. La Sraddha est complète hormis un élément de doute qui assaille concernant le sharira [*le corps*] et le karma [*l'action*], davantage dans une perception de limitation possible plutôt que dans une franche négation du siddhi. Il reste cependant un certain doute quant à la possibilité que tout soit interrompu par la mort du corps. Devibhava est présente en tant que base, mais incomplète par manque de pleine force, particulièrement d'ishwarabhava. Les autres siddhis de ce chatusthaya sont aussi développés qu'ils peuvent l'être sans un plus grand développement du vijnana.

La pensée est maintenant fixée dans le vijnana, si l'on excepte les effets d'encerclement permanent de l'intelligence mentale environnante. Elle se tient maintenant à une certaine distance de la conscience, pas très proche, mais il lui est toujours accordé un plein droit de pénétration et d'invasion. L'ancien principe de la Kavacha[2] semble avoir été complètement abandonné. Le résultat est, d'abord, un accroissement de la pensée vijnana dans le matériau mental, pensée toujours vijnanamaya mais avec une forte infusion d'incertitude et de limitation mentales ; puis lorsque la pensée est plus fortement vijnanamaya, idéale dans le vijnana, elle se trouve diluée ou escortée par la mentalité ; à d'autres moments la pensée est uniquement et clairement vijnana, mais encore limitée par l'environnement de l'intelligence mentale. Ces effets sont plus fort en T^2, mais ils affectent

---

1　*Sukha* (sukham) : bonheur ; sukha « n'est pas seulement l'affranchissement du chagrin et de la douleur, mais un état de pur bonheur dans le système tout entier ». Prasada : clarté, contentement ; « une aise et une clarté illuminées ». Hasya (hasyam) : littéralement « rire », une joie claire et le rire de l'âme embrassant la vie et l'existence ».
2　*Kavacha* : armure ; armure mentale autour du corps, qui protège de toutes sortes d'attaques.

la pensée perceptive générale qui n'agit plus habituellement en tant que pouvoir séparé. La pensée verbale est vijnanamaya sauf quelques éléments mineurs où le vijnana est dilué ; quand la pensée verbale est active (excepté s'il y a un grand relâchement ou imagination idéalisée), la pensée perceptive s'élève elle aussi aux intensités et plénitude du vijnana. La lipi et le script sont entièrement idéalisés, mais avec une tendance à l'intuitivité[1] qu'a gardé la drishti, en raison des assauts de l'intelligence mentale. T[2] se développe de plus en plus dans le plus haut niveau de drishti, mais elle continue d'osciller entre les deux conditions inférieures, très entravée par les effets de l'intelligence.

Le Samadhi est gêné par le tamas et le nidra. Il tend vers le vijnana et il est parfois accompagné de pensées drishtimaya [*révélatrices*] etc., en antardarshi et dans les différents swapnas (swapna-sushupta excepté), mais seulement avec l'aide de tapas. Le vishaya sahaituka est à présent idéalisé, quelques éléments du manasa le sont aussi ; le développement, comme aussi en rupa, est temporairement suspendu.

Le siddhi physique est violemment et efficacement assailli par l'obstruction. L'Ananda est maintenant du type idéal, ou manasa idéalisé[2], mais la spontanéité est rare, la continuité est brève et dépendante de smarana. Roga [*imperfection physique, maladie*] a repris une partie de son emprise, bien qu'il soit toujours possible de la chasser ou d'en affaiblir les éléments permanents en utilisant tapas. Seule une roga y résiste. Les autres siddhis ne progressent pas dans ce domaine particulier.

La darshana est maintenant installée dans le vijnana, et de façon normale dans un Vijnana Ananda du second pouvoir.

---

1   Intuitivité : (en 1919-20) un terme pour le mental intuitif (appelé aussi intuivité), utilisé principalement en référence à trois niveaux (« mécanique », « pragmatique » et « reflet de la vérité ») considérés comme des contreparties supérieures aux niveaux de la raison intellectuelle.
2   *Manasa idéalisé* : mental idéalisé, de la nature du mental intuitif, une faculté créée par la présence de l'idéalité dans la mentalité intellectuelle.

Avril [p. 1222]

1er avril. Ce mois-ci se distingue des autres, en vue de surmonter les dernières difficultés sur la voie du vijnana.

Journée surtout consacrée à kavya [*poésie*]. La nuit, idéalisation complète de tous les niveaux de la pensée perceptive ; dorénavant le manasa ne fait qu'accompagner, limiter ou infiltrer. La pensée qui sombre dans le manasa est rejetée et ne persiste encore fortement qu'en T^2, mais là non plus ce mouvement ne peut plus lutter pour rester habituel.

2-5 avril

Le tamas physique mentalisé assiège, très virulent dans sa volonté obstinée de blocage. Le siddhi progresse par soubresauts dans ce tamas, et ce n'est qu'hier que Tapas s'est levée avec une même détermination pour repousser l'incapacité physique. L'atmosphère du mental physique n'a plus le droit d'y consentir longtemps, mais elle occupe toujours fortement l'atmosphère du physique, et jusqu'à un certain point celle du prana psychique – ce qui permet au siddhi d'être assiégé et explique son retard. Chaque journée voit quelques progrès décisifs.

La pensée perceptive et T^2 ont catégoriquement atteint la seconde condition, parfois puissamment soulevées ou possédées par le siddhi, parfois admettant la drishti inspirée du dehors. Cette drishti insiste trop sur les possibilités, à la façon ancienne, elle élargit la vision mais elle nuit à la certitude. Quand la drishti opère dans la plus haute forme de sa première condition, la certitude des faits présents, des possibilités présentes et futures et des éventualités réelles coulent en un tout harmonieux. L'harmonie parfaite ne peut être que lorsque la seconde condition est entièrement surmontée et que l'action la plus haute, libre et normale devient possible. Les possibilités plus lointaines sont maintenant vues par la drishti, et la forme logistique de srauta commence à se dessiner sur le niveau logistique[1].

La Brahma darshana s'installe plus solidement dans le vijnana Ananda et insiste sur ses intensités supérieures qui révèlent le Purushottama dans la Brahma.

Le samadhi poursuit sa lutte avec un succès croissant, mais toujours très difficile, contre nidra et tamas. Tamas, plus que nidra, est maintenant le véritable obstacle.

Rupa siddhi n'est pas libre et ne progresse que dans les détails. Les formes sommaires sont de plus en plus stables et deviennent plus complètes et nettes, mais les formes imparfaites sont très obstinées. Le matériau informe prend rapidement forme, mais la forme, bien qu'elle ne soit pas habituellement vague, est souvent imparfaite, et parfaite seulement quand elle surmonte le siège de l'obstruction dans l'akasha.

La pensée ne peut maintenant plus descendre dans la mentalité si ce n'est pour des suggestions accessoires et surtout dans les moments de relâchement, mais elle peut toujours être infiltrée par, ou mélangée à, la substance du manas.

Le siddhi physique insiste maintenant sur une pravritti [*activité*] tejasique soutenue de la Shakti idéale dans le corps afin d'expulser le tamas, mais bien que l'amélioration soit grande, le succès est loin d'être complet. Le sharira ne peut vraiment progresser contre l'obstruction.

6-10 avril

Le vijnana prend le dessus sur le tamas toujours persistant, le progrès continue. Après une légère rechute vers le mental, la pensée est plus fermement installée dans la gnose. Elle est cependant de trois sortes : la drishti emboîtée dans un accompagnement mental, la drishti de la condition inférieure penchée

---

1 Logistique : en relation avec la raison divine ou logos ; appartenant au premier plan de l'idéalité, dont le fonctionnement ressemble le plus à la faculté humaine de raisonnement.

sur les limitations de la raison mentale, la même drishti soulevée par, ou dans, la drishti la plus haute, ou pleine de son pouvoir, quoique pas encore de sa lumière et de son ananda permanents. Maintenant, même les formes de pensées surtout retenues par les formes mentales, telle que l'imagination etc., sont capturées par la drishti vijnana. Le siège mental se poursuit, moins soutenu, moins efficace. La vraie question est maintenant celle des différentes conditions de la drishti. La première prédomine, mais avec une gravitation vers la seconde condition.

Tous les mouvements de T^2 sont aussi idéalisés. Elle est toujours de deux sortes : télépathique et originelle. La télépathique est dans l'erreur lorsqu'elle est alourdie par l'accompagnement mental, mais beaucoup moins qu'auparavant ; la précision et la certitude sont devenues beaucoup plus grandes. L'originelle se trouve dans les trois conditions[1] (la télépathique est dominée par la seconde : la perception des possibles), et son pouvoir, sa précision et sa certitude varient selon qu'elle est libre ou assaillie par la raison intuitive mentale.

Les autres activités sont au niveau drishti, mais mélangées de mentalité, les vishayas par exemple (la lipi et le script, seulement, sont parfaits dans le vijnana). Rupa est inactive. La gnose dans le corps est très affectée par l'invasion mentale.

Le sharira ananda, après un long arrêt, retrouve son pouvoir de continuité, mais moins fermement vijnanamaya que lorsqu'il opérait avec une intermittence soigneuse et formative. Les autres membres du sharira ont été entravés, mais sont toujours aidés par tapas.

---

1 Voir les trois conditions, le 4 mars 1920. NdT.

7 – 26 JUIN 1920[1]

Notes du Yoga
Juin.

7 juin. [p. 1225]

L'interruption du journal durant presque deux mois marque une période où le Yoga avançait lentement, contre une puissante obstruction dans la conscience physique. À aucun moment cette obstruction ne fut une interruption dans le processus du yoga, un arrêt complet de plus d'une heure, ou une rechute dans l'ancienne façon d'être. Pas un arrêt, mais un ralentissement du rythme de la progression, dû surtout au besoin d'assimilation des progrès rapides, de prise en charge des reliquats de l'intellect et d'une action sur le dernier assaut sérieux de l'opposition environnante impénitente et sceptique. Le mouvement s'est accéléré fin mai, et les six premiers jours de juin ont tous été spécialement marqués d'un grand pas en avant ; aujourd'hui l'avancée générale est rapide et sûre, résultat du travail plus ou moins voilé ou entravé du mois d'avril-mai et de l'affaiblissement des obstacles.

====

Situation.

Samata est complète, aussi bien positive que négative, ou plutôt active et passive. Il ne reste qu'une certaine inégalité dans l'ananda actif et une tendance occasionnelle au doute et à la

---

1   **7–26 juin 1920.** Durant cette période Sri Aurobindo a écrit ses notes dans un fin cahier d'exercices semblable au précédent, et également à ce seul usage. Au-dessus de la première note il écrivit : « Yoga Record/June ». Notes sur les textes, *Record*, p. 1499.

dépression, sans aucune concrétisation dans la chitta (elle ne fait qu'effleurer un instant). Le doute touche seulement le corps et le karma [*action*] et il recule devant la stabilité de la çraddha.

Shakti. Complète, mais en attente de la perfection du vijnana, du sharira et de la Brahma-darshana, pour devenir pleinement active. Le progrès le plus sensible a eu lieu dans les deux parties défaillantes : la dasya du troisième degré et çraddha. L'Ishwara est maintenant senti dans toutes les activités de la Shakti, mais pas totalement, en raison de l'action encore intrusive des *ganas* [1]. La dasya du troisième degré a remplacé les stades précédents, mais elle est de deux sortes : la *dasya* aux *ganas* qui meuvent la Prakriti, et la *dasya* à l'Ishwara qui contrôle, meut la shakti et s'incarne dans la Shakti. La *çraddha* [*foi*] en le Bhagavan [*le Divin*] est complète, ainsi qu'en le pouvoir de la Shakti en tant que volonté d'accomplir de l'Ishwara. La shakti personnelle est ressentie comme étant insuffisante, mais elle devient une avec la Shakti universelle qui, elle, est largement suffisante. La foi dans le *sharira* et le *karma* n'est altérée que par le doute concernant la prolongation de la vie et l'étendue du *karma*. La première n'est qu'une forte suggestion extérieure qui puise sa force dans la persistance anormale de la roga digestive ; la seconde est une réelle restriction de la çraddha, mais, maintenant, plutôt questionnant que négatif. L'*ishwaribhava* est toujours mitigé dans son immensité et sa plénitude.

Vijnana. La conversion de la pensée, *jnana*, en forme du vijnana est maintenant complète. La base est encore celle de l'intuition révélatrice, mais la logistis représentative a pénétré la plus grande part de son action, et l'interprétative intervient souvent et prépare la normalité de la plus haute logistis. Les télépathies sont maintenant idéalisées et d'une grande justesse, mais pas toujours parfaite. La tapas télépathique est maintenant vijnanamaya. La T^2 décisive émerge à présent des télépathies

---

1 *Ganas* : devatas agissant comme agents de l'Ishvara.

idéalisées (perceptions mentales d'événements, de forces, de tendances et de possibilités) et de la tapas télépathique idéalisée (l'ancienne télépathie mentale). Parfois T² est indépendante de la logistis suprême. Les télépathies font maintenant partie de la trikaldrishti, sont équivalentes à une drishti du présent et impliquent souvent ou contiennent dans leur action la drishti du futur immédiat. En même temps aucune de ces facultés n'est absolument parfaite, la tapas décisive n'est pas encore très forte, organisée ou efficace. La prakamya des sentiments et des sensations est forte, mais intermittente et incomplète ; la prakamya de la pensée est intermittente et faible. Vyapti est plus efficace. L'action et la connaissance à distance sont encore inorganisées et imparfaitement efficaces. Rupa est toujours bloquée dans l'akasha physique mais la stabilité du type primaire est confirmée ; vishaya n'a pas encore repris son activité ; le samadhi est fermement idéalisé, mais limité par sa fantaisie, l'instabilité et le nidra. La lipi en sushupta swapna est encore largement incohérente.

Dans le sharira, l'ananda progresse après quelques arrêts et variation de retour plus spontané ; il retrouve sa continuité (qui dépend de smarana), mais cette continuité est maintenant pour sa plus grande part spontanée, n'a pas besoin d'être maintenue par la tapas, bien que parfois d'être assistée par elle. Les résidus de rogas qui s'accrochent ne peuvent pas encore être totalement expulsés du système, mais l'action de Tapas grandit fortement. Seules les rogas centrales sont obstinées dans leur emprise, les autres ne font que revenir de temps à autre. Les [rogas] digestives fluctuent entre une trêve quasi complète et une récurrence virulente, mais beaucoup moins violente que par le passé. Pas d'activité visible d'utthapana ou de saundarya.

Brahma. Tout est maintenant fixé dans la darshana du vijnana brahma, avec parfois une émergence voilée du manasa intuitif, immédiatement pénétré par le vijnana et soulevé dans le vijnana. Dans le Vijnana Brahma, l'ananda s'organise, le vijnana ananda informé par l'ahaituka, manifeste dans son type propre la darshana des Anandas Prema et Kama. Dans la vision des objets, ces deux sont désormais vijnanamaya (fusion de logistis intuitive + logistis supérieure, ou seulement cette dernière) ; dans le sujet, la chitta est double sans fusion suffisante des deux formes simultanées ; pourtant la logistis supérieure grandit dans la chitta.

==

Samadhi. La pression du nidra [*sommeil*] de l'après-midi, comme démontré durant le samadhi d'aujourd'hui et préparé par le progrès de ces derniers jours, n'altère plus le caractère du swapna pas plus qu'il n'aboutit à complètement confondre le *drashtâ* [*le voyant*], mais seulement à peser sur la clarté de la conscience visuelle. La lipi en swapna sushupta est toujours la plus affectée, comme toujours par l'incohérence due à l'élimination et au mélange de différentes lipis. La nuit, le nidra est toujours assez puissant pour empêcher le samadhi.

Vijnana. Les suggestions envahissantes de l'environnement sont maintenant régulièrement reprises et transférées au vijnana. La trikaldrishti des faits présents a été formée à la justesse du vijnana ; le même mouvement s'applique à la trikaldrishti des possibilités qui insistent sur le présent pour le modifier ou changer l'événement en cours. À présent il y a de nombreuses suggestions environnantes pleines d'erreurs, erreurs non de faits et tendances, mais d'incidence de l'événement en cours.

Rupa progresse contre une forte obstruction. Le vishaya reprend en gandha, mais l'obstruction est toujours là.

==

Sharira Ananda. La continuité augmente, mais toujours tributaire des anciennes causes de discontinuité. Pourtant la difficulté est moins réellement persistante. Le tivra montre une forte tendance à se fixer et il est maintenant vijnanamaya nuancé de mental intuitif idéalisé. Le vishayananda est du niveau révélateur vijnanamaya. Le raudra est également vijnanamaya, ainsi que le vaidyuta. L'ananda physique se poursuit en antardarshi et dans le swapna léger, mais est sujet aux arrêts ou intermittences.

8 juin [p. 1228]

Après avoir cédé un long moment à l'invasion environnante, la conversion finale de l'idéalité bien assurée au vijnana logistique interprétatif a commencé et a aussitôt pris une ampleur considérable. La pensée concentrée et la pensée verbales ont commencé à être solidement de ce caractère, de même que T^2, non pas graduellement et par des mouvements choisis, mais dès le début avec une rapidité et une généralité instantanée dans une activité pleine des pensées suggérées.

Rupa commence à presser contre le barrage de l'obstruction. Les formes développées sont encore d'une stabilité initiale, les formes ghana et ghana-développées sont également d'une stabilité initiale, ou d'une stabilité primaire ou secondaire, ou parfois tertiaire (tendance à une longue stabilité).

La lipi s'installe librement dans le vijnana interprétatif ; tous les mouvements précédents de ce type étaient seulement des préparations ; cette fois le mouvement est final et définitif.

Ce matin l'ananda était puissant et persistant. Plus intense, et souvent très intense (aidé par smarana) ; quand le mental était occupé, soit il était refoulé, mais le corps y demeurait néanmoins prédisposé, soit il n'était qu'à demi refoulé ; ou encore, il restait présent avec moins d'insistance. Souvent le mental était occupé mais avec une partie de la conscience physique pleinement consciente de l'intense Ananda. Son imprégnation est plus fermement continue ; pendant un long moment les fibres[1] physiques intérieures ont été pénétrées et possédées par l'Ananda. Résultat : l'après-midi l'Ananda était plus intense (avec smarana) ; le corps y était prédisposé même dans l'oubli. L'arrêt automatique et l'arrêt imposé sont en voie d'être éliminés du

---

1   « *...inner physical fibres...* » NdT.

système, seuls l'arrêt inconscient et le sommeil restent de vrais obstacles.

L'après-midi, le samadhi s'est presque débarrassé de la lipi incohérente. En antardarshi, le vijnana interprétatif s'est fermement emparé de la pensée verbale et de la pensée perceptive. L'obscurité du nidra est presque inexistante, le poids de son ingérence est toujours présent.

9 juin.

Relâchement toute la matinée.

L'après-midi, le samadhi s'est orienté vers une plus grande idéalisation du swapna, vers l'abolition de l'imagination, de l'incohérence de la lipi, de l'instabilité et du caractère fragmentaire de rupa, des shabdas, etc. Il y a bien un début de progrès dans le détail, mais il n'est pas tout à fait défini ni organisé

L'après-midi la pensée[1] a organisé le vijnana interprétatif[2] dans la substance de la conscience révélatrice et représentative. Ce mouvement s'est étendu à tapas et à la trikaldrishti. La pensée indéfinie venant de l'environnement n'est pas encore toujours de la nature de la logistis parfaite. La logistis la plus haute a été présente un certain temps dans la forme ou la substance interprétative, et dans d'autres formes ou substances. Elle se prépare maintenant à en prendre entièrement le contrôle. Ce

---

1 *Pensée* : souvent l'équivalent de « pensée vijnanamaya » ou de jnana en tant que premier membre du vijnana chatusthaya ; elle inclut généralement tant la pensée perceptive que la pensée vanmaya (pensée verbale), mais quelquefois elle se réfère plus particulièrement à l'une ou à l'autre (le plus souvent à la première).

2 *Interprétatif* : (en 1920) de la nature d'une « vision et d'une pensée idéationnelle qui interprète... l'unité et la variété illimitables de l'Infini » ... « La raison spirituelle est d'abord soulevée, élargie, transformée en un fonctionnement **représentatif** supérieur qui formule pour nous les données immédiates de l'existence du moi en nous et autour de nous. Puis apparaît un fonctionnement **interprétatif** supérieur de la connaissance supramentale, une étendue plus haute qui s'attache moins aux faits présents et qui ouvre des potentialités encore plus vastes dans le temps, dans l'espace et au-delà. Et finalement, apparaît la connaissance la plus haute, par identité, porte d'entrée de la conscience essentielle dans l'omniscience et l'omnipotence de l'Ishwara ».

sera la fin du mouvement logistique, l'accomplissement de la raison vijnana[1].

L'ananda du mode interprétatif s'est acclimaté dans le corps. L'Ananda physique est maintenant de trois sortes : interprétatif, révélateur, et une sorte de survivance du vijnana inspiré – et (rarement, presque jamais) d'autres formes inférieures du vijnana.

Pour la première fois, rupa développée, ou assez parfaite, d'une stabilité tertiaire-secondaire. Jusqu'à présent, les stabilités de longue durée – rupa sommaire exceptée – sont encore isolées ou une exception relativement fréquente. La stabilité initiale prédomine en rupas sommaires et développées quand celles-ci sont rapides et fréquentes.

Depuis hier la pensée commence à être accompagnée d'un Ananda physique dans la région de la tête et du cerveau (où le Kamananda était exceptionnel jusqu'à présent – d'habitude il se répand dans le reste du corps), mais il tend maintenant à devenir normal et à s'unir à l'Ananda dans le corps tout entier.

L'Ananda Darshana tend maintenant vers l'ananda shuddha [*pur ananda*] infini qui reprend tous les autres, mais toujours sur le plan du vijnana. L'ancien ananda, shuddha ananta mental, réapparaît dans le premier mouvement, tel un parement de l'ananda vijnana, mais il se change facilement en ananta shuddha vijnana.

Dans la trikaldrishti interprétative, les possibilités sont maintenant entièrement organisées, les possibilités authentiquement décisives se dégagent d'elles-mêmes plus nettement, mais elles ont souvent un caractère télépathique d'au-dessus, lequel, alors qu'il se réalise finalement dans les faits présents, reste incertain pour la raison. Une irruption de télépathie idéale inférieure arrive parfois, qui montre que le processus de

---

1 *Raison vijnana* : identique à la raison lumineuse (idéalité logistique), la faculté supra intellectuelle (vijnana) agissant sur le plan de l'idéalité logistique, le « niveau global le moins élevé » du triple supra-mental idéal (en 1920) ; appelée aussi la raison divine.

conversion n'est pas encore complet. La pensée et autres pra-kamya-vyapti gardent encore un caractère inopérant, et pour la pensée, un caractère initial et fragmentaire. La pensée-intention et la pensée-substance sont plus aisément précises que la pensée perceptive pure.

10 juin jeudi.

Aujourd'hui le yoga est plus entravé que jamais depuis le début du nouveau courant de progrès. C'est T^2 qui a le plus pro-gressé, les télépathies du présent ont été soulevées jusqu'au pou-voir le plus haut de la logistis, et les télépathies des possibilités modifiantes solidement confirmées dans le vijnana interprétatif. Parfois le vijnana tertiaire ou décisif agit, mais quand il ne fait pas pression sur les possibilités (par tapas), une confusion ou une certitude douteuse règnent.

Dans les formes ghana etc., rupa hésite entre une stabilité initiale ou une stabilité primaire.

Le samadhi était très entravé par le nidra, mais l'obstacle n'était pas de nature obscure.

L'ananda est entravé, et constant seulement s'il est aidé par smarana, mais sans la pleine intensité.

=

Changement au cours de l'après-midi. T^2 a manifesté une action du vijnana logistique le plus haut, de façon séparée et sans dépendre de la perception télépathique idéalisée. Rupa commence à insister sur la stabilité, elle est parvenue à une stabilité primaire qui varie du premier point par-delà la stabilité initiale jusqu'à celui tendant vers la seconde ; la stabilité des formes sommaires est redevenue seconde et tertiaire plutôt que primaire et secondaire. L'ananda a retrouvé son intensité et sa pénétration (aidé par une forte action cérébrale).

11 juin vendredi

Le progrès suit les mêmes directions. Tapas et Trikaldrishti sont maintenant organisées en sorte de ne plus être en conflit. La Tapas prend sa juste place, comme l'ont fait les télépathies ; l'union de la Tapas décisive et de la certitude de trikaldrishti n'a pas encore pris place.

12 juin. Samedi. [p. 1231]

Trikaldrishti poursuit son organisation, mais tandis que les faits présents grandissent constamment en pouvoir et en certitude, les possibilités non réalisées et les certitudes décisives ne sont pas encore complètement développées au stade vijnanamaya supérieur. L'insistance sur les possibilités est encore trop grande. En même temps, les certitudes supérieures deviennent plus fréquentes, et plus concrètes pour la raison.

Rupa augmente sa stabilité tertiaire dans les formes ghana et sommaires-développées, et tente d'introduire la stabilité secondaire dans les autres formes de rupas. Dans l'Akasha, la lipi a maintenant souvent une stabilité tertiaire. Également, un mouvement commence vers une diversification de la Rupa.

L'ananda déjà installé dans le sa-smarana plus intense, bien que faible et interrompu le soir, se fixe dans une permanence automatique, de sorte qu'après l'oubli il n'est plus besoin de smarana mental ; le corps garde le souvenir, soit de l'ananda continu mais inaperçu, soit interrompu mais toujours implicitement présent.

=

La base de l'organisation vijnanamaya est en train d'être posée dans la T² décisive, et en préparation en prakamya-vyapti des intentions mentales : elle est déjà forte concernant les tendances et impulsions sensorielles.

Rupa a maintenant formellement commencé la seconde stabilité des rupas ghanas et développées, mais surtout pour les images vues latéralement[1], les images vues directement

---

1 « *side-seen images...* »

devant les yeux étant moins nettes et moins stables. La première stabilité est encore le mouvement habituel, mais elle est moins fugitive maintenant, mois sujette au premier stade de la durée, et penche davantage vers le second stade.

Il y a maintenant une constance de l'ananda pénétrant et plus physique contenu dans les fibres[1] sthula ; l'ananda du corps sukshma qui affecte le sthula alterne ou parfois coexiste avec l'ananda du corps sthula.

===

Le samadhi était d'abord égal à lui-même, oppressé par un certain nidra obscur. Puis est apparue une puissante organisation de la pensée verbale et de la pensée perceptive dans tous les stades de l'antardarshi et du swapna, un fort sharira Ananda continu (excepté en sushupta swapna), une lipi parfaite (sauf en sushupta), mais ici plus du tout fantastiquement incohérente, et d'autres faits improprement organisés excepté une claire rupa (un paysage), tejomaya, mais insuffisamment stable.

13 juin dimanche

Il existe un vijnana plus large des possibilités et des relatives certitudes télépathiques, et une décisive trikaldrishti télépathique des détails précis (de l'avenir immédiat seulement) commence à poser sa base sur une fondation plus large, imparfaitement pourtant.

La stabilité tertiaire est maintenant très commune en rupa sommaire ; la première et la seconde prédominent face au regard, mais la troisième a commencé à apparaître dans les images latérales, et s'annonce même dans les images directes.

L'ananda cérébral et de la pensée devient plus fréquent. L'Ananda fluctue toujours, et l'Ananda sans smarana ne parvient pas à se fixer de façon définitive.

===

---

1 « *...sthula fibres.* »

Chacun des trois siddhis soumis à une rapide poussée en avant a fait un nouveau pas.

La trikaldrishti décisive et ses certitudes sont proches, concrètes et sûres dans la trikaldrishti télépathique de l'avenir immédiat, la remplissant, tel un premier pas avant de la remplacer.

La rupa intensifie sa stabilité tertiaire ; un début de cette stabilité s'est répété dans les images directes, et une stabilité tertiaire finale est apparue dans les images latérales. L'une et l'autre sont habituelles pour les rupas sommaires.

L'ananda approfondit sa fréquence et son intensité, qui insistent malgré l'interruption que provoque l'oubli. Il faiblit en fin d'après-midi, le soir et la nuit, mais ces trois derniers jours la shakti a travaillé sur cette déficience, et hier, en fin d'après-midi, après une longue dépression, est venu un fort ananda, en partie le soir, en partie la nuit, mais rejeté par la volonté dans le corps au cours de la nuit. Aujourd'hui, il promet d'être continu par répétitions successives.

14-15 juin

L'ananda s'approfondit régulièrement, mais l'obstruction due à l'oubli périodique reste opérative.

Rupa a maintenant installé les trois premières stabilités ; les stabilités plus longues ne sont encore qu'occasionnelles.

La trikaldrishti également se confirme graduellement dans l'image télépathique[1].

Le samadhi de l'après-midi est dorénavant idéalisé dans toutes ses parties, mais avec une faible incidence, excepté des scènes ou événements de scènes qui ont atteint une stabilité parfaite. L'organisation pour l'utilité n'est pas encore prête pour un commencement.

---

1   « *...telepathic figure.* »

16 juin. Mercredi. [p. 1233]

La Tapas, qui avait été retenue en faveur de la trikaldrishti, est maintenant clairement reprise pour être perfectionnée. D'abord avec une efficacité plus grande, mais incertaine, de tapas et une reprise de la difficulté de discorde entre la forme télépathique des deux siddhis, puis de la même difficulté, en tapas comme en trikaldrishti, entre la forme télépathique et la forme décisive. Finalement, un début de fusion a commencé entre trikaldrishti et tapas.

Rupa tente de développer une stabilité parfaite ; la potentialité est là, mais pas encore la présence concrète.

Jusqu'à présent l'ananda fluctuait entre des périodes d'intensité et de dépression qui avaient pour habitude de durer longtemps ; aujourd'hui ce sont des dépressions de moindre intensité qui alternent, d'un jour à l'autre ou dans la journée même : intensité plus grande le matin, intensité réduite et très interrompue l'après-midi et le soir, arrêt ou présence occasionnelle la nuit. La dépression d'un jour à l'autre est en cours d'élimination. La continuité du matin est chaque jour plus longue et tend à vaincre l'oubli ; même quand j'écris le corps conserve l'ananda physique, excepté si le mental pensant est très absorbé.

L'Ananda ananta de la darshana est maintenant bien présent, et s'est pour le moment fixé dans la forme vijnana équivalente à celle atteinte par le reste de la chaitanya.

17 juin. Jeudi [p. 1234]

La T^2 a été troublée un moment par une invasion d'incertitudes venant du dehors accompagnée, en télépathies révélatrices et interprétatives, d'une augmentation des certitudes relatives. Par la suite, la logistis suprême a réapparu et a commencé à organiser la certitude des détails, des circonstances et du déroulement.

La rupa est en train de normaliser la stabilité tertiaire, prolongée et parfaite, dans les images sommaires-développées et sommaires-ghana [*denses*]. Ces images deviennent très fréquentes lorsque perçues latéralement, bien qu'elles ne prédominent pas encore. La tentative d'étendre ces qualités aux images ghana et développées vues directement est obstinément bloquée dans l'akasha physique. À peine la rupa apparaît-elle qu'elle est, du fait d'une tendance ancienne, aussitôt éliminée, même lorsqu'elle est parfaitement stable dans sa nature ; cette tendance est l'obstacle à éliminer

L'ananda s'est mieux fixé, et plus fermement dans sa possession du cerveau, et l'ananda physique qui escorte la pensée discursive ou possède la pensée – jusqu'à présent une vague perception – est devenu sans équivoque et universel. La pensée asiddha [*imparfaite*] et les arrêts de possession par l'ananda se répètent cependant toujours, quoique moins puissamment que par le passé. La plupart des conditions de l'Ananda parfait (hormis le courant vers le bas et la fusion des cinq anandas – encore que cette dernière ait progressé) est désormais accomplie à la base.

L'ananda s'est maintenu durant les périodes habituelles de relâchement, l'après-midi, le soir et la nuit. La tendance automatique au relâchement a donc disparu ; elle n'est plus créée que par l'oubli, et l'oubli doit être conquis.

Le 18 juin vendredi.

Préoccupation concernant un travail et légère tendance au recul dans le siddhi, par ex : rupa retombe vers la stabilité secondaire et primaire, l'Ananda tend à s'interrompre par oubli (mais sans relâchement du fait d'une telle interruption, seule une certaine potentialité de détente demeure), en T^2 l'action est logistique supérieure plutôt que révélatrice.

19 juin. Samedi.

La régularité rapide et continue du siddhi a été bouleversée aujourd'hui par une tentative révolutionnaire de remplacer sur le champ le vijnana logistique par le srauta[1], tentative accompagnée et attaquée par une invasion de l'asiddhi telle qu'il ne s'en était pas produit depuis des mois, incluant même une attaque sur la samata.

Suggestion insistante d'asamata dans la conscience physique – équivalant à une duhkha [*souffrance*] dans le prana et une impatience dans la buddhi –, non pas radicale mais perturbant fortement les fibres physiques externes[2]. Cette duhkha est maintenant mélangée d'ananda lorsqu'elle pénètre le système et ne peut plus conserver son caractère complet. Cependant sa répétition est un phénomène étranger qui retarde le nouveau cours de la sadhana qui s'est mis en place. Suggestion aussi, mais moins violente, d'asraddha, qui consiste en fait non pas en un asraddha [*doute*] radical, mais en une incrédulité quant à la méthode, une absence du sentiment d'être possédé et guidé par l'Ishwara – Ishwara ressenti, comme par le passé, voilé ou sur ses sommets – et en un sentiment d'ajournement possible du siddhi. Et simultanément, un sentiment qu'un sidhi plus vaste se prépare.

Un Ananda potentiellement beaucoup plus grand en termes de continuité, de pénétration, de vastitude et d'intensité est ressenti au sommet du vijnana, et descend dans le corps sukshma [*subtil*], mais il ne peut devenir intime du système, sauf par intermittences. En attendant, la possession constante du corps sthula [*physique*] par le mouvement révélateur a été retirée, et ce corps est vide en dehors d'une plus grande tendance à répondre. Le corps sukshma est visité par un Ananda plus continu, moins affecté par le manque de smarana ou d'attention (sauf au début), plus naturellement intense, affectant le sthula sans s'y établir

---

1   *Shrauta* : (en 1920) : le deuxième plan de l'idéalité, appelé d'abord idéalité hermétique, dont l'essence est *shruti* ou « interprétation inspirée » ; *shrauta vijnana* entre dans le plan inférieur, celui de l'idéalité logistique ou de la raison lumineuse, « accompagnée d'une splendeur de lumière plus divine et du flamboiement d'une effulgence fulgurante ».

2   «...*the outer physical fibres.* »

ni le posséder, mais qui n'est pas encore organisé et n'a pas non plus d'emprise forte, même pas sur le corps subtil. Il est à la fois plus continu et moins intimement continu. Tous les anciens asiddhis sont suggérés, y compris la dépendance à la posture. La lutte ne s'est pas encore orientée vers un siddhi organisé plus grand.

Jnana, etc., est affecté dans une direction similaire. Le système est envahi par une mentalité idéalisée vague et confuse, qui devient idéalité révélatrice imparfaite quand elle pénètre le système et son atmosphère environnante. La pensée vijnana et T^2 se manifestent, mais ne possèdent pas le système aussi étroitement qu'elles l'ont fait pendant longtemps. Il n'y a rien d'autre à faire qu'à attendre l'issue de la lutte.

Dans les moments réservés au samadhi, l'ananda a insisté pour s'emparer du corps sthula, mais par pénétration, pas en reprenant son emprise sur les fibres sthula.

La période de relâchement a repris aujourd'hui, pas entièrement car l'Ananda a réapparu souvent, mais grâce au smarana. Le soir, l'Ananda du corps sthula [*physique*] a repris jusqu'à un certain point, sans toutefois la ferme emprise et l'intensité assurée qui semblait définitivement fixées. L'Ananda dans le corps sukshma [*subtil*] a été constant un moment, l'ananda de la pensée s'est universalisé et intensifié ; ce mouvement a pris la forme de la logistis représentative et interprétative ainsi que de la logistis la plus haute. Tout a dû se faire à l'aide d'une certaine force de Tapas, et ne peut donc être considéré comme siddhi final.

Durant ce temps, la conscience du corps est devenue d'abord représentative-révélatrice, puis représentative, puis interprétative-représentative, puis interprétative, puis du vijnana logistique le plus élevé. Tout s'est fait d'au-dessus et ne peut pas encore être considéré comme final.

L'attaque de l'asamata est éliminée mais la sraddha n'est pas encore habituelle.

Le 20 juin. Dimanche

Relâchement toute la matinée, aucun des siddhis n'est décisif.

Le modèle représentatif de la conscience corporelle prédomine désormais, sans qu'il soit fixé de façon sûre. Il est parfois tiré en arrière et remplacé par le mouvement révélateur. La pratishta [*fondation*] n'est pas assurée

Après-midi – l'ananda de la nuit dernière était de nouveau actif.

Le 21 juin. Lundi. [p. 1237]

La sadhana s'installe de nouveau dans un mouvement similaire aux mouvements passés, mais à un niveau supérieur : de plus larges développements sont annoncés et initiés et doivent être graduellement gagnés contre la persistance des anciennes insuffisances ou de ce qui n'est pas suffisant.

Sept nouveaux mouvements sont indiqués, dont quatre ont commencé :

La pensée manifeste un mouvement de la logistis la plus haute, prête à se transformer en srauta vijnana. La pensée inférieure est encore présente sous la forme d'une activité mentale non plus révélatrice mais intuitive inspirée. Son insuffisance est reconnue, elle est condamnée mais ne cesse de s'obstiner.

La trikaldrishti suit le même mouvement, entravée par les télépathies idéalisées inférieures.

Dans le corps, la Shakti a quitté la forme révélatrice établie et a manifesté la logistis inspiratrice et interprétative et la logistis la plus haute prête pour le srauta (un court moment). À vrai dire, il existe cependant une pression de l'intuition inspirée qui voile le fait de ce mouvement supérieur.

Le même phénomène a lieu pour l'Ananda physique dans le corps psychique. Tous ces mouvements fluctuent, parfois le siddhi occupant le système, parfois l'asiddhi.

L'environnement qui assaille affecte les mouvements

inférieurs, les amenant à commettre des erreurs qui pourraient être évitées, et il renforce l'opiniâtreté de l'asiddhi.

Le 22 juin. Mardi.

Mêmes conditions qu'hier, mais le siddhi est plus fort.

Tapas suit le même mouvement que trikaldrishti.

Le gouvernement des Devatas cède la place au gouvernement direct par l'Ishwara, mais sa présence n'est pas encore constante.

Le 26 juin.   Samedi.

Les journées d'interférences ont été source de difficultés dans la Sadhana : la persistance des anciennes formes de l'idéalité, l'environnement qui assiège et une certaine invasion de la substance mentale intuitive.

Aujourd'hui les nouveau siddhis se réaffirment avec un pouvoir plus grand, en particulier l'action libre et multiforme des plus hauts degrés de la plus haute idéalité logistique, dans la pensée, en trikaldrishti-tapas, lipi, script etc. Elle tente également d'occuper le système physique et de remplacer le vijnana intuitif. Jusqu'à présent les autres formes continuent d'agir ; un relâchement de tapas tend à favoriser ces formes inférieures, de même qu'une grande difficulté dans le système physique.

17 – 19 OCTOBRE 1920[1]

17 octobre 1920

---

17 oct. [p. 1239]

Matinée.

Liberté de l'idéalité inférieure. Elle est encore soumise à des intrusions de l'intuitivité[2] mentale venant du mental environnant, mais celles-ci sont obligées de se reconnaître ou de se transformer. La substance mentale dans la conscience physique contient encore des mouvements non illuminés de nature obscure, mais sur eux la pression de la lumière est constante.

La lipi est le plus parfait des éléments du vijnana, libre dans son action, libre des éléments inférieurs, établie dans le vijnana. T^3 se développe maintenant[3] avec une certaine liberté dans la lipi.

La pensée et T^3 dans la pensée se meuvent constamment vers la même perfection. L'action est libre dans la concentration, bien que quelques éléments intrusifs ou non transformés du

---

1   **17–19 octobre 1920.** Pendant ces trois jours Sri Aurobindo a écrit ses notes sur quelques pages d'un bloc de papier à lettres. Il écrivit « le 17 octobre 1920 » sur la première feuille du bloc, par ailleurs laissée vierge. Les notes commencent sur la deuxième feuille, et seulement sept pages de ce bloc ont été utilisées. Ce sont les dernières notes avant l'interruption du *Journal* qui a duré six ans. Notes sur les textes, *Record* p. 1499.

2   Intuitivité : (en 1919-20) un terme pour le mental intuitif (appelé aussi intuivité), utilisé principalement en référence à trois niveaux (« mécanique », « pragmatique » et « reflet de la vérité ») considérés comme des contreparties supérieures aux niveaux de la raison intellectuelle.

3   T^3 : abréviation de *télépathie-trikaladrishti-tapassiddhi*, ces trois « éléments agissent séparément et ne sont pas encore élevés dans l'union duelle » de T^2.

mental physique demeurent. Ce défaut excepté, elle est établie au premier niveau du vijnana. Le vijnana représentatif et ses trois éléments (représentatif, interprétatif, impératif) cherchent à se fixer dans la conscience corporelle de la Shakti, à la place du vijnana révélateur + représentatif-intuitif.

Il prend possession de l'ensemble du corps, tête exceptée.

L'obstruction règne encore en rupa, vishaya, sharira siddhis, et pour le moment la Tapas peut réduire l'obstruction, mais non la vaincre. En samadhi la base a été posée, mais sommeil et rêves continuent.

La Tapas est à l'œuvre pour l'Arogya et l'Ananda physique, elle est seulement tenue éloignée de force par l'obstruction.

L'asiddhi garde son emprise en utthapana et Saundarya.

=

Les télépathies objectives sont rapidement soulevées dans le vijnana (logos)[1] représentatif. Il y a longtemps eu un effort d'en dessous, qui insistait, et d'au-dessus, qui aidait ; c'est l'action immédiate d'en haut, une résolution de la difficulté par le processus instantané, ce qui n'exclut pas un retour temporaire au processus inférieur.

=

Plus tard.

L'idéalisation de l'Ananda physique a rapidement progressé, avec un début de continuité, mais mal établie elle s'est effondrée dans la soirée.

=

L'état habituel de la conscience physique est d'ordre révélateur ; la descente vers l'intuitif est beaucoup plus rare qu'avant et ne s'attarde pas. Parfois le vijnana représentatif se manifeste.

---

1   *Vijnana logos* (sanskrit et grec) : terme utilisé en octobre 1920 pour trois niveaux englobant une bonne partie de ce qui avait été appelé auparavant l'idéalité logistique ; appliqué plus spécifiquement au plus élevé de ces niveaux, nommé aussi idéalité représentative la plus haute, qui correspond à la pleine idéalité révélatrice et « doit traiter avec les trois niveaux » : les faits présents, les potentialités et « les impératifs de l'infini ».

=

Pas de progrès décisif pendant le repos, mais seulement la pression habituelle sur l'obstruction passive en rupa, vishaya et en samadhi (une seule scène fugace, tejomaya), ainsi que sur l'opposition active en sharira. Il y a bien quelque progrès, mais seulement à petits pas pour le moment.

Le 18 octobre.

Progrès en préparation en rupa siddhi.

=

Irruption soudaine de la plus haute idéalité représentative (vijnana logos), d'abord dans le système physique, puis (l'après-midi) en lipi, pensée verbale, pensée perceptive, tapas, télépathie et trikaldrishti. C'est le début d'une transformation rapide, définitive et décisive, toujours en cours.

=

Ce changement a d'abord provoqué un réveil des vieilles imperfections du niveau inspiré du mental intuitif et des intellectualités qui s'y accrochent, ainsi qu'une tentative d'invasion – en le ravivant – du principe de lutte, tentative toutefois enrayée et en cours d'expulsion.

=

Descente, en fin de journée.

19 octobre

L'organisation du vijnana impératif a commencé aux niveaux inférieurs des pouvoirs de la pensée idéale.

=

Grande extension et pouvoir du vijnana logos dans son action la plus élevée – la pensée, T^2, la lipi. Il commence tout juste à convertir largement la pensée discursive dans le modèle du logos.

Les autres formes subsistent comme des vestiges obstinés.

=

Trois niveaux du vijnana logos

1. La logistis – toutes formes d'idéalité intuitive.
2. La raison logos. L'idée représentative inférieure, orientée
   (a) vers le bas, la logistis,
   (b) vers le haut, le vijnana logos.

N.B. La même tendance vers le bas et vers le haut est possible pour la logistis.

3. Le vijnana logos.

Le vijnana logos traite trois mouvements :

1. Les faits présents – représentatif
2. Les potentialités (qui incluent les faits présents et s'harmonisent avec eux, ou en sont séparées)
3. Les impératifs de l'infini – absolu, impératif, par identité.

Le dernier doit prendre possession des deux autres et les délivrer des incertitudes occasionnelles.

Ce mouvement a commencé, mais il doit s'achever avant que la conscience puisse être soulevée dans le srauta vijnana.

Troisième partie[1]

Journal du yoga[2] 1926 – 1927

1   Aucune note ne fut écrite, ou n'a survécu, entre octobre 1920 et décembre 1926.
Sri Aurobindo a écrit très peu durant cette période. Pas d'article ni de poème, pour
autant que nous le sachions, et seulement quelques lettres dont les dates indiquent
qu'elles ont été écrites pendant les six années qui ont suivi l'interruption de l'*Arya*
en janvier 1921. L'abrupt début des notes précédant celles de décembre 1926-1927
suggère que Sri Aurobindo a peut-être pris des notes durant certaines parties de la
période entre 1920 et 1926 (Notes sur les textes, *Record* p. 1499).
2   Il faut noter que le Journal reprend juste après le 24 Novembre 1926, le « Siddhi
day ». à propos duquel A.B. Purani écrit : « *Que le 24 novembre 1926 soit une date
aussi importante que les anniversaires de La Mère et de Sri Aurobindo est tout à
fait compréhensible, car en ce jour la descente du Pouvoir supérieur, symbolique
de la victoire de leur mission, eut lieu. La Conscience de félicité du plan Surmental
– que Sri Krishna incarnait en tant qu'Avatar – est descendue ce jour-là dans le
physique, rendant possible la descente du Supramental dans la Matière* ». NdT.

DÉCEMBRE 1926 – 6 JANVIER 1927[1]

[p. 1245]

Quand l'énergie de vie supramentale dans sa plénitude sera présente dans le corps, toutes les difficultés se réduiront à néant.

C'est la force de vie dans le corps tout entier, pas seulement dans les sept centres, qui est exigée. Une fois présente dans les sept centres, elle ne peut manquer de se répandre à travers tout le corps.

Elle doit prendre possession de toutes les cellules, de la chair, des muscles, des os, du sang, des nerfs, de la peau, des cheveux ; alors le corps sera prêt pour la transformation[2].

---

1   **Décembre 1926 – 6 janvier 1927.** Sri Aurobindo écrivit ces notes sur un bloc de papier à lettres utilisé auparavant pour rédiger ses notes védiques et plusieurs écrits publiés dans la quatrième partie, y compris « Les sept soleils du supramental ». Ces notes viennent immédiatement avant la première entrée qui parle de « l'énergie de vie supramentale » dans les « sept centres ». Les deux premières pages de cette section des notes du *Journal* ne sont pas datées. La troisième page commence avec trois paragraphes qui semblent avoir été écrits en un seul jour. Probablement le dimanche 2 janvier 1927, car la note est suivie sur la même page par des notes étroitement reliées entre elles, marquées « lundi », « mardi » et « mercredi », puis par une autre datée « jeudi 6 janv. ». Sri Aurobindo n'a pas mentionné l'année 1927 jusqu'au 7 avril (voir ci-après), mais la correspondance entre les dates et les jours écrits dans le carnet et ceux de l'année 1927 montre que c'était bien l'année où ces notes de janvier et février furent écrites. Les éditeurs ont considéré ces notes comme des « scripts » car le mot « vous » se réfère manifestement à Sri Aurobindo. « Elle », ou « son, sa *(her)* », qui apparaît dans plusieurs notes du *Journal* de janvier 1927, semble désigner la Mère. Il convient aussi de remarquer que de nombreuses notes du *Journal* de ces mois-là ont ce caractère de prédictions de « script » sur le cours de la sadhana pour le proche avenir. Par exemple le « Je » des 7-8 janvier est évidemment le « Maître du Yoga ». Notes sur les textes, *Record*, p. 1500, et notes du volume 18 (déc. 994) de *Archives and Research*, Sri Aurobindo Ashram, Pondichéry, p. 220.

2   Notons une anecdote très évocatrice des transformations de l'apparence physique de Sri Aurobindo. A.B. Purani remarqua, lors d'une visite durant cette période intermédiaire où Sri Aurobindo n'a rien noté dans son *Journal*, « mais la plus grande surprise de ma visite de 1921 fut le « darshan » [*voir, ou être regardé par*] de

L'énergie de vie doit s'établir fermement aujourd'hui dans les derniers centres. Le reste doit suivre ces trois prochains jours.

===

Ces affirmations sont des déclarations dignes de foi ; qu'elles s'accomplissent dans le temps fixé ou qu'elles aient à attendre un autre moment dépend de l'énergie et de l'adhara, eux-mêmes soumis à la sanction divine d'en haut.

===

Si cela s'avère fondé, les vestiges des vieilles maladies, des anciennes douleurs et des mauvaises habitudes du corps disparaîtront complètement et aucune nouvelle maladie ne sera possible.

Sri Aurobindo. Dans l'intervalle de deux ans son corps avait subi une transformation qui ne peut être qualifiée que de miraculeuse. En 1918 la couleur de son corps était celle d'un bengali normal, plutôt foncée, bien qu'elle présentât un éclat particulier et que le regard fût pénétrant. En montant le voir (dans la même maison) je découvris que ses joues avaient une couleur rose-pomme et que l'ensemble du corps rayonnait d'une douce lumière blanche veloutée. Le changement était si inattendu que je ne pus m'empêcher de m'exclamer : « Mais que vous est-il arrivé ? ». Plutôt que de me répondre directement il éluda la question – comme je m'étais laissé pousser la barbe – « Que vous est-il donc arrivé, à vous ? ». Mais plus tard au cours d'une conversation, il m'expliqua que lorsque la Conscience supérieure, après être descendue au niveau mental, parvient au niveau vital et même plus bas, alors une transformation a lieu dans l'être nerveux et même physique. » (A.B. Purani *Evening Talks with Sri Aurobindo* Sri Aurobindo Ashram Trust, Pondicherry, 1982, p. 20). NdT.

Rien de complet n'a encore été accompli dans la Nature physique matérielle, et pourtant, tant que cela n'est pas fait, rien ne sera définitivement achevé nulle part. Beaucoup a été établi, mais même les aspects les plus avancés ont besoin de la dernière touche, et même de nombreuses dernières touches.

=

Il reste toujours le problème de la matière physique, de la chair, des organes. Ils doivent devenir inattaquables et invulnérables ; ils doivent pouvoir s'entretenir d'eux-mêmes indépendamment de la nourriture – par un moyen ou par un autre.

=

Aujourd'hui, au moins une de ces difficultés doit être réglée dans son principe physique effectif. Il ne peut y avoir aucun sentiment de sécurité tant que cela n'est pas fait.

———

Lundi prochain. Jusque-là, une ascension graduelle. Ascension aujourd'hui. Pas davantage pour le moment.

———

L'ascension a commencé, mais comme de coutume, interrompue par une attaque. C'est sans importance ; elle triomphera, elle a déjà presque triomphé. Le problème est celui des nerfs qui peuvent encore être touchés par la douleur et la souffrance.

(Dans la marge des paragraphes ci-dessus, Sri Aurobindo a écrit la note suivante, puis l'a barrée)

Observe : l'énergie a commencé à couler mais son flux est encore sujet à interruption. Cette interruption devrait disparaître aujourd'hui.

La jeunesse et la beauté se manifestent sur le visage, mais cela a été interrompu.

Cette interruption doit commencer à disparaître entièrement aujourd'hui.

[p. 1247]

Ouvre la voie à la Force Suprême. Elle se chargera de ta responsabilité.

———

Aujourd'hui. Les difficultés prennent fin aujourd'hui. Le reste plus tard.

———

Débarrasse-toi du représentatif. Le pouvoir supérieur peut faire son travail.

＝

Lundi   [*3 janvier 1927*]

La Force suprême descend. La difficulté est surmontée. L'impératif-représentatif fait encore obstruction, mais il est prêt à disparaître.

Il disparaît aujourd'hui. Pas totalement, mais il disparaît fondamentalement, dans son principe. Il n'est plus nécessaire.

———

Le Pouvoir suprême intègre tous les mouvements. Il les reprendra dans la Vérité. Aucun effort n'est nécessaire, aucune aide du mental ni d'aucun des instruments ; même le consentement individuel n'est plus requis.

———

Mardi.

L'accomplissement a assurément commencé. Ce développement se poursuivra jusqu'au 7 janvier ; le dernier défrichage mental, la première ouverture définitive.

Mercredi.

Tout ce qui restait du représentatif pur a été nettoyé ; il n'en reste qu'une coloration, une frange qui s'atténue dans la forme impérative interprétative. Cela doit disparaître, et disparaîtra à mesure que la forme vraie se développe. Si quelque chose s'attarde un moment, ce sera sans puissance et sans importance.

Aujourd'hui, la pleine lumière dans l'interprétatif – Demain le plein pouvoir dans l'impératif.

———

Jeudi. 6 janv.

Ce qui a été promis est accompli. Reste la perfection du supramental suprême[1] qui reprend le développement du supramental supra-mental suprême[2], de la Trikalsiddhi, de Tapas et la manifestation de la Gnose. À compter d'aujourd'hui, jusqu'au 12.

La pleine réalisation de cette ascension s'est produite le 6, un jour plus tôt que prévu, mais à la date promise. Ce qui était promis pour le 7 était la réalisation de la première courbe (ou de la seconde, (1) du 25 au 3, (2) du 3 au 7, (3) du 7 au 12). C'est donc demain qu'apparaît la gnose[3] dans l'activité du supramental suprême.

═

Pour elle, paix et s'en remettre au Divin.[4]

———

1 *Supramental suprême* (supreme supermind) : (en 1927, avant le 29 octobre) le plan le plus élevé en-dessous de la gnose dans la série de plans au-dessus de l'idéalité, **qui correspond au surmental** dans la terminologie plus tardive du système surmental.

2 *Supramental supra-mental suprême* (supreme supramental supermind) : équivalent au supramental suprême : le plan le plus élevé dans le premier groupe de plans au-dessus de l'idéalité ; c'est à ce même plan que les expressions « mental supramental suprême » et « Supramental supra-mental suprême » semblent se référer.

3 *Gnose* : (pendant la plus grande partie de 1927 jusqu'au 29 octobre) : un plan de conscience généralement décrit comme étant au-dessus du supra-mental suprême et descendant en lui pour former la gnose supramentale suprême, s'élevant aussi à « la Gnose invincible du Divin ».

4 « *For her peace and surrender*"

7 JANVIER – 1er FÉVRIER 1927[1]

Vendredi 7 janv. [p. 1249]

La gnose s'est emparée des mouvements de connaissance inférieurs ; pas encore du supramental suprême ou des mouvements plus vastes. Elle le fera maintenant en dépit de toutes les difficultés.

La gnose qui intègre le supramental – voilà ce qu'est Tapas-Trikalsiddhi.

────

Ces difficultés disparaîtront après le 12.

════

C'est le doute qui interfère. J'accomplirai malgré le doute. Maintenant.

══════

Samedi. 8 janv.

J'ai préparé le terrain pour la gnose. L'accomplissement commence aujourd'hui en dépit de chaque démenti.

Dimanche 9 janv.

L'intégration de T^3 par la gnose a déjà commencé. Aujourd'hui va commencer la première étape de son achèvement. Toutes ces menaces vont totalement disparaître en quelques jours.

───────

1   **7 janvier–1er février 1927**. Sri Aurobindo a écrit ces notes sur un bloc de papier à lettres utilisé déjà pour la section précédente. La note du 7 janvier est précédée de quelques diagrammes et de quelques scripts publiés dans la quatrième partie. Notes sur les textes, *Record* p. 1500.

C'est le début, le reste se développera automatiquement durant toute la soirée et la nuit.

Lundi 10 janv.

Le mouvement a eu lieu hier, mais il a été voilé et gêné. Aujourd'hui il émerge dans la lumière. L'ensemble de la pensée est en train d'être réorienté par la gnose. T^3 a commencé dans tous ses mouvements, – c'est ce que signifiait « la première étape de son achèvement » ; aujourd'hui elle s'étend. Cependant les anciennes obstructions demeurent dans la pensée télépathique et en d'autres mouvements.

Aujourd'hui la pensée et T^3 continueront de se développer.

À mesure que la gnose de la pensée progresse, la gnose du cœur, de la volonté, des mouvements vitaux va commencer à se développer. Ici aussi la première impulsion a été donnée ce matin.

==

T^3 passe visiblement par ce processus, mais jusqu'à présent c'est une action plutôt sur les anciens obstacles que sur un mouvement et un progrès concrets.

——

Mardi 11 janv.

La courbe ascendante qui devait durer jusqu'au 12 semble avoir brusquement cessé. Un mouvement confus dans le mental matériel récalcitrant semble l'avoir remplacée.

==

Et pourtant elle s'accomplira. Aujourd'hui T^3 a atteint le supramental suprême et la gnose. T^2 commence au même niveau. Les apparences sont contraires, mais elle s'accomplira.

==

Dans ce cas-là, il y a des mouvements préparatoires. Il est apparu que l'Iswara s'empare progressivement de tous les mouvements et que la dasya du troisième degré augmente.

———

Mercredi 12 janv.

Ce qui était promis s'est accompli malgré toute l'opposition ; il est vrai qu'hier n'était qu'un mouvement initial, mais aujourd'hui le mouvement a été plus complet.

Le supramental suprême[1] a absorbé le supra-mental supramental suprême[2] et tous les autres mouvements inférieurs, et il est lui-même pénétré par la gnose. Ce processus a été réalisé de façon substantielle dans toutes les autres activités mentales, mais il commence à entreprendre la transformation de T^3. La T^2 a commencé à ce niveau, mais cela n'est pas encore parfaitement apparent.

Aujourd'hui : intégration complète de T^3 dans la gnose supramentale suprême, T^2 commence dans la gnose, T^2 s'étend dans la gnose supramentale suprême – ces trois mouvements.

═══

T^3 prend déjà de l'amplitude, mais elle est gênée par des mouvements d'incertitude car T^2 est très insuffisante dans la gnose supramentale suprême. Cette dernière commence pourtant à s'étendre.

———

L'application de la gnose T^3 et de la gnose T^2 à toutes choses n'est qu'une question de temps. C'est sa fondation qui est la priorité immédiate. En même temps l'application n'a pas besoin d'être graduelle, elle peut être rapide et elle le sera. Une rapidité vertigineuse est possible.

---

1 *Supramental suprême* (supreme supermind) : (en 1927, avant le 29 octobre) le plan le plus élevé en-dessous de la gnose dans la série de plans au-dessus de l'idéalité, **qui correspond au surmental** dans la terminologie plus tardive du système surmental.

2 *Supra-mental supramental suprême* (supreme supramental supermind) : équivalent au supramental suprême : le plan le plus élevé dans le premier groupe de plans au-dessus de l'idéalité ; c'est à ce même plan que les expressions « mental supramental suprême » et « Supramental supra-mental suprême » semblent se référer.

——

Il faut noter que la dépendance au mental critique qui véri-
fie tout diminue. La vérification devient automatique, la critique
également. Les deux seront bientôt entièrement gnostiques. La
prochaine courbe commencera le 12, jusqu'au 16, une autre du
16 au 21, la suivante du 21 au 24, une autre encore du 28 au 31.

——

Les dernières prises en charge de ce corps commencent
aujourd'hui. Le premier stade cessera vers la fin du mois.

==

Et pour son corps[1], cela commence à partir de demain. Pour
le moment, les forces se préparent.

==

Le Jeudi 13 janv.

La T^2 a été active dans la gnose supramentale suprême,
mais pas à grande échelle. Les deux autres indications ont commencé à se concrétiser, mais pas assez pour satisfaire l'exigence
de l'intelligence.

La prise en charge du corps n'est pas encore nettement
finale. Il existe bien un progrès ou une stabilité dans les stades
acquis, mais aussi une rechute à l'œil et en un ou deux autres
endroits.

==

Il y a sans aucun doute un grand progrès dans le siddhi de
la pensée et dans tous ses instruments. La forme du supramental
suprême est sur le point d'être universelle, seule la substance de
la gnose y est encore insuffisante.

Il est évident que T^3 et T^2 sont en préparation, mais l'obstruction est violente, et en partie victorieuse.

Pas davantage, jusqu'à ce que cette obstruction soit vaincue.

——

_____

1   « ...*her body...* », son corps « à elle ».

Seul le développement de la gnose au-dessus et dans le supramental suprême peut définitivement venir à bout de l'obstruction.

＝

Cela sera. Ce mouvement sera initié ce soir.

＝

Vendredi 14 janv.

T^2 télépathique s'est déjà développée. La T^2 tapasique s'y prépare.

Tout sera accompli malgré toute l'obstruction et les difficultés.

———

Aujourd'hui la santé et l'Ananda vont se développer. Demain la preuve sera indéniable.

L'attaque d'hier contre son corps dément catégoriquement la prédiction « jeudi ». Il y a une évidence de contrôle dans ce corps, mais pas d'un progrès définitif. L'obstacle à la réalisation est encore victorieux, toujours obstiné.

＝

Pour ce corps-ci la preuve sera donnée demain ; pour le sien les choses sont voilées et cela apparaîtra seulement après-demain.

———

Aujourd'hui la gnose en T^2 (tapas). Également la gnose au-dessus du supramental en tapas T^2.

Samedi 15 janv. [p. 1252]

L'amélioration de la santé et de l'Ananda promise hier n'est pas vraiment probante. Il est évident qu'un pouvoir contrôle et minimise les attaques sur la santé, mais le pouvoir de les empê-cher n'est pas encore là. Les petites traces d'anciennes maladies réapparaissent encore.

Un léger Ananda sahaituka est présent dans le corps, et son

intensité, sa spontanéité et sa répétition tendent à augmenter ; mais il n'a ni substance, ni longue continuité.

———

Le travail semble plutôt s'orienter vers une intensification de la relative Samata et de la Foi plutôt que vers la gnose. Le dernier mouvement ne montre qu'une sombre obstruction derrière laquelle, sans doute, quelque chose se prépare.

═══

Les effets promis hier semblent se déclarer aujourd'hui. L'ananda (sahaituka, de contact, etc.) a brusquement progressé après une longue entrave et a développé une substance et une remarquable continuité spontanée. Spontanéité, pénétration et diffusion absolues, continuité sans l'aide de la mémoire ou de l'attention, doivent encore se développer.

═══

Il est également visible qu'une sorte de gnose s'empare de T^2 ; mais il reste encore énormément à accomplir. Il existe aussi une sorte de gnose qui descend d'au-dessus, mais elle n'est pas encore libre ni riche ni absolue pour le mental dans l'expression de ses certitudes. Il existe également une certaine gnose de T^3. Toutes ces choses, bien que venant plus rapidement et librement, commencent seulement, entravées.

═══

Le don de soi, la dasya, le renforcement des mouvements intérieurs et, initialement, des mouvements extérieurs entre les mains du Pouvoir et des Personnes (ou de ses Personnalités) qui dirigent, deviennent ou commencent à devenir absolus.

Aujourd'hui la gnose a pris possession de l'ensemble de la pensée et de T^3. En T^2 la Gnose se développe dans le supramental et au-dessus.

La Gnose invincible du Divin va faire sa première apparition.

═══

Les preuves du Pouvoir qui s'occupe du corps sont plutôt dans le développement de l'Ananda et dans le contrôle de certaines fonctions que dans une finalité de santé. Les fragments d'anciennes maladies restent obstinément potentiels ou obstinément présents. Les anciennes difficultés diminuent, mais se répètent encore.

====

Dimanche 16 janv.

La gnose augmente sa prise de possession de l'ensemble de la pensée et de T³, mais le mouvement est souvent interrompu. Il semble que la Gnose invincible apparaisse, mais en un mouvement général trop dense et mélangé, et elle-même trop peu fréquente pour créer une claire reconnaissance et une confiance sûre.

——

Le doute est profond quant au siddhi physique.

====

La Gnose divine en T², celle qui est au-dessus de la télépathique et de la trikalsiddhi tapasique, au-dessus aussi d'une combinaison de ces formes, commence à se manifester, mais seulement comme un point ou une étoile qui apparaît parfois au-dessus du mouvement général.

====

Le développement continuera. Bientôt rien ne subsistera de l'opposition physique à la santé et à l'Ananda.

====

Lundi 17 janv.

La pensée télépathique, prakamya et vyapti tentent de se manifester, mais l'obstruction est forte. L'état général mental et vital peut être perçu par *sanyama* [*concentration*], les mouvements habituels aussi, mais les mouvements précis seulement avec difficulté et incertitude.

====

Le sahaituka ananda continue de se développer. Il tend à

généraliser ses acquisitions, mais l'absence de réponse physique est encore forte. Le sahaituka spontané (sans mémoire ou attention) se manifeste parfois, plus proche de la surface.

==

La Gnose continue son développement dans le siddhi de la pensée et ses instruments. Aujourd'hui : T^2.

Il était prédit que quelque chose serait fait dans six jours, c'est-à-dire le 17, pour la guérison de son corps[1], et effectivement un grand soulagement et une grande amélioration se sont produits, mais pas la guérison décisive comprise comme étant le sens de la promesse.

———

La preuve physique est faite que la vibration du Sahaituka Ananda peut être éternisée dans le corps, mais le moment n'est pas encore venu. Il est encore de nature matérielle vitale subtile avec un fort commencement de densité, il n'est pas encore l'Ananda matériel entièrement dense.

==

Mardi 18 janv.

Hier le mouvement représentatif + inspirant impératif, normal jusque-là (le reste venant en mouvements concentrés) a commencé à être définitivement remplacé, dans le sens de l'universel, par les formes interprétatrices + impératives interprétatrices-inspiratrices. C'est un progrès radical, mais le nouveau mouvement n'est pas encore entièrement gnostique –

———

La télépathie des conditions mentales générales et des formations et mouvements mentaux habituels continue de se développer.

———

Rechute apparente de l'Arogya. L'utthapana primaire a

---

1   "...in her body..." : de son corps "à elle".

entamé un puissant mouvement en avant ; l'utthapana secondaire est fortement entravée.

———

Ad

Développement de la Gnose dans le siddhi de la pensée[1] et dans ses instruments. T^2 continue de croître.

====

Mercredi 19 janv. [p. 1255]

Hier, forte tentative d'éliminer (finalement) les vestiges de l'intellect, de l'idéalité, de la supra-mentalité, et après avoir donné toute liberté au supra-mental et au supra-mental le plus haut, de passer par-delà, vers l'état le plus haut du mental supramentalisé, dans le supramental suprême, afin de préparer les formes les plus puissantes pour la T^2 et la gnose.

Puis a surgi une crise de questionnement et de renoncement à l'action personnelle (venant du Devasura mental), et une passivité totale dans laquelle une sorte d'action soi-disant gnostique ou semi-gnostique se poursuit, dans une forme impérative inspirée étroite et rigide et dans une forme moindre de force mentale impérative interprétative.

———

Le développement de la Gnose dans le siddhi de la pensée et ses instruments va continuer, la croissance de T^2 et T^3 également.

———

La crise se poursuit dans son corps [à elle] dans toute son intensité adverse. Les causes ne semblent pas personnelles, mais dues à une circonstance qui favorise des influences physiques et physiques vitales environnantes aveugles.

---

1 *Siddhi de la pensée* : la perfection de la pensée ; le siddhi de jnana.

Jeudi 20 janv.

La crise adverse continue avec une grande violence.

Dans ce corps il semble qu'il y ait une amélioration, mais pas encore définitive et décisive. Une certaine influence triomphante de l'Ishwara, déjà prédominante dans certaines directions, le contrôle de certaines fonctions etc., est en train d'étendre son activité aux restes de maladies fragmentaires.

———

Le développement du supramental suprême, de la gnose et de T^2 se poursuit, mais l'obstruction et la partialité des résultats continuent également.

———

Vendredi 21 janv.

Enfin le pouvoir semble agir sur le corps. Comme prédit, son corps [à elle] montre les premiers signes d'amélioration, bien qu'aucun résultat ne soit complet ou ne semble définitif. Mais enfin, l'obstruction noire n'a pas pu persévérer.

———

Ce matin, liberté de la gnose dans l'ensemble des mouvements du siddhi de la pensée et ses instruments, dans un développement rapide et presque instantané. C'est le premier mouvement libre et large de la méthode instantanée.

———

Les mouvements de tapas et de tapas-télépathie sont maintenant repris. Une relative T^2 mêlée de connaissance inefficace et de mouvements volontaires se met en place

═══

T^3 et T^2 doivent devenir parfaites comme l'est la pensée gnostique, dans un mouvement vertigineusement rapide. Cela se fera d'abord dans un champ d'opération limité, puis avec une certaine universalité, puis avec une autorité essentielle applicable partout.

———

Le siddhi physique progresse, mais il est encore trop obs-trué. L'intensité de l'ananda ahaituka augmente, plus durable, plus spontané. Il doit devenir parfait sans plus tarder.

———

Le complet rejet des résidus d'anciennes maladies ne sera pas immédiat, mais il viendra rapidement.

===

Ce soir, solutions aux difficultés, et progrès rapides en (1) Lipi, (2) Siddhi de la pensée, (3) T^3, (4) Drishya, (5) Samadhi, (6) Sahaituka Ananda.

===

Attaque sur la santé, mais il semble que le progrès continue.

Samedi 22 janvier

Le Sarvam-Anantam-Anandam-Brahman semble bien installé dans son universalité fondamentale (excepté un peu de *duhkha-bhoga* sur le plan vital et quelques mouvements d'inconfort physique), et il grandit en intensité. La conscience de Gnanam Brahma grandit, mais requiert le développement de T^3 et T^2 pour son jeu complet.

———

L'Ananda augmente (Sahaituka, surtout sparsha, mais aussi les autres anandas), T^3, T^2, Samadhi, etc.

———

Tout croît rapidement, mais tout est encore imparfait.

===

Dimanche 23 janv. [p. 1258]

Dans le corps, rapide augmentation et diffusion des Anandas Sahaituka, mental matériel et vital matériel. Jusqu'à présent [l'ananda] physique matériel n'est intense que dans les mains, sauf le Sparshananda direct, maintenant intense partout. Sa prolongation et sa diffusion ont commencé et seront bientôt bien installés.

=

T³ grandit rapidement dans la gnose. La fusion de T² dans la T³ semble avoir définitivement commencé, mais pas encore dans une gnose sans mélange.

———

Attaque sur le Karma. Forte entrave aux moyens matériels.

=

Les difficultés rencontrées en ce moment, difficultés d'obstruction essentiellement, disparaîtront aujourd'hui et demain.

———

Le corps ne s'est pas encore débarrassé entièrement de l'attaque de fatigue soudaine et des douleurs de fatigue d'hier. L'énergie est intacte, la fatigue et les douleurs peuvent être rejetées, mais elles reviennent dès que le corps se repose après avoir longtemps marché.

=

Contre toute apparence, la journée de demain marquera un immense pas dans l'Arogya-siddhi.

Aujourd'hui, les obstacles à l'Ananda et à la T³ télépathique disparaissent – pas entièrement mais de façon prédominante dans l'exercice.

===

La difficulté a semblé disparaître, mais une vague adverse a surgi et le mouvement a cessé.

———

Seule l'arogya s'est un peu amélioré, mais rien ne dit si ce mouvement est permanent ou pas. Les expériences anciennes et la perception présente vont contre l'idée de permanence. Un progrès graduel est la seule chose visible.

———

Violente réaction la nuit. Tout est jeté dans un doute qui prépare le retour en force d'un mouvement mi-intellectuel chaotique plein d'incertitude et de mensonge mélangés.

=

Lundi 24 janv.

Le mouvement adverse continue. Particulièrement en T^2 et T^3 dont l'accomplissement paraît étroit, plein d'erreur et d'incertitude. Il est improbable que la gnose se manifeste, excepté dans un mélange de mental et de supra-mental tout au plus mêlés de quelques véritables mouvements supramentaux.

———

Perception universelle du Sarvam Anantam Anandam Brahma-Purusha[1]. L'Ananda est complet dans tous les vishayas, particulièrement la vue, mais pas l'intensité de sa pleine présence. L'intensité est venue ensuite mais elle a diminué. La plénitude du calme Vishaya Ananda[2] et de l'universelle Saundarya n'est pas encore toujours absolue.

═══

Les difficultés n'ont pas toutes disparu. Quelques-unes perdent de leur force. L'ananda (sahaituka) progresse dans le corps.

T^3 progresse également. La précision télépathique, tapasique et gnostique voilée de la T^2 télépathique a augmenté et a été démontrée par quelques exemples. La déformation, mélange d'erreur et d'action mentale imitatrice ou restrictrice ou accompagnatrice et déformante, continue.

Puissante attaque sur le Karma, un certain temps. La perspective de soutien matériel semble complétement voilée et menacée.

═══

L'arogya dans ce corps semble progresser. Si le progrès réalisé s'avère permanent, on peut en parler comme d'un grand pas vers le siddhi.

---

1   *Sarvam anantam anandam brahma-purusha* : une union des aspects impersonnels et personnels de sarvam anantam anandam brahma.
2   *Vishayananda* : *ananda* dans les objets des sens (*vishayas*), une forme de *sharirananda* ou *ananda* physique dans laquelle « tous les sens et toutes les sensations s'emplissent [...] d'une joie divine, de la félicité du Brahman ».

Mardi. 25 janvier

Ce matin, après une lutte violente qui dure depuis quelques jours, la conviction de fausseté a commencé à perdre de sa force. La pensée dans les supramentalités[1] et dans le supra-mental, a commencé à s'organiser dans la gnose, comme l'avait déjà fait la pensée dans les formes et processus intuitifs. Tous ces mouvements n'existent plus dans leurs formes initiales et indépendantes, mais ont été repris et intégrés dans le supra-mental suprême et le supramental suprême[2]. L'impératif interprétatif le plus élevé agit comme une force intermédiaire, soulevant la première dans la seconde.

Dans ces formes particulières, la T^3 et la T^2 organisées sont finalement en préparation. Jusqu'à présent tout se passait dans les pouvoirs inférieurs.

==

Une grande profusion de drishya en jagrat bahirdarshi a commencé hier, mais chaotique. Aujourd'hui, dans cette liberté est induite une sorte d'organisation et de stabilité – encore imparfaite.

==

Progrès rapides en Ananda. Le sparshananda ahaituka s'étend ; grande continuité accompagnée d'intensité, autant pour ce dernier qu'en sahaituka, en particulier dans les mains. Les mouvements habituels d'inhibition perdent leur mainmise de fer.

———

Aujourd'hui et demain, début de perfection en T^2 gnostique. Ananda, Vishaya, Samadhi, Arogya.

---

1   *Supramentalité* : (vers 1927-28) : le premier plan au-dessus de l'idéalité la plus élevée, manifestement le début de ce qui a été appelé ensuite **le système surmental** ; ses niveaux sont parfois désignés sous le terme « les supramentalités ».
2   « *...into the supreme supramental and supreme supermind.* »

Mercredi 26 janv. [p. 1260]

De nouveau, forte attaque et grande confusion dans la matinée. Le chaos des mouvements mentaux tente de restaurer son règne sous le prétexte de transformer définitivement la supramentalité en gnose.

=

Un sparshananda sahaituka très intense a essayé de se généraliser après une première manifestation réussie ; les conditions étaient trop défavorables.

—

Changement dans la Darshana universelle : vision simultanée de Parameshwara-Parameshwari[1] en tout.

Quelques tentatives de T^2. Quelque progrès en Samadhi bien que l'incohérence continue en Swapna sushupta.

—

L'Arogya a de nouveau été rejetée. La fatigue physique reste sous-jacente et apparaît après une heure d'exercice physique, et même plus tôt. Pas de progrès le matin.

—

Drishya continue de se développer, mais sans une claire direction.

=

T^2 se développe, mais les intermédiaires et l'enfermement sont si obscurs et matériellement mentaux que même un succès continuel n'apporte aucune certitude.

=

Jeudi 27 janv.

Un grand renouveau aujourd'hui. Progrès d'une rapidité vertigineuse dans de nombreuses directions. L'offensive de

---

1   *Parameshwara-Parameshwari* : le Seigneur suprême (parameshwara) et la déesse suprême (parameshwari) en tant que Deux-en-Un.

l'obscurité, la résistance de l'inconscience universelle, le refus de l'inertie universelle, l'obstruction et le conservatisme de la négation matérielle commencent à faiblir, et même là où ils persistent et s'interposent, ne peuvent s'opposer au progrès. Les effets du passé peuvent encore continuer un certain temps, mais l'avenir ne leur appartient pas. Les quatre Pouvoirs de résistance apparaissent maintenant plus clairement, – le **Dragon**[1] des fondations inférieures qui garde intacte l'ancienne Loi jusqu'à ce que la volonté du Suprême soit manifestée, le **Sphinx** de l'éternelle question, la **Nuit** de l'éternelle négation, le **Roc** (Purusha de pierre, Shiva inerte) de l'inertie éternelle. Ils sont toujours présents, mais une première victoire a été gagnée.

———

L'essence de la pensée gnostique, libre, automatique, ample, encore imparfaitement organisée et complète, est finalement établie et agit même dans l'obscurité et le relâchement inerte de la conscience matérielle.

Le Don de soi est total ; des mouvements horizontaux de désir passent, mais ils sont facilement rejetés.

La Samata est totale sauf pour certains mouvements externes qui touchent les sensations physiques.

Shakti, Virya, Daivi-Prakriti font leur retour et s'approchent de la perfection.

La Sraddha est revenue, bien qu'elle ne soit pas encore assurée pour tout ce qui concerne l'efficacité finale de Tapas.

T^3, T^2 se développent beaucoup plus clairement et consciemment qu'auparavant.

T commence à se manifester.[2]

═══

Une organisation stable et une stabilité organisée se

---

1 Soulignés par nous. NdT.
2 T : le stade le plus élevé dans l'unification des éléments de T^3 et de T^2, représentant de toute évidence une identité complète de la connaissance et de la volonté.

préparent rapidement en Drishya, mais elles ne sont pas encore accomplies.

$$=$$

Une certaine perfection et un certain absolu sont établis dans les sept pouvoirs : samata, don de soi[1], virya, shakti, daivi prakriti, pensée (mais non la pensée T^3 ou T^2), la foi (dans le suprême et son action, mais pas dans la réalisation immédiate).

$$=$$

Vendredi 28 janv.

Grand progrès en utthapana primaire. L'attaque de la fatigue disparaît entièrement. Deux heures d'exercice sans autres effets sur le corps qu'une douleur dans les reins immédiatement dissoute. Tous les effets autres ont pu être rejetés à volonté. La jambe gauche devient presque aussi libre que la droite. Le dos et les lombes doivent encore être libérés entièrement, mais une certaine liberté relative existe bien.

$$=$$

Rapide augmentation du contrôle de certaines fonctions corporelles.

$$=$$

Cette journée semble être plutôt une préparation qu'un accomplissement.

———

Développement des pouvoirs de la pensée gnostiques.

Samedi 29 janv.

L'opposition des Quatre Pouvoirs de la Matière s'amplifie ; mais le processus a nécessairement ralenti leur action qui a souvent tendance à être ébranlée puis à se calmer.

———

Malgré tout T^3 et T^2 se combinent souvent et deviennent plus

---

1   « *Surrender* ».

fréquentes et précises. Le doute a disparu, même si le mouvement d'imitation de l'Ignorance entretient une grande confusion et incertitude.

———

La T gnostique apparaît plus clairement, mais elle est tellement enveloppée de l'obscurité de l'Inconscience qui cherche à être, ou à avoir, la connaissance, qu'il est impossible de la distinguer clairement de sa contrefaçon, si ce n'est par le résultat, et parfois, par une certitude automatique indubitable.

Mais lorsqu'elle agit, sa nature omnisciente et omnipotente est évidente.

═══

Drishya est stabilisé en tous ses aspects excepté la stabilité spontanée et complète, qui ne vaut que pour les formes sommaires.

═══

L'ananda s'étend mais il n'est pas encore organisé ni généralisé dans la réponse du corps.

———

L'action sur la santé dans les deux corps[1] est plus évidente mais pas encore entièrement concluante.

Dimanche 30 janv. [p. 1263]

Encore une journée de préparation et d'arrêt apparent, plutôt que de progression.

═══

Une telle progression a eu lieu en Darshana, Drishya, dans la confirmation de T^3 et T^2. La pensée etc., est retenue pour le moment.

———

———

1　« *In both bodies...* » Il semble que ce soit le corps de Sri Aurobindo et celui de la Mère (voir l'entrée du 12 janvier 1927). NdT.

La vani est restée longtemps silencieuse. Aujourd'hui elle tente d'émerger.

=

Aujourd'hui, en soirée, le siddhi de la Pensée et la T gnostique vont surmonter l'obstacle.

La victoire finale en Arogya se prépare indéniablement. Elle sera parfaite dans quelques jours.

Puis l'Ananda de l'Arogya.

Entre-temps utthapana et saundarya se préparent.

Les trois chathusthayas seront bientôt libres de ce qu'il reste de leurs chaines.

=

Le siddhi de la pensée à son plus haut niveau a repris ce soir. La T gnostique s'est manifestée, mais son extension et son organisation ne sont pas encore possibles.

=

Lundi 31 janv.

Journée de rechute et de résistance.

=

Mardi 1er fév. [p. 1264]

Le siddhi commence à se rétablir. Un grand pas en Darshana (Aditi[1] soutenant Parameshwara-Parameshwari dans tous les êtres vivants, et moins nettement dans tous les objets). La darshana n'est pas encore entièrement universalisée, mais elle s'étend.

——

L'utthapana primaire, opprimée ces deux derniers jours, reprend son progrès. Raideur et douleurs musculaires peuvent encore se faire sentir bien qu'elles puissent être rejetées par

---

1   *Aditi* : la déesse védique de l'être infini, la mère des dieux ; l'adya-shakti, la conscience indivisible (chit), la force (tapas), et la félicité (ananda) du Suprême. Voir plus loin le second diagramme de Janvier 1927 (page 1350 du Record).

le mouvement de connaissance-volonté. C'est lorsque cesse l'exercice qu'elles sont plus fortes, mais elles ne durent pas. Le souvenir latent persiste cependant et les fait réapparaître aux moments, ou dans les circonstances, où elles apparaissent habituellement.

———

Drishya progresse. Les formes sommaires sont entièrement stables, mais d'autres formes ont une longue stabilité sous certaines conditions, initialement ou avec une assistance.

———

T^2 (T^2T^3) progresse, mais ne peut se dégager de l'incertitude.

———

Violemment interrompu ces deux derniers jours, le contrôle des fonctions est revenu.

===

7 – 22 AVRIL 1927[1]

7 avril 1927. Jeudi. [p. 1265]

La soumission doit être entière au Pouvoir de transformation et au processus de transformation. Aussi fastidieux que cela puisse paraître, chaque pas, chaque recul est inévitable ; dans l'économie des méthodes suprêmes, rien n'est fait sans sagesse ou vainement.

Il y a un moyen sûr de distinguer la vérité du mensonge. Faire silence et s'en remettre à la Lumière de la gnose.

La vérité présentée peut ne pas être toute la vérité, mais c'est celle qui est nécessaire et effective à ce moment-là.

═══

D'abord une passivité totale, une soumission[2] passive.

Puis une équanimité totale, une absolue samata.

Une force absolue et harmonisée de nature divine.

Une foi totale dans le Suprême et son Pouvoir divin, dans le processus et le résultat du processus. Ce sont les quatre conditions du changement rapide et décisif.

═══════

---

1   **7–22 avril 1927**. Pendant cette période, Sri Aurobindo a employé un bloc de papier à lettres qu'il avait utilisé pour les deux sections précédentes de son *Journal*. Entre la note du 1er février et celle du 7 avril, il a laissé plusieurs pages blanches et écrit deux brouillons d'un essai, quelques scripts et un poème en français. Il n'a écrit aucune note, ou elles n'ont pas survécu, entre avril et octobre 1927. Notes sur les textes, *Record* p. 1500.

2   « *Surrender* ».

8 avril. Vendredi

Les conditions sont remplies à un degré suffisant. Les pas suivants qui les rendront parfaites sont maintenant possibles.

Premièrement, la T^2 décisive, la T^3 précise, la pensée parfaite dans la gnose, ou du moins dans la gnose supra-mentale – c-à-d les trois degrés, intuition, supramental et supramental gnostique – mais pas encore le quatrième ou suprême degré de la gnose divine.

Deuxièmement, la conscience gnostique dans tout le corps et toute l'atmosphère environnante.

Troisièmement, le Pouvoir gnostique dans le corps pour la transformation du corps.

9 avril. Samedi

La passivité est maintenant pratiquement complète ; la soumission dans la conscience physique l'est un peu moins, mais elle est pourtant presque complète.

L'équanimité devient de plus en plus complète et automatique, mais elle est encore imparfaite.

La foi est limitée et pauvre.

La force est là, mais ni harmonisée ni complète.

[*Trois pages d'autres notes, probablement écrites plus tôt, interviennent ici.* NdÉ]

9 avril.

La première gradation de la Gnose, à savoir l'intuitivité, est maintenant solidement organisée dans une activité universelle et automatique.

Elle est encore mélangée à du matériau mental, donc imparfaite et d'une étendue limitée, peu sûre dans la T^2 décisive ; mais elle est présente.

Elle doit être perfectionnée. Les autres seront préparées pendant ce temps.

======

T^3 exacte et pensée parfaite dans l'intuition. Elles sont prêtes à devenir parfaites. Perfectionnez-les.

Les fondations de T^2 décisive sont prêtes dans l'intuition. Posez-les.

Persévérez dans l'élimination de la maladie sans découragement devant la résistance, jusqu'à ce qu'elle disparaisse pour toujours.

Ces trois mouvements sont maintenant possibles.

======

10 avril

L'équanimité est presque totale.

La foi a beaucoup augmenté mais sans être absolue.

La force est harmonisée et complète d'une certaine façon, mais dans une forme encore médiocre.

———

Les formes de la gnose sont dans les derniers stades de préparation. Les trois choses demandées hier sont en cours de réalisation mais rien n'est décisif jusqu'à présent. La pensée de vérité devient cependant facile et automatique.

Laissons T^3 croître promptement.

———

L'Ananda externe commence à devenir automatique. Stabilisez-le.

===

12 avril

L'équanimité est encore plus complète.

La foi est plus régulière, plus complète mais toujours pas absolue, en attente de la connaissance.

La force est confirmée, mais vague et sans forme.
La passivité est complète.

———

T^3 a commencé à être automatique ; mais elle est encore imparfaite.

═══

Les trois choses demandées sont encore à un stade très initial.

═══

13 avril

Après une courte attaque brièvement victorieuse, passivité, foi et force sont établies plus fermement et plus complètement.

———

La pensée est presque parfaite dans l'intuition, et dans les autres formes pour autant qu'elles puissent être soutenues par l'étroite base intuitive.

T^3 croît rapidement et tend vers un large développement, T^2 commence à développer une précision limitée mais automatique.

═══

L'Ananda externe et automatique a commencé à s'installer. Je dois seulement m'en souvenir.

═══

Le 14 avril.

Seuls quelques mouvements mécaniques opposés à la passivité, à l'équanimité et à la foi se produisent encore ; ils sont habituellement légers et sans substance.

La force n'est toujours pas continue, sauf dans les anciennes formes inférieures.

Le Pouvoir qui guide est encore partiel ; excepté à certains moments, il semble que tout se fasse par le mécanisme des forces, avec seulement l'intervention des petites divinités physiques et des voix physiques.

————

Le développement supramental et l'organisation du jagrat et du swapna samadhi tente de commencer au plus tôt.

Tous les instruments de la pensée sont repris dans le mouvement. La lipi et la connaissance par identité sont très développés.

L'ananda externe automatique[1] commence à organiser sa première stabilité.

====

Le 15 avril [p. 1268]

Journée très entravée.

Finalement, la force semble plus solidement fondée.

————

L'Ananda physique interne commence à s'établir.

Signes que drishya (avec les yeux ouverts) est sur le point de se stabiliser dans les formes jusqu'à présent fugitives. Cette stabilité augmente dans les autres formes.

L'organisation du samadhi est en cours, mais encore initiale et peu claire.

Vishaya a commencé la nuit dernière mais ne progresse pas jusqu'à présent.

==

Ce soir. Première fondation du troisième chatusthaya complet.

La fondation du quatrième chatusthaya (la moitié) doit être complète.

Le reste doit être préparé en son principe.

≡

Note – Cette dernière prédiction (ou ordre) ne semble pas

————————

1   « *Automatic external ananda…* »

s'être réalisée, même en partie, les conditions étaient voilées, inopérantes et obscures.

Le 16 avril.

Le progrès a eu lieu principalement dans l'Ananda physique externe. Mais tard dans l'après-midi, la pensée gnostique et T^3 qui avaient presque disparu hier, ont repris. La force semble bien implantée, mais toute la journée l'attaque sur la foi et la samata a été violente et pesante.

———

Le 17 avril

Samadhi : pour la première fois, début d'organisation de la pensée, de trikaldrishti, de la lipi, des événements et de drishya jusqu'au swapna sushupta.

Purification plus poussée de la pensée, de T^3 et du contrôle incluant la Vani. Harmonisation de shakti, soumission[1] et samata. Une harmonie de ces éléments avec la connaissance gnostique est en préparation.

Vishaya. Vision d'oiseaux stable et persistante (formes petites, sombres, jivanta [*vivantes*] sur l'horizon). Ce siddhi est libre pour la première fois.

Le 18 avril

Tous les mouvements sont ramenés à la gnose, et d'abord les mouvements qui étaient intellectuels.

Remarquable mouvement de la T^3 tapasique.

Samadhi et Drishya continuent de se développer.

Le reste se maintient mais ne progresse pas.

══

Passivité, soumission, foi, force, se perfectionnent constamment, en harmonie les unes avec les autres.

---

1   « *Surrender* »

===

Le troisième chatusthaya doit être rapidement complété et perfectionné, et le sera.

Le quatrième doit être finalement entrepris avant la fin du mois.

Les cinquième, sixième et septième progresseront avec l'avancée des troisième et quatrième chatusthayas.

===

Du 19 au 21 avril

Trois jours fortement obstrués.

Fondation parfaite de sukham et de hasyam[1], en même temps que le calme et la samata.

Fondation solide du virya et de shakti, en même temps que daivi prakriti et sraddha.

Ces deux fondations semblent dorénavant être des siddhis complets. Elles sont mises à l'épreuve mais résistent aux attaques. Seul le deha-shakti [*le pouvoir du corps*] est parfois gravement vaincu, mais en raison de l'insuffisance de l'utthapana, et cela tient moins du second chatusthaya que du quatrième.

22 avril

Première expérience d'intuition gnostique[2] complète et de la raison supramentale[3], avec une observation supramentale et une capacité de recevoir le supramental dans la nature physique.

---

1 *Sukham* : bonheur, « non seulement libre du chagrin et de la souffrance, mais un état positif de bonheur dans le système tout entier ». *Hasyam* : « La joie et le rire clairs de l'âme qui embrasse la vie et l'existence ».
2 *Intuition gnostique* : (en avril 1927) l'intuition qui est le premier degré de la gnose supramentale, correspondant probablement au surmental intuitif plus tardif.
3 *Raison supramentale* : expression utilisée en avril 1927 pour certaines parties de ce qui s'est appelé plus tard dans l'année « le système surmental » ; elle semble inclure des degrés jusqu'au supramental (supermind) suprême différents de ceux de l'intuition gnostique et est peut-être liée au logos surmental dans le diagramme des environs de 1931 (*Record*, p. 1360).

L'intuition et la raison supramentales (tous les échelons, excepté le supramental suprême[1]) sont en train d'être fondées sans interruption dans un premier mouvement intégral.

Le supramental suprême a également commencé sa fondation intégrale.

====

Tout cela se produit principalement dans la pensée. T[3] a cependant commencé à être incluse dans le mouvement.

====

---

1   *Supramental suprême* (supreme supermind) : (en 1927, avant le 29 octobre) le plan le plus élevé en-dessous de la gnose, dans la série de plans au-dessus de l'idéalité, qui correspond au surmental dans la terminologie plus tardive du système surmental.

24 – 31 OCTOBRE 1927[1]

24 octobre. 1927 [p. 1271]

Une journée de grands progrès rapides. Les formes supramentales suprêmes ont commencé à être normalisées et reprises

---

1 **24–31 octobre 1927**. Pendant cette période de huit jours, Sri Aurobindo a tenu
son *Journal* sur deux feuilles volantes. Une autre feuille, découverte en même temps,
contenait un passage de script publié dans la quatrième partie. Il semblerait que Sri
Aurobindo ait déchiré ces trois feuilles et les ait jetées. Elles ont été sauvées de la
destruction par A.B. Purani, l'un des premiers disciples, qui a expliqué comment,
dans la note qu'il a écrite dans les années 50 ou 60 reproduite ci-après :
« Ces quelques pages du Journal de la Sadhana de Sri Aurobindo devaient être
brûlées. La façon dont elles ont été sauvées est la suivante :
Préparer de l'eau chaude pour le bain de Mère très tôt le matin faisait partie
du travail dont je m'étais chargé depuis 1926. Je vivais dans la « guest house » à
l'époque et avais l'habitude de me rendre le matin dans le bâtiment principal, entre
2h30 et 3h. Pour ne pas réveiller les occupants de la maison, j'avais une clé de l'une
des portes. L'eau devait être prête pour 4h, souvent elle devait l'être à 3h30 (cela a
continué ainsi jusqu'au 23 novembre 1938, jour où Sri Aurobindo eut son accident).
La salle de la chaudière est bien connue – c'est maintenant la salle où l'on brûle
encore l'encens et où l'on distribue les fleurs quand il pleut. Le combustible employé
était du bois ordinaire, avec des copeaux de bois venant du département de menuiserie
et de vieux papiers. Les copeaux de bois contenaient souvent des morceaux de bois
de tek & nombre d'autres petits morceaux d'une certaine valeur. J'avais coutume
de les conserver et de les utiliser pour fabriquer des cadres d'horloge, de photo,
des appliques d'angle… Quand cette habitude fut portée à l'attention de Mère, elle
approuva cette récupération de déchets & ajouta qu'il y avait des hommes en France
– à Paris – les chiffonniers, devenus riches rien qu'en utilisant l'énorme quantité de
papiers et de chiffons jetés dans les grandes villes. Mais les papiers, je les brûlais
toujours. Le dieu du Feu dut devenir subitement actif, car un jour je fus attiré par
une corbeille à moitié pleine de petits morceaux déchirés et y jetai un regard, à tout
hasard. A ma surprise et mon horreur, je reconnus l'écriture de Sri Aurobindo. Je les
mis de côté et les examinai plus tard à la lumière du jour. J'essayai des jours durant
de mettre en ordre à grand-peine – comme un puzzle – deux ou trois pages lisibles.
Ces pages étaient datées et manifestement des notes prises par Sri Aurobindo sur
sa propre sadhana. »
On ignore si d'autres pages du *Journal* de cette période, ou d'autres périodes, ont été
ainsi détruites. Notes sur les textes, Record, pp. 1500-2.

par la gnose. T^2 est en progrès, mais un progrès encore entravé. T^3 est maintenant normale. Les télépathies deviennent automatiques mais elles ont encore besoin pour leurs manifestations d'une légère *sanyama*. L'ananda (*sharira*) progresse rapidement. Le samadhi a fait quelques pas.

═══

Aujourd'hui le supramental suprême gnosticisé[1], même sous ses formes les plus hautes, deviendra normal. (1)

Les progrès promis commenceront à se réaliser dans toutes les vishayas. (2)

Le Samadhi va rompre ses barrières. (3)

L'ananda ahaituka dans le corps sera définitivement fondé. (4)

═══

(1) Accompli dans une certaine mesure[2]. Mais la gnose et la normalité sont loin d'être complètes, elles n'en sont plutôt, sur ce plan, qu'à leurs débuts.

(2) Un maigre accomplissement ; à peine un début de progrès dans chaque vishaya – lorsqu'il se maintient – mais jusqu'à présent le développement des vishayas a toujours été abandonné après un bref mouvement.

---

1 *Supramental suprême gnosticisé* : équivalent de la gnose supramentale suprême ou, plus tard, du surmental supramentalisé. Dans le vol. 18 de décembre 1994 de *Archives and Research*, les éditeurs écrivent à ce sujet : « Le terme « surmental » apparaît pour la première fois dans la note du 29 octobre 1927. Il semble prendre la place du « supramental suprême », terme utilisé en janvier pour le plan en-dessous de la « gnose », et que l'on retrouve encore le 24 octobre dans cette acception. Avec le glissement terminologique qui a suivi, le « surmental gnosticisé » du 31 octobre correspond peut-être au « supramental suprême gnosticisé » du 24. Même après le 29 octobre, cependant, il reste une distinction inexpliquée entre « supramental » (supermind) et « gnose ». Cette dernière, comme semble le suggérer la note du 31, est encore plus haute que le « supramental » (supermind) ».
NB : plus tard, la correspondance entre « supramental » et « gnose » est explicite, par ex. au chapitre XXVIII de La *Vie Divine* (édition française de l'Ashram, 2005, p. 1071) « *...une Intelligence suprême, totalement consciente d'elle-même et de tout, c'est à cela que nous avons donné le nom de Supramental ou Gnose* ». NdT.
2 L'accomplissement des prédictions a été écrit plus tard avec une encre différente. Les chiffres qui suivent les éléments du programme ont été ajoutés lorsque leurs réalisations ont été notées. NdÉ.

(3) Accompli, mais pas totalement. L'obstruction est toujours présente.

(4) Incertain ; il semble avoir commencé, mais il n'est pas certain qu'il soit définitivement fondé.

––––

25 octobre 1927

Un certain recul dans le mouvement entravé semi-mental aujourd'hui, alors que le progrès continue. Cependant les mouvements, ou plutôt les contacts d'asamata etc., de l'extérieur – ce qui s'oppose aux deux premiers chatusthayas – n'étaient pas seulement mécaniques, et bien qu'ils aient pénétré, n'ont pas pu s'emparer de la conscience dans le corps ni même de l'atmosphère consciente environnante ; peu nombreux, ils ont été immédiatement, ou presque, rejetés au dehors.

L'intensité de l'Ananda physique sahaituka augmente rapidement dans tous les Anandas, y compris le raudrananda.

Rupa s'engage enfin vers la stabilité prolongée de formes parfaites et d'origine réelles, et non plus seulement sommaires, denses ou développées.

Un mouvement tente de reprendre l'évolution de l'utthapana primaire, à savoir l'abolition de la fatigue et de ses symptômes.

Maintenant la prédiction n'est plus donnée seulement par le script et la lipi, mais aussi par la pensée verbale et la vani.

====

Le 27 oct.

Le mouvement semi-mental a augmenté, la sadhana a rechuté de la rapidité acquise vers des éléments anciens encore imparfaitement transfigurés. La rechute a duré deux jours sans être aussi forte qu'auparavant et n'a pas provoqué de réactions. Elle a, de plus, clairement préparé les plus importants mouvements de transition arrivés à un tournant capital aujourd'hui 27 octobre.

29 oct. 1927

Journée de relâche, rejet des éléments périmés et préparation pour la descente de la gnose dans le système surmental[1].

Ces quatre jours sont réservés pour la transition vers la
gnose. Après quoi le système tout entier sera perfectionné et
mis en application avant l'ascension au plan supramental.

═══

30 oct.

Aujourd'hui la transition de T^3 à T^2 est devenue décisive, et
avec elle est venue la perception de l'Ishwara dans la conscience
corporelle. L'attitude passive du mouvement de T^3 dans laquelle
la nature est le jouet des pouvoirs du Surmental est définitivement abandonnée, et l'attitude active-passive du mouvement de
T^2 a commencé à la remplacer, attitude dans laquelle l'Ishwara
détermine et les Pouvoirs peuvent résister un moment, voire
modifier temporairement ce qu'Il a déterminé, mais doivent
maintenant ou à la fin, aider à accomplir Sa volonté. Pour le
moment le mouvement gnostique est imparfait et les pouvoirs
du Surmental encore assez puissants pour décider des résultats
selon leurs choix, pour autant qu'ils soient soutenus par une
sanction supramentale en arrière. Tous sont des pouvoirs de
l'Ishwara, mais le jeu de désaccord et d'opposition ou d'ému-
lation mutuelle se poursuit. T^3 est entièrement supramentale
ou gnostique, T^2 n'a que partiellement atteint le même siddhi
[*accomplissement*].

───

---

1 *Système surmental* : expression utilisée le 29 octobre 1927 (date à laquelle le
terme « surmental » apparaît pour la première fois) pour désigner ce qui avait, plus
tôt dans l'année, consisté en une série de plans, divisibles en quatre groupes, s'élevant de la supramentalité au supramental gnostique (gnostic supermind). En 1933,
Sri Aurobindo écrit que le surmental « peut, pour des raisons de commodité, être
divisé en quatre plans », qu'il a appelés « surmental mental, surmental intuitif ou
intuition surmentale vraie, et surmental supramental ou gnose surmentale », mais
« qu'il existe de nombreuses couches dans chacun de ces plans et que chacune peut
être considérée comme un plan en soi ».

31 oct. 1927

Aujourd'hui T^2 (anishwara)[1] a pris le caractère supramental et gnostique. Non que tous les mouvements aient entièrement éliminé l'élément mental, mais tous sont supramentaux ou supramentalisés, voire même (maintenant dans une certaine mesure) surmentaux gnostiques. La T^2 infaillible commence à se manifester plus librement.

La conscience de l'Ishwara grandit à la fois en-dessous et au-dessus, et la T^2 ishwarique[2] commence.

Le Supramental grandit dans les mouvements supramentalisés, et la gnose dans les mouvements supramentaux.

L'Ananda s'empare de l'être et devient automatique, nécessitant seulement un souvenir ou une petite attention pour agir immédiatement. La vue, l'ouïe, l'odorat, le goût, le toucher sont maintenant tous anandamaya ; de même, tout ce qui est vu, entendu, senti commence à être ressenti comme empli d'ananda, et même constitué d'Ananda. L'Ananda sahaituka en tout (sauf les événements) est désormais automatique. L'Ananda ahaituka dans le corps donne des signes indiquant qu'il parvient au même état, mais sans l'avoir complètement atteint. C'est le seul siddhi physique qui promet d'être bientôt complet, car l'arogya est encore entravé par d'infimes et opiniâtres fragments de maladie.

––––

1   *Aniswhara* : T^2 qui n'exprime pas encore l'omniscience et l'omnipotence de l'Ishwara.
2   (*Ishwara T^2*) T^2 ishwarique : T^2 exprimant l'omniscience et l'omnipotence de l'Ishwara.

Quatrième partie[1]

Ecrits de Sri Aurobindo
en relation directe avec
le *Journal du Yoga*

(vers 1910 – 1931)

1   Cette partie contient des écrits de la main même de Sri Aurobindo que l'on peut considérer comme des éléments du Journal du Yoga, mais qui n'ont pas été inclus dans les parties une à trois parce non datés ou, s'ils le sont, ne concernent pas la sadhana quotidienne de Sri Aurobindo. On y trouve représentés divers types d'écrits : de brèves notes du Journal non datées, des scripts, des divinations, des lipis et des notes sur une vaste gamme de sujets liés à la sadhana. Ils sont organisés autant que possible par ordre chronologique, des groupes de scripts étant placés ensemble dans plusieurs séries chronologiques. Notes sur les textes, *Record*, p. 1502.

JOURNAL SANS DATE ET NOTES NON DATÉES EN RELATION AVEC LE JOURNAL[1]

Vers 1910 – 1914

(1)

[p. 1277]

[.....][2] dans la position Σ

VM & éclair de sattwa –

1) Bidhu   ⎫
                  ⎬ présent
2) Susthir   ⎭

3) Bhadrakali[3] – avenir

---

1   Journal non daté et notes non datées en relation avec le Journal, vers 1910-
1914. Sri Aurobindo a écrit ces quatorze articles dans divers carnets au début de son
séjour à Pondichéry – entre 1910 et 1914.
(**1**) Sri Aurobindo a pris ces notes non datées vers 1910 sur un carnet contenant des
traductions et autres textes écrits quelques années auparavant à Baroda et à Calcutta.
(**2**) Sri Aurobindo a écrit ces notes sur un cahier utilisé à Baroda pour divers articles
littéraires et à Pondichéry pour des notes philologiques. Elles commencent par une
référence à sa recherche philologique sous le titre « Bhasha » (langue). Il a mené la
plus grande partie de sa recherche philologique vers 1911-12. Ces notes-ci peuvent
être assignées à cette période. Qui plus est, elles ressemblent aux notes du Journal
de janvier-février 1911. Les notes et articles sont rangés par catégories, et ont un
titre commun : « prophétie ». Ce terme, utilisé plusieurs fois en janvier-février
1911 pour ce que Sri Aurobindo appelle normalement « trikaldrishti », n'apparaît
plus que de loin en loin en 1912 puis disparaît complètement du Journal. (**3-13**)
Sri Aurobindo a écrit ces onze notes (sauf une) sur des pages éparses d'un cahier
utilisé à Pondichéry (et peut-être aussi, plus tôt, au Bengale) pour divers usages,
notamment la pièce *Eric*, des notes sur la philologie ainsi que d'autres sujets. Elles
datent des premières années passées à Pondichéry – soit de 1910 à 1912. Certaines
d'entre elles peuvent même avoir été écrites peu avant. (**14**) Sri Aurobindo a écrit
ces « Notes psychologiques » (le titre est de lui) dans un cahier d'exercices comme
ceux qu'il utilisait pour son Journal entre 1913 et 1914. Ce cahier contient aussi un
brouillon de la dernière version de *La Vie Divine*. Ce commentaire date peut-être de
1914, et les notes psychologiques semblent dater de la même période. Notes sur les
textes, *Record*, p. 1502.
2   Mots illisibles. NdÉ.
3   *Bhadrakali* : nom d'une déesse, une forme de Durga (voir Durga-Kali).

4) Table à Baroda – passé
5) Namadrishti[1] – lettre de M. (Motilal Roy ?)
6) Étoiles dans le ciel psychique – paralokadrishti[2].
7) Un gamin agitant un drapeau – ihalokadrishti[3].

(2)

Bhasha. – 1. L'intuition continue de travailler, imparfaitement.

2. L'inspiration s'est développée quant à la relation du Tamil avec l'ancien sanskrit, montrant les significations perdues, les anciennes racines, des dérivations impossibles à découvrir autrement.

3. L'inspiration suprême est toujours inopérante.

Pensée. Tranquille et plus sujette à l'obstruction, mais elle n'est pas parfaitement satisfaisante, susceptible d'être supplantée ; souvent elle ne travaille qu'avec la perception, sa force motrice est insuffisante, elle manque donc de force de conviction.

Vision.

En samadhi, les lingas [*formes subtiles*] des différents corps, – toutes sauf les formes jyotik[4] et varnaghana [*denses-colorées*].

---

1 *Namadrishti* : vision subtile (sukshma drishti) de nama ou de noms (c'est-à-dire de mots écrits ou imprimés) – par opposition à la vision de formes ou rupas, expression que Sri Aurobindo utilisait en 1909 pour ce qu'il a appelé par la suite lipi.
2 *Paralokadrishti* : vision d'autres mondes, où les expériences sont organisées « sur un plan différent, selon une loi d'action et un processus différents, et dans une substance qui appartient à la Nature supraphysique », une forme de la lokadrishti.
3 *Ihalokadrishti* : vision de ce monde-ci par des moyens autres que nos cinq sens, une forme de lokadrishti ; elle comprend la connaissance, par perception directe ou à travers des images symboliques, de « choses cachées à la réceptivité limitée ou qui sont au-delà de la portée des organes physiques, de formes, scènes et circonstances éloignées, de choses qui n'existent plus physiquement, ou qui n'existent pas encore dans le monde physique ».
4 *Jyotika* : identique à jyotirmaya, lumineux ; plein de la lumière de vijnana ; (rupa ou lipi) composées de jyoti(h).

Le jagrat[1] est essentiellement inopérant, excepté dans les manifestations momentanées d'un pranamaya purusha[2], angushthamatra [*de la taille d'un pouce*], du sukshma ; remplissant la prophétie pour la journée.

Prophétie – Comme ci-dessus. Le mental traite du passé au moyen de la perception, non de la révélation. Nécessairement donc, pas de preuves.

Doute – Seulement en ce qui concerne l'anna [*le physique, le corps*], et à propos de détails de cas particuliers.

Le Corps – Visrishti [*élimination*] des deux sortes, inhabituellement abondante. Faiblesse dans l'annam et fatigue rapide.

Asus [*souffle de vie, energie, force*] – Travaillant absolument dans le corps, avec plus de force qu'avant dans la buddhi [*la raison*] et le prana. La krodh [*colère*] sattwique dans la chitta se manifeste sans les taches rajasiques d'un prana insatisfait. Prema [*Amour*]. Bhogasamarthyam[3] augmente, mais reste insuffisante.

Aishwaryam etc. La Volonté a commencé à agir directement depuis le sahasradal [*chakra du sommet*] avec rapidité, et de façon invariable, mais sans effet instantané. Les vyaptis impératives rencontrent encore une résistance.

Sentiment d'un manque général de force. La vieille humanité est très forte dans l'annam et, à travers l'annam fait obstruction, sans être pour autant dominante dans le système.

---

1 *Jagrat* : l'état où l'on est éveillé intérieurement et en possession de soi dans des états de samadhi où la conscience est retirée de la surface.
2 *Pranamaya purusha* : « l'être vital conscient » le purusha « qui est l'âme de la vie, qui s'identifie à un grand mouvement de devenir dans le Temps, qui déploie le corps comme une forme ou une image sensorielle fondamentale et le mental comme une activité consciente de l'expérience de la vie » ; il « est capable de voir plus loin que la durée et les limites du corps physique, de sentir une éternité de vie derrière et devant lui, de sentir son identité avec l'être de la Vie universelle, mais il ne regarde pas au-delà d'un devenir vital constant dans le Temps ».
3 *Bhogasamarthya* : « la capacité de prendre tous les plaisirs du monde sans désir mais aussi sans épuisement ni satiété », un élément de la pranashakti, la force de vie.

(3)

Formules sanskrites – second Chatusthaya

वीर्यं - अभयं, साहसं, यशोलिप्सात्मश्लाघा क्षत्रियस्य, दानं व्ययशीलता कौशलं भोगलिप्सा वैश्यस्य, ज्ञानप्रकाशो ज्ञानलिप्सा ब्रह्मवर्चस्यं स्थैर्यं ब्राह्मणस्य, प्रेम कामो दास्यलिप्सात्मसमर्पणं शूद्रस्य, सर्वेषां तेजो बलं प्रवृत्तिर्महत्त्वमिति वीर्यं ।

शक्तिः - देहस्य महत्त्वबोधो बलश्लाघा लघुत्वं धारणसामर्थ्यञ्च, प्राणस्य पूर्णता प्रसन्नता समता भोगसामर्थ्यञ्च, चित्तस्य स्निग्धता तेजःश्लाघा कल्या-णश्रद्धा, प्रेमसामर्थ्यञ्च, बुद्धेर्विशुद्धता (प्रकाशो) विचित्रबोधः सर्वज्ञानकार्य सामर्थ्यञ्च, सर्वेषां तु क्षिप्रता स्थैर्यमदीनता चेश्वरभाव इति शक्तिः ।

चण्डीभावः - शौर्यमुग्रता युष्ट्यलिप्साट्टहास्यं दया (चेश्वर)भावश्च सर्व सामर्थ्यमिति चण्डीभावस्य सप्तकं ।

श्रद्धा तु निहितसंशयाप्रतिहता निष्ठा भगवति च स्वशक्त्याञ्च ।

(4)

Formules sanskrites – Devibheva

महालक्ष्मीभावः - सौन्दर्यदृष्टिः लालित्वं कल्याणलिप्सा प्रेमहास्यं दया चेश्व-रभावः सर्वकर्मसामर्थ्य

महेश्वरीभावः - सत्यदृष्टिः ऋजुतामहिमा बृहल्लिप्सा ज्ञानहास्यं दया चेश्वर-भावः सर्वकर्मसामर्थ्य

महासरस्वतीभावः - कर्मपाटवं विद्या उद्योगलिप्सा सुखहास्यं दया चेश्वर-भावः सर्वकर्मसामर्थ्य

(5)

Formules sanskrites – Dasya

गुरुशिष्यभावः
अधमः - दासभावात्मकः
मध्यमः - सख्यभावात्मकः
उत्तमः - मधुरभावात्मकः

दास्यभावः
अधमः किङ्कभावात्मकः
मध्यमः सख्यभावात्मकः
उत्तमः मधुरबद्धभावात्मकः

सख्यभावः
अधमः गुरुशिष्यभावात्मकः
मध्यमः सहचरभावात्मकः
उत्तमः मधुरबद्धभावात्मकः

वात्सल्यभावः
अधमः पाल्यपालकभावात्मकः
मध्यमः स्नेहभावात्मकः
उत्तमः मधुरभावात्मकः

मधुरभावः
अधमः स्त्रीपुरुषभावात्मकः
मध्यमः स्वैरभावात्मकः
उत्तमः दासभावात्मकः

(6)
Formules sanskrite – Troisième Chatusthaya

त्रिकालदृष्टिः - प्राकाम्यं व्याप्तिः साक्षाद्ज्ञानं प्रेरणा सहजदृष्टिर्विवेकः शकुनिदृष्टिर्ज्योतिषदृष्टिः सामुद्रिकदृष्टिः सूक्ष्मदृष्टिर्विज्ञानदृष्टिर्दिव्यदृष्टिश्चित्रदृष्टिः स्थापत्यदृष्टी रूपदृष्टिरिति त्रिकालदर्शनस्य विविधा उपायाः । ते तु द्विविधविषया यथा परकालविषया इहकालविषयाश्च । तस्मिन्नपि द्विविधविषये शब्ददृष्टिः स्पर्शदृष्टिर्देहदृष्टी रसदृष्टिर्गन्ध दृष्टिरिति भागाः देहक्रियाविषयाः चिन्तादृष्टिश्च भावदृष्टिः बोधदृष्टिश्चान्तःकरणसंश्लिष्टाः । अन्या अपि सन्त्यप्रकाशिताः ।

सर्वज्ञानं - सर्वेविषये अप्रतिहतो ज्ञानप्रकाश इति सर्वज्ञानं तस्मिंश्च साक्षाद्ज्ञानं प्रेरणा सहजदृष्टिर्विवेकश्च प्रमुखाः बोधः स्मृतिः विचारो वितर्कः साक्षाद्ज्ञाने बोधः सर्वविधः अप्रतिहतः, प्रेरणायां वाक् च स्मृतिश्च सहजदृष्ट्यां वितर्कोऽप्रतिहतोऽभ्रान्तश्च विवेके तु विश्लेषः प्रज्ञा चेति विचारः

सिध्दष्टकं ज्ञातमेव

सर्वत्रगतिः । व्याप्यां वा चिन्तायां भावे बोधे सर्वभूतानां सर्वत्रगतिः शारीरिकी तु सप्तदेहेषु स्वप्ने सुषुप्यां वा जाग्रत्यां वा । अन्नमयस्त्वाकाशगत्या निःसृत्य सर्वत्र गच्छति जाग्रत्यां, प्राणमयस्तु यश्छायामयः कल्पनामयः त्रिषु तद्वत् तेजोमयः सूक्ष्मश्च यौ द्विविधौ मनोमयौ विज्ञानमयश्च बुद्धिमयश्च यौ द्विविधौ महति प्रतिष्टितौ ।

(7)

$$
12 \text{ types : } \begin{cases} \text{Sagesse} - \text{Grandeur} - \text{Calme} \\ \text{Force} - \text{Vitesse} - \text{Courroux} \\ \text{Amour} - \text{Joie} - \text{Prodigalité} \\ \text{Intellect} - \text{Désir} - \text{Service.} \end{cases}
$$

7 anandas : Kama – Prema – Ahaituka – Chid. Suddha – Nirguna – Siddha.

= 84 mondes.

Avec 7 en dessous, 9 au-dessus = 100

7 en dessous. Gandharva (beauté). Yaksha (plaisir). Kinnara (imagination). Aghora (samata). Swadina (liberté). Deva (amour). Asura (puissance & gloire) – du plus bas jusqu'au plus haut.

9 au-dessus. Vaikuntha[1], Goloka[2], Brahmaloka[3], Meruloka[4], Visvadevaloka[5] (Karmadevatas), Ganaloka[6], Jnanaloka[7] – du sommet vers le bas.

---

1   *Vaikuntha* : le ciel de Vishnu.
2   *Goloka* : le paradis vishnouïte de la beauté et de la félicité éternelle.
3   *Brahmaloka* : le monde du brahman dans lequel l'âme est une avec l'existence infinie et pourtant capable de jouir de la différentiation au sein de l'unité.
4   *Meruloka* : le monde de Meru, la montagne des dieux au centre de la terre.
5   *Vishvadevaloka* : le monde de tous les dieux ou karmadevatas.
6   *Ganaloka* : le monde des ganas, groupe de serviteurs, particulièrement les demi-dieux au service de Shiva ; dans le *Journal*, devatas agissant comme agents de l'Ishvara ; êtres agissant comme agents de Prakriti, intervenant entre l'Ishvara et l'individu.
7   *Jnanaloka* : le monde de la connaissance.

[...][1] = Suryaloka[2]. Swar[3] – Chandraloka[4] & Swarga[5]. Jana[6], Tapah[7] et Satya[8] au-dessus.

Swar – Chandraloka – Pitriloka[9] ; Kailas[10] au-dessus, entre 7 niveaux de 14 mondes selon les types – Pashu, Pisacha, Pramatha, Rakshasa, Asura, Deva, Siddha –

7 Swargas : Kama, Yuddha, Prema, Manas, Jnana, Nishkama et Bhagavata [*7 mondes : désir, bataille, amour, mental, connaissance, sans désir, divin*]

---

1   Mot illisible. NdÉ.
2   *Suryaloka* : le monde du soleil de la connaissance, symbolisant le plan de Vijnana.
3   *Swar* : « soleil », « lumineux » ; indique le troisième des vyahrtis Védiques et le troisième des mondes védiques correspondant au principe de l'esprit pur et sans obscurité ; le paradis lumineux, monde du Soleil ou de Vérité, le monde lumineux de l'Esprit Divin ; régions illuminées du Mental entre le supramental et l'intelligence humaine.
4   *Chandraloka* : le monde de la lune, symbole du mental reflétant la lumière de surya, le soleil de la Vérité) ; le plus élevé des deux plans de swar, correspondant à la buddhi (intelligence).
5   *Swarga* : les cieux ; le plus bas des deux plans de Swar, qui correspond au Manas, le mental basé sur les sensations ; n'importe laquelle des subdivisions de ce plan.
6   *Janaloka* : le monde du « délice créateur de l'existence », le plan de l'ananda, aussi appelé anandaloka, où « l'âme peut demeurer... dans le principe du délice infini existant en soi, et être consciente de l'Ananda divin qui crée, à partir de sa propre existence, par son énergie, toutes les harmonies de l'être quelles qu'elles soient ».
7   *Tapah* : (tapoloka) : le monde de la « Volonté infinie ou de la force consciente » ; le plan où « l'âme peut demeurer... dans le principe de l'énergie consciente infinie » (tapas ou chit-tapas) et « en être consciente, déroulant hors de sa propre existence les oeuvres de la connaissance, de la volonté et de l'action de l'âme dynamique pour jouir de l'infini délice de l'être ».
8   *Satyaloka* : le monde de la « plus haute vérité de l'être », le plan de sat, où « l'âme peut demeurer dans le principe de l'infinie unité de l'existence en soi et être consciente de toute conscience, énergie, félicité, connaissance, volonté, action comme de formes conscientes de sa vérité essentielle, Sat ou Satya ».
9   *Pitriloka* : le monde des ancêtres divinisés.
10 *Kaïlash* : la montagne au sommet de laquelle Shiva demeure, selon une tradition populaire qui a traduit des vérités intérieures « en termes familiers à notre expérience physique et objective...a illustré les hauteurs plus rares de la substance subtile par l'image de hauteurs matérielles et a placé les demeures des dieux sur les sommets des montagnes physiques ».

Naraka [*enfers*] – offenses à, ou contre Kama, Prema, Satya, Ishwara, Devata [1], Jnana, Atma –   12 enfers en chacun d'eux.

(8)

Idoménée[2]. Coriolan[3]. Antoine[4]. Richelieu[5]. C. (Caïus) Gracchus[6]. Saint-Louis[7]. Charles V [8].

---

1   Mot incertain.

2   *Idoménée* : roi crétois légendaire, petit-fils de Minos, qui mena son armée à la guerre de Troie.

3   *Caius Marcius Coriolanus* : figure semi-légendaire de la République romaine archaïque, appartenait à la gens romaine patricienne des Marcii. Il reçut le surnom de Coriolan pour avoir pris la cité volsque de Corioles en 493 av. J.- C.

4   *Marc Antoine* : vers 82 av. J.-C. – 30 av. J. - C., militaire romain et chef politique remarquable, proche associé de Jules César et célèbre pour son amour pour Cléopâtre.

5   *Richelieu* : cardinal et duc de Richelieu (1585-1642) premier ministre du roi Louis XIII.

6   *Caïus Gracchus* : célèbre tribun romain, petit-fils de Scipion l'Africain, né en 154 av. J.- C., il fut d'abord questeur en Sardaigne en 126 av. J.- C. avant de devenir tribun de la plèbe en 124 av. J.- C. Caïus avait apparemment un vrai programme politique : diminuer les pouvoirs du Sénat romain et accroître ceux des comices afin de relever la République. Afin de faire accepter son projet de loi agraire, il commença par s'allouer les faveurs des principaux opposants au Sénat : la plèbe et l'ordre équestre (chevaliers) par diverses mesures.

7   *Saint Louis* : Louis IX (1214 – 1270) monarque capétien, roi de France canonisé sous le nom de Saint Louis.

8   *Charles V* (Charles Quint) : Saint empereur romain (1500 – 1558) et Charles 1er roi d'Espagne de 1516 à 1556. Peut-être le dernier empereur à tenter de réaliser l'idée médiévale d'un empire unifié embrassant tout le monde chrétien. A lutté contre François 1er.

Déiphobe[1]. Brasidas[2]. T. (Tibère) Gracchus[3]. Clarence[4]. Louis XII[5]. Lafayette[6]. Pompée[7].

T. (Titus) Manlius[8]. Marcellus[9]. Agis[10]. Philippe IV[11].

---

1 *Déiphobe* : dans la légende grecque, fils de Priam et d'Hécuba et grand héros troyen. Dans le poème de Sri Aurobindo l'*Ilion*, il est décrit comme le chef des Troyens tant dans le Conseil qu'à la guerre, car son père le roi est agé et inactif et son frère Hector est mort.
2 *Brasidas* : le plus prestigieux des généraux spartiates au cours des premières années de la guerre du Péloponnèse (Ve siècle av. J.- C.).
3 *Tibère Gracchus* : frère de Caïus (163 – 133 av. J.- C.) homme d'Etat romain et réformateur social. Il représenta le tribunal du peuple en 133 en tant que réformateur déclaré et fut élu. Dès son élection il proposa et réussit à instaurer la loi sempronienne de redistribution des terres publiques que les riches s'étaient appropriées.
4 *Clarence* : George Plantagenet (1449 – 1478), duc de Clarence, révolté contre son frère le roi Edouard IV.
5 *Louis XII* : (1462 – 1515) roi de France de 1498 à 1515. Notoire pour sa guerre désastreuse avec l'Italie mais aussi fameux pour sa popularité nationale. Louis XII administra avec intelligence son domaine. Il utilisa les recettes des impôts pour le bien du pays en entretenant le réseau routier. Jouissant d'une grande popularité, il fut appelé le « *Père du Peuple* ».
6 *La Fayette* : connu sous le nom de Marquis de La Fayette (6 septembre 1757 – 20 mai 1834), appartenait à la noblesse d'épée française. Surtout connu pour ses faits d'armes lors de la Guerre d'indépendance des Etats-Unis. Il participa de façon ponctuelle à la vie politique française, de la Révolution française à la Monarchie de Juillet, où il se distingua comme l'un des grands notables libéraux, du « parti patriote ». Mirabeau, son principal adversaire au sein du « parti patriote », le surnomma « Gilles César », en référence au dictateur romain.
7 *Pompée* : Pompée le Grand, (106 – 48 av. J. - C.), l'un des plus grands hommes d'Etats et généraux de la république romaine, associé, puis opposé, à Jules César.
8 *Titus Manlius* : peut-être Titus Manlius Imperiosus Torquatus, homme politique romain qui assuma trois consulats en 347, 344 et 340 av. J.- C et qui vainquit les Gaulois à la porte de Rome.
9 *Marcus Claudius Marcellus* : probablement celui qui vécut vers 268 – 208 av. J.- C., un des commandants de l'armée romaine pendant la deuxième guerre punique qui a vu la conquête de Syracuse.
10 *Agis* (I, II, III et IV) : rois de Sparte aux IVe et IIIe et siècles av. J. - C.
11 *Philippe IV* : (1268 – 1314) un des plus grands rois de France de la dynastie capétienne ; il imposa son autorité en matière ecclésiatique à la papauté et institua d'importantes réformes dans le gouvernement. En 1303 il destitua le pape Boniface VIII et transféra le siège papal à Avignon.

Pausanias[1]. Lysandre[2], B. Arnold[3].

---

1   *Pausanias* : (probablement mort entre 470 et 465 av. J.- C.) membre de la famille royale des Agis, général spartiate durant les guerres gréco-perses, il fut accusé de connivence avec l'ennemi. Peut-être les Spartes l'ont-ils utilisé comme bouc émissaire pour justifier leur échec à garder le contrôle de la Grèce, bien que certaines de ses activités puissent justifier les soupçons qui pesaient sur lui.
2   *Lysandre* : (mort en 395 av. J.- C.) chef politique et militaire qui remporta la victoire finale de Sparte dans la guerre du Péloponnèse et exerça un grand pouvoir dans toute la Grèce à son crépuscule.
3   *Benedict Arnold* (14 janvier 1741 – 14 juin 1801, général de l'Armée continentale durant la guerre d'indépendance des Etats-Unis d'Amérique. Il fut surtout connu pour avoir trahi les Etats-Unis et voulu livrer le fort américain de West point aux Anglais durant la guerre d'Indépendance. Il fut peut-être le traître le plus connu de l'histoire des États-Unis.

(9)

χωμοι [*kleinos*][1]

Périclès[2], Agathon[3], Alcibiade[4], Brasidas.... Agésilas[5], Agis, Sophocle[6], Pharnabazus[7]...

Lysandre, Euripide[8], Pausanias

(10)

Le 19   Jagrat se dévelope – divya excepté.

Le 21   La pensée est démontrée et libre d'erreur.

Le 22   Sarvatragati parfait.

Le 27   Siddhis parfait. Tous avec des preuves.

---

1   *Kleinos* (grec) : célèbre.

2   *Périclès* : (vers 495-429 av. J. - C.) homme d'État athénien, général, grand aristocrate, qui amena l'ancienne démocratie athénienne à son apogée, dénommé « premier citoyen d'Athènes », il donna presque à Athènes le pouvoir sur toute la Grèce. Grand patron des arts, il encouragea l'architecture, la musique et le théâtre.

3   *Agathon* : (vers 445 – 400 av. J. - C.) poète tragique athénien dont le premier grand succès au festival des Grandes fêtes dionysiaques donna à Platon le thème de son dialogue Symposium ; le banquet qui est la scène du dialogue se situe dans la demeure d'Agathon.

4   *Alcibiade* : (vers 450 – 404 av. J. - C.) politicien brillant mais peu scrupuleux et commandant militaire qui provoqua les antagonismes politiques amers à Athènes, causes principales de la défaite d'Athènes par Sparte dans la guerre du Péloponnèse.

5   *Agésilas* ou Agésilaos ou Agésilée : nom de deux co-rois de Sparte. *Agésilas I*, co-roi de Sparte de 820 à 790 av. J.- C. Ici *Agésilas II*, né en 444 av. J.- C., co-roi de Sparte de 398 à 360 av. J.- C. Il remplaça son frère Agis II. et mena une expédition victorieuse à Sardes contre le Satrape Perse de Lydie, Tissapherne, en 395. Il battit les coalisés grecs en 394 et sauva Sparte en 362. Il passa au service de Tchahapimou, roi des Égyptiens insurgés contre le Pharaon Tachos (362-360), qu'ils détrônèrent et remplacèrent par Nectanébo II, fils de Tchahapimou. Il périt dans un naufrage à son retour en Grèce. Il fut l'un des plus grands chefs militaires de son époque, réputé pour sa grandeur d'âme et son courage.

6   *Sophocle* : (vers 497 – 406 av. J.-C.) un des trois grands dramaturges tragiques de la Grèce classique. Il écrivit quelque 123 pièces dont 7 seulement survécurent. En relation avec ses grands contemporains, il disait qu'Eschyle composait correctement sans le savoir, qu'Euripide dépeignait les hommes tels qu'ils étaient et que lui-même les décrivait tels qu'ils devraient être.

7   *Pharnabazus* : (vers la fin du Ve et le début du IVe siècle av. J. - C.) soldat et homme d'État perse, satrape héréditaire de Dascylium sous Darius II et Artaxerxès II. Il fut commandant de la marine perse contre Athènes et Sparte.

8   *Euripide* : (vers 484 – 406 av. J.- C.) le plus jeune des trois plus grands poètes tragiques d'Athènes (les deux autres étant Eschyle et Sophocle).

(11)

Vak

Exacte	illuminatrice	irrécusable	sattwique
Juste	effective	inspiratrice	rajasique
Pauvre	tolérable	bonne	tamasique

(12)

Anantaguna

I Prema
1. kama, prema, bhakti, kalyanam, daya, karuna, rati
2. arasah, raudryam, avahela, vairyam, naishthuryam, krauryam, udasinata

II Jnana
1. jnanam, aikyam, yatharthabodha, hasyam, rasajnanam, lokadarshanam, astikyam
2. jnanoparati, anaikyam, ayatharthabodha, ahasyam, arasah, lokoparati, nastikyam

III Shakti
1. slagha, viryam, shakti, sthairyam, amritam, saundaryam, vyapti
2. dainyam, slathyam, uparati, chapalyam, mritam, vaiparityam, bheda

(13)

Mémoire –

I.   1. Des choses vues

      2. Des choses non remarquées

II   1 Des événements

      2 Des objets et des hommes

      3 Des mots et des idées

Événements

      1. l'événement : a, en masse ; b, en détail ; c, séquences ou ordre des détails.

      2. Le moment : date, heure, minute.

      3. Le lieu : l'endroit précis, l'environnement, la relation des divers points avec l'événement.

      4. La nimitta [*la cause immédiate*], ou les circonstances environnantes.

Objets

      1. Akar [*la forme*], incluants les cinq vishayas [*sens*] & chaque détail les concernant.

      2. Nama [*le nom*]

      3. La chose en elle-même, a) simple, b) combinée

Mots et Idées

      1. son, 2 symbole, 3 signification, 4 bhava, 5 relation

      Mémoire – également : de contraste, comparaison, analogie, c.à.d. mémoire des choses en relation avec les autres choses. Moyens de la mémoire

      1. Réception, 2 Attention, 3 Répétition, 4 Association, 5 volonté

(14)

Notes psychologiques

Dans le jardin, un papillon s'approche en voletant, dépasse un papayer et deux arbres en fleurs. D'ordinaire il serait attiré par l'un de ces trois objets de désir. Il vole sans les remarquer, arrive au mur en vol direct, puis, contrairement à toute attente, fait soudainement demi-tour vers l'arbre fleuri de droite, joue deux secondes avec un autre papillon, puis s'éloigne en passant près du papayer. Qu'est-ce qui a dicté son retour, puis son vol ?

D'abord le papillon n'a pas remarqué les arbres fleuris car son mental était fixé sur un objet plus éloigné présent dans sa mémoire instinctive ; mais par la loi du mental, il a reçu de façon subconsciente l'impression du parfum des fleurs. Au moment d'atteindre le mur cette impression est venu au mental supraliminaire comme un sens vague mais puissant d'une chose attractive manquée en chemin. Par l'instinct vital & d'envie d'impulsion vitale qui déterminent de façon prédominante les mouvements de l'insecte, cette sensation a immédiatement imposé un retour en arrière. Sans l'intervention de l'autre papillon, il est probable qu'à ce second contact avec le parfum des fleurs, le vague sens se serait identifié, consciemment ou subconsciemment, avec une impression supraliminaire précise, & le vol vers les fleurs se serait déterminé ; mais à cause de la diversion, le sens est resté vague, l'impression en partie oblitérée, et seule est restée l'idée de retour à quelque chose de distant. L'impression était pourtant assez forte pour détourner l'insecte de son semblable, car particulièrement concerné par les fleurs il n'a pas répondu à ses sollicitations. Le papillon a donc poursuivi son vol en s'éloignant.

DIVINATIONS DE MAI ET JUIN 1912

Divinations

Le 20 mai. [p.1285]

Alors que je pensais à la politique britannique actuelle en Inde.

न समानजातीयेनैवोपकारदर्शनात् ।   Brih. Upanishad. 552

Même chose – au stade présent du siddhi en relation au mental et à la pensée & l'action idéale, l'erreur et la vérité et le remplacement de manas par le vijnanam ou satyam.

1 अथ तेनेत्येवोपक्षीणः स्मार्तः प्रत्यय इदमिति चान्य एव वार्तमानिकः प्रत्ययः क्षीयते ततः सादृश्यप्रत्ययानुपपत्तिस्तेनेदं सदृशमिति । अनेकदर्शिन एकस्याभावात् । ।

(सदृश doit être considéré comme étant une drishti et une divination) Brih. Upanishad. 574

Note : les principales difficultés actuelles sont l'habitude de juger selon les expériences passées et leurs associations (स्मार्तः) de juger selon les indications présentes (वार्तमानिकः), et le pouvoir insuffisant de juger par la vision intérieure directement sur les vishayas. Cette limitation est due à la réalisation insuffisante du jnanam Brahma, anekadarshi ekam [*l'Un qui voit le tout*].

2 यदादित्यादिविलक्षणं ज्योतिरान्तरं सिद्धमित्येतदसत् ।   Brih. Upanishad. 552

Tout éclairage intérieur hors du vijnana et de asat & doit être éliminé même s'il semble être une intuition.

Alors que je pensais aux immenses difficultés de la sadhana, j'ouvre le tiroir et aperçois sur une feuille de papier (la traduction du latin de Ramaswami) « a su surmonter toutes les difficultés et s'assurer une vie durable »[1]

Le 5 juin 1912   Thèse – R.F.I, p. 47

1.   De nombreux accidents eurent lieu (à la suite du 'Titanic').

2.   Toute usurpation a un cruel retour et celui qui usurpe devrait y songer, du moins pour ses enfants qui presque toujours portent la peine.

3.   (p 290) On a déjà vu que les membres de cette noblesse échappée de France étaient divisés en deux parties ; les uns, vieux serviteurs nourris de faveurs, et composant ce qu'on appelait la cour, ne voulaient pas, en s'appuyant sur la noblesse de province, entrer en partage d'influence avec elle et, pour cela, ils n'entendaient recourir qu'à l'étranger ; les autres comptant davantage sur leur épée, voulaient soulever les provinces du Midi en y réveillant le fanatisme.

---

1   En français dans le texte, ainsi que les n° 1, 2, 3 qui suivent.

NOTES SANS DATE, VERS NOVEMBRE 1912[1]

Lois du Yoga futur –
Suddhata

[p. 1287]

1. Anarambha [*absence d'action*] –

Aucun effort ne doit être fait, aucunne lute pour surmonter les difficultés, mais l'action doit être autorisée à œuvrer & à passer sans être mise en question, ni entravée, ni aidée. (कर्मणि अकर्म)

2. Nirapeksha [*non attachement*] –

Rien ne doit être considéré comme une possession (अपरिग्रहः) ou comme une chose qui puisse être gagnée ou perdue, mais tout doit être considéré comme étant envoyé et repris pour l'ananda. Il ne doit y avoir aucune tentative d'obtenir ou de garder quoi que ce soit, et aucun objet ne doit être convoité. Le vijnana doit comprendre pourquoi une chose particulière est faite ou en préparation, ce qu'elle est, quand & comment elle va se développer, mais il ne doit en aucune manière autoriser sa connaissance à influencer le cœur ou l'action.

3. Saucha [*pureté*] –

Il ne doit y avoir aucun désir, aucune convoitise, aucun rejet (यदृच्छालाभसन्तोषः), ni aucune idée de dwandwa (पापपुण्यमानाप मानप्रियाप्रियविवर्जनम्)

4. Sattwasthiti [*l'état de Sattwa*] –

Il doit y avoir une claire intelligence instinctive de la vérité

---

1   **Notes sans dates, vers novembre 1912**. Ecrites sur les deux premières pages du cahier utilisé pour le Journal du 12 octobre au 26 novembre 1912. Notes sur les textes, *Record*, p. 1503.

sur toutes choses grâce à vishuddhi & à prakash [*pureté et lumière*] – il faut être libre du tamas mental ou moral – mais il ne doit pas y avoir de tentative de comprendre ou de rejeter le tamas par l'activité mentale.

======

Connaissance Fondamentale
Sraddha [*foi*]

1.   Rien ne peut arriver qui ne soit mangalam [*favorable*].

2.   Le yoga tel qu'il a été établi ne peut manquer de s'accomplir.

3.   Chaque détail du Yoga est arrangé par Srikrishna.

4.   Toutes les expériences subjectives sont vraies, elles doivent seulement être comprises correctement.

5.   Toutes les expériences objectives sont nécessaires pour la lila.

——————

Jnanam
Règles pour la Connaissance.

1.   Toute pensée est satyam [*vraie*] – l'anritam [*le faux*] est seulement sa position fausse dans le temps, le lieu & la circonstance. Il faut trouver la nature de la confusion & sa source. L'habitude d'être détecté décourage l'anritam, jusqu'à ce qu'il cesse d'agir.

2.   Toute connaissance est possible ; aucun pouvoir n'est impossible. C'est une question d'abhyasa et de prakash [*pratique constante et illumination*] – une fois que shuddhi et sraddha sont présentes.

3.   La sraddha est omnipotente pour jnanam, karma & ananda.

======

ÉBAUCHE DU PROGRAMME DU 3 DÉCEMBRE 1912

Programme.[1]

1. Rupadrishti va se développer davantage aujourd'hui (le 3) & sa stabilité sera confirmée demain.

2. Spontanéité de la lipi demain. Un peu ce soir.

3. La trikaldrishti va commencer à agir parfaitement à compter de demain.

4. Le pouvoir de surmonter la résistance, dans les trois prochains jours.

5. Le samadhi doit se régulariser en décembre.

———

6. L'intensité de l'ananda doit précéder la permanence. Intensité du 3 au 10, permanence du 10 au 31.

7. Santé, dans la seconde moitié du mois.

8. Premier succès de saundarya, du 3 au 10.

9. Utthapana, dans la seconde moitié du mois.

———

10. L'argent arrive cette semaine, puis les deux semaines suivantes.

===

---

1   Ce programme est recopié avec quelques changements dans le journal du 3 décembre 1912. NdÉ.

SCRIPT SANS DATE OU PARTIELLEMENT DATÉ, 1912 – 1913[1]

(1)

[p. 1290]

Quelles que soient les limitations du script ordinaire, il y en a un autre dans lequel une ancienne tendance doit être réalisée : le script prophétique, pas de Srikrishna, mais un script dont il est la source. C'est la seule forme de script ayant une relation pratique avec le Yoga – non pour son accomplissement mais pour l'action. Chaque fois que l'action doit être coordonnée ce script organisera la coordination. Le Karma comporte quatre domaines d'action : littéraire, religieux, pratique, social. Le premier est prêt pour la coordination. —

Le Karma littéraire comporte trois volets : poésie, prose et érudition. La poésie se divise aussi en trois grands genres : épique, dramatique, et certaines formes mineures qui elles-mêmes comprennent trois catégories : narrative, lyrique et philosophique. Il faut ajouter la poésie humoristique & satirique ainsi que la traduction. Toutes les formes doivent être essayées & toutes dès le début – La prose inclut les écrits philosophiques, la fiction et les essais dans leurs nombreuses formes (traités, articles, essais, brochures, notes, revues, etc.) La fiction inclut la littérature romantique, le roman ordinaire et les nouvelles. La philosophie inclut le Véda, le Védanta et les explications des autres formes de la pensée & des écrits hindous. Le domaine de

---

1   **Script sans date ou partiellement daté, 1912–1913.** Ces neuf scripts ont été écrits sur neuf feuilles différentes, ou ensembles de feuilles, pendant les années 1912 et 1913.

l'érudition couvre le nouveau système de philologie, l'explication des Védas avec démonstrations académiques et davantage de traductions & de commentaires sur les textes sanscrits.

Pour commencer il faut compléter les « Commentaires sur la Kena Upanishad », l'introduction de « l'Étude sur les Upanishads » et un ouvrage sur le Yoga (philosophie) ; les deux pièces de théâtre ainsi qu'une troisième ; la révision des autres poèmes ; compléter « La Pierre d'Ishtar » et un certain nombre de vers sporadiques (poésie) ; « Les Idylles de L'Occulte », « Le Retour de Moro Giafferi » et « Le Siège de Mathura » (fiction en prose) ; les études sur les Védas (premier mandala) avec une explication des dieux védiques (Le Secret du Véda).

=

(2)

En vérité ceci n'est pas un Script mais seulement des pensées vyakta ou avyakta qui ont été notées. Entre-temps la direction directe doit commencer ; esclave de Sri Krishna. Les dieux se sont donc retirés à l'arrière-plan mais ils sont tous présents dans le système. Demain la direction directe sera continue. Ce soir verra l'Ananda de l'authentique étreinte des filles de la félicité.

—

À présent la première nécessité est la conquête de l'Akasha.

—

L'Ananda va prendre formellement possession du système corporel. L'Arogyam va commencer à prendre une direction précise vers son accomplissement. L'utthapana va commencer à recouvrer sa force. Le script ne donnera pas d'autre prophétie sur le troisième chatusthaya. –

(3)[1]

La résistance physique est victorieuse car elle s'épuise. La difficulté de la trikaldrishti est l'obstacle majeur à la perfection de sruti, au remplacement de la trikaldrishti par tejas & tapas. Il est prévu de donner une rapidité plus grande au siddhi, mais jusqu'à présent les forces de résistance sont victorieuses. Elles ne le seront plus très longtemps. En réalité, la vision est la juste méthode, aidée par la pensée, & elle est arrangée ainsi ; l'ancienne drishti [*vision*] mentale sera réactivée pour préparer la rupadrishti. La santé est sur le point de faire un bond décisif, couvrant le terrain encore inoccupé. L'ananda (physique, akarana[2]) va s'intensifier & possèdera le corps. La daurbalyam [*faiblesse*] va être de nouveau expulsée, entièrement. Seule saundaryam [*la beauté*] restera entravée – mais elle n'est plus niée. En samadhi & en jagrad, l'opposition à drishti se retire – trikaldrishti & siddhis s'installent –

Il ne reste que la difficulté de croire en la Lila ici-bas. Elle est sur le point d'être éliminée – ne pas écrire cet après-midi jusqu'à l'heure du thé. Il reste encore beaucoup à révéler.

L'application à la vie a commencé sans grande conviction, dans la littérature & la pensée. Elle va bientôt entamer un mouvement de connaissance plus puissant & s'engager dans l'action ; nécessairement, aussi dans la joie. L'Ananda va débuter aujourd'hui.

Il faut davantage de force. L'écriture habituelle doit

---

1   (3) Ces trois morceaux de script ont été écrits sur les pages intérieures d'une grande feuille de papier pliée, employée aussi pour des notes linguistiques et des notes fragmentaires sur d'autres sujets. Les notes linguistiques sont très semblables à celles que l'on a retrouvées avec le script précédent. Les deux scripts datent donc vraisemblablement de la même période. Les prédictions contenues dans le premier script sont peut-être les mêmes que celles du « programme suggéré le dix » mentionné dans le *Journal* du 21 décembre 1912.
2   *Akarana* : sans cause ; équivalent de ahaituka.

s'améliorer. La force ne peut venir car l'ennemi l'utilise – non pas Indra[1], ni Vritra, ni même Pani, mais le Rakshasa, – Rakshaswi[2]. C'est pourquoi seul vient un calme stable, voire une force régulière. Mais pour son œuvre, Rudrani[3] a besoin d'une force puissante et impétueuse, pas seulement d'une force rapide, régulière et infaillible. C'est cette force qui est en préparation. La faiblesse physique ou l'arrêt du cerveau ne sont pas dus à cela. L'arrêt du cerveau vient de la force Rakshasique, et il en serait libéré si le flot de l'activité de Rudrani était libre, ne serait-ce qu'une fois, de cet obstacle et de cette agression.

———

(4)[4]

Des mots, des mots, encore des mots, mais pas de vraie

———

1   *Indra* : « le Puissant », un dieu védique, seigneur du svar, le monde lumineux ; le deva qui est le « maître de la force mentale », le Pouvoir du mental divin. (On a pu noter que dans son *Journal* Sri Aurobindo mentionne plusieurs fois l'opposition non seulement des forces hostiles, mais aussi celle des dieux et devatas, à son travail évolutif, à mesure qu'il quitte un plan atteint précédemment pour s'élever au plan supérieur. Le plan ainsi délaissé s'oppose à son tour à cette élévation, et ce processus recommence à chaque plan successif quelle que soit la « hauteur » du plan en question). *Archives & Research*, avril 1994, pp. 99-100. NdT.

2   Divers êtres hostiles au yoga dans le *Véda* : *Vritra* : démon védique, « celui qui recouvre », qui bloque le flot des eaux de l'être ; *Pani* : une catégorie de démons védiques dont le chef est Vala, « les trafiquants dans la vie des sens, les voleurs et les receleurs de la plus haute Lumière et de ses radiances » ; *rakshasa* : ogre, géant, force anti-divine du plan vital intermédiaire, *rakshaswi* : les pouvoirs qui emprisonnent.

3   *Rudrani* : la shakti ou devi qui exprime l'énergie de Rudra.

4   (**4**) Cet article, écrit sur les dernières d'un ensemble de vingt-huit petites pages, formées en pliant des feuilles de papier, peut sans grand risque d'erreur être daté de janvier 1913. C'est un long passage non daté, suivi de quatre notes plus courtes portant les dates du « 21 » au « 24 », les mois et année ne sont pas précisés, mais sous le « 23 » il y a une allusion à « ce mois de janvier ». On peut penser qu'il s'agit de l'année 1913 en le comparant aux notes régulières du mois de janvier de cette année-là. A remarquer aussi que le *Journal* du 19 janvier énonce : « Ce matin le script était abondant et intime... ». Le script contient quelques exemples d'écrits dans différentes langues, connues et inconnues. Sri Aurobindo a écrit ou « reçu » un certain nombre de tels écrits à cette époque. Les dix-huit premières pages de cet ensemble sur lesquelles le script a été écrit sont consacrées à ce projet. Notes sur les textes, *Record*, p. 1504.

fraternité. Des mots qui passent, contrefaits, mortofil[1], avec des bouts de vérité & quelques facultés psychiques comme tous les hommes peuvent en développer. Oui. Pendant quelque temps. Nous verrons. Ils essayent de maintenir le système à ses niveaux inférieurs, mais ils n'y parviennent pas en permanence. Nouveau siddhi aujourd'hui. Siddhi de trikaldrishti, aishwarya, ishita, vyapti, samadhi. Le swapnasamadhi est excellent mais la stabilité est insuffisante.

Oui, l'intention est d'accomplir quelque chose par le script, immédiatement. S'occuper du siddhi physique. L'Arogya persévère en dépit des contradictions, dont la force diminue. Il faut insister psychiquement sur l'Ananda jusqu'à ce que le corps l'acquière ; non seulement le corps le veut mais il aspire ardemment à le recevoir – cependant les Vritras se tiennent en travers du chemin. Saundarya va émerger dans quelques jours.

Il faut établir une relation personnelle, par la vani, le script, la pensée & l'action. On peut donc se fier désormais à la télépathie autant qu'à la trikaldrishti proche. C'est le côté néfaste de la raison spéculative, mais il n'a pas été accepté. La trikaldrishti doit dépasser cet état de dépendance et elle y parviendra aujourd'hui de façon définitive. Cela aussi est en train d'être résolu, le rattachement de shama [*la quiétude*]. Elles sont de trois sortes, πολτης, [.....], δουλος[2] & chacune contient trois subdivisions.

Tous ces pouvoirs doivent être repris & perfectionnés. Mais sans trop de hâte au début. Le torrent viendra plus tard. En attendant il faut emplir la journée d'activités de toutes sortes, accomplies à la perfection, & l'utthapana physique (générale) doit se confirmer. Le succès d'hier, de la mukti [*libération*] du

---

1 « *Mortofil* » : le sens de ce mot est inconnu. NdT.
2 (Grec) *polites* (citoyen, homme libre) et *doulos* (esclave), ce qui semble suggérer que ces termes représentent probablement des stades de la dasya. Le troisième mot entre les deux autres est illisible. NdÉ.

shitoshna[1], doit être testé davantage, mais il dépend du retrait des moustiques[2]. Pour le reste, la première & seconde utthapanas doivent reprendre simultanément, & la continuité du kamananda doit se confirmer. Cela doit être fait aujourd'hui.

Agésilas = Saurin.   Agathon, Alcibiade, Périclès, Brasidas Agis, Agésilas, Sophocle, Pharnabazus.   Lysandre, Euripide, Pausanias.

Deux absolument parfaits, le reste, plus souvent défectueux. C'est déjà fait. Maintenant pour le siddhi physique. Commencer par l'Ananda, l'Ananda d'abord & avant tout. S'il n'y avait pas une forte résistance d'une sorte ou d'une autre, la pression particulière d'ishita ne serait pas nécessaire. Les autres viendront avec l'Ananda & dans sa foulée.

=

Beaucoup veulent entrer, nul n'y est autorisé. Pour eux le moment n'est pas encore venu. C'est seulement lorsque le viveka sera à la hauteur de sa tâche que ce mouvement sera entrepris.

आर सनान् पहि नाय दराः कुरु विष्टपिमूरं ।[3]

[Suivent cinq lignes écrites en grec, non transcrites ici] [4]

---

1   *Shitoshna* : chaud et froid, une des dualités (dwanda).
2   Peut-être parce que le « chaud et le froid » étaient testés à l'extérieur, sur la terrasse, expérience gênée par la présence de moustiques. Mais ce n'est qu'une supposition. NdT.
3   Cette phrase en sanscrit signifie : « Ô Aryen, protège les choses éternelles ; ô chef, fais que les cavernes (c-à-d les profondeurs obscures et fragmentées de l'être) soient pour toi un vaste soutien ». (Tentative de traduction de l'éditeur, qui ajoute) « La ligne en devanagari semble plus proche du sanscrit ancien que les autres passages de ce script, et l'idée en semble védique. (Communication de l'éditeur).
4   Ce passage en grec semble lié au siège de Troie (à l'époque Sri Aurobindo écrivait *Ilion*), et pourrait être traduit de la façon suivante : « Jusqu'à cette année ils n'ont pas été capables de repousser leurs ennemis ni de sauver leurs amis. Car les citoyens manquaient de force, manquaient de richesses, et manquaient d'hommes. La population était peu nombreuse, pauvre et faible, et leurs hommes les plus forts étaient des braves, mais ils ont manqué de chance. C'est ainsi du moins que tous les Grecs voyaient les choses. » Communication de l'éditeur.

Beaucoup reste à écrire. Dans l'immédiat, il faut progresser dans l'Ananda – le Kamananda. Il est en augmentation, rupadrishti également.

Aujourd'hui Kamananda continu, rupadrishti & autres drishtis abondantes ; retour de la Personnalité du Maître.

La continuité du Kamananda est assurée désormais. C'est maintenant au tour de Rupadrishti. L'Arogya s'est déjà renforcée, & l'utthapana générale ainsi que l'utthapana primaire. Mais le succès de ces utthapanas dépend de l'anima, & l'anima de l'ananda. En attendant, la dépendance aux besoins de la faim & ses sensations de vide est en voie d'être éliminée. En fait, elle l'est déjà – mais le besoin lui-même est encore présent sous une autre forme.

La rupadrishti n'a pas encore de prise sur l'Akasha, mais le moment est venu. Le vijnana doit devenir plus actif, et avec lui, la liberté de rupa et de lipi. Je ne veux pas dire immédiatement, non plus que le vijnana est inactif, mais récemment il n'a pas été brillamment actif. L'activité de chitrarupa est un signe plutôt que la base essentielle ; elle est, comme toute chose, un point de départ. Chitra & stapatya sont liées, elles ne peuvent être séparées. La question est celle de l'akasharupa & de la méthode pour l'amener en avant.

Quand il a été annoncé qu'aujourd'hui viendrait une activité parfaite, la rechute & la révolte n'étaient pas envisagées. Aucune de ces prédictions n'a été démentie, sauf celle qui annonçait que la journée serait emplie d'une activité parfaite, & cela ne se référait pas à hier en particulier. L'autre prédiction ne signifiait pas non plus que la continuité ou l'abondance seraient immédiatement parfaites.

Les voix rejetées sont celles qui persistent à tromper l'esprit par des encouragements excessifs. La lipi ne signifie pas que le dépouillement sera total, mais que c'est le prix exigé. Laissons cela & passons au siddhi positif. C'est un ordre, quels que soient les résultats. La force supérieure de l'aishwarya-ishita est maintenant évidente. Il n'y a pas de réelle nécessité pour la partie financière de cette lettre[1]. Les Vanis doivent être purifiées et le discours doit devenir strictement conforme à la Satya de la Trikaldrishti. Il faut d'abord consolider la continuité de l'Ananda.

Le goût est absolument parfait, mais l'ouïe, l'odorat, la vision et le toucher sont encore attaqués par les anciennes sanskaras. Vous avez raison quant à l'obstination de l'opposition qui est permise. La vani est purifiée maintenant. La vani & le script doivent exprimer une vérité positive plutôt que négative, mais doivent pouvoir limiter les déclarations positives chaque fois que cela est nécessaire. L'aishwarya fausse, ou étrangère, n'a plus aucun pouvoir. Les indriyas seront désormais finalement purifiés du Nirananda [*l'absence d'ananda*]. L'ouïe d'abord, puis le toucher, puis l'odorat, puis la vue. Les éléments déplaisants doivent être rejetés, non subis – le nirananda doit devenir ananda, puis l'intense ananda de bhoga [*le plaisir sans désir dans le prana*]. Il ne reste alors que l'inconfort qui survit. La raison doit disparaître dans la vérité. La persistance de l'Ananda a atteint maintenant la perfection ; sa continuité est assurée mais non parfaite. Elle doit le devenir. Par la suite l'intensité augmentera d'elle-même. Ce n'est pas un indriya. Il s'agit du manas dans le prana physique. Ce ne peut être purifié d'un coup. Par conséquent la douleur & l'inconfort du corps dureront ; pas dans les indriyas, mais cette douleur & cet inconfort doivent de plus en plus être associés à l'ananda, devenir une forme d'ananda & finalement se transmuer en ananda. Il n'y a pas d'autre difficulté que la douleur dans la lutte & une légère raideur subtile. Les difficultés d'assimilation doivent être affrontées & supportées ; il faut toujours éviter le recours à l'élimination soudaine sauf en cas d'urgence extrême.

---

1 La lettre à laquelle le script fait allusion ici n'a pas été retrouvée. Communication de l'éditeur.

L'insistance continue sur un lent développement régulier dans le Sat[1] de l'apara prakriti, et dans une certaine mesure dans le Sat de la Para Prakriti. Il est évident qu'un succès immédiat n'est pas prévu, mais maintenant l'aishwarya produit toujours un effet s'il persiste, et habituellement un effet ultime, même s'il est abandonné. L'aishwarya agit maintenant par pression directe, par les circonstances qui y prennent part directement, & bien que cela ne soit pas apparent, par action indirecte sur la prakriti qui les utilise, ou d'elle-même. C'est certain – votre ferme tapas est l'intrument – la foi viendra avec la vérité & la réussite. Encore impurs tous les trois, mais l'Asura est brisé – c'est seulement en lui que cela se soulève à l'occasion.

सं परिति प्सरणा ककलायति काव्यमनग्नन्
सं जवनं पुरु हीति सपज्जनः । आर्यति राथः । ।[2]

Une action précise & puissante doit de nouveau être tentée par une association des forces de connaissance. Trikaldrishti et aishwarya-ishita-vyapti doivent recevoir une puissante impulsion, amenant la première proche de la perfection et la seconde à une efficacité invariable. Et le kamananda doit être intensifié & revenir à sa continuité évidente. La continuité est lentement rétablie, l'intensité est amenée à se répéter. Telle est la méthode.

La personnalité doit se manifester. Il ne faut pas redouter le fait que je dérange toujours les choses. Acceptez la vani, le script, la lipi comme miennes à moins que le vivek [*discernement intuitif*] ne vous indique le contraire. C'est exact, mais c'est la personnalité soumise à l'influence croissante de Balarama[3].

---

1   *Sat* : ici, probablement, l'existence en tant que « substance de son propre devenir », qui sur chaque plan est « formée dans la substance avec laquelle la Force doit traiter ». NdT.
2   Passage dont l'écriture est en écriture devanagari, mais d'une langue inconnue. (Communication de l'éditeur.)
3   *Balarama* : l'aspect du quadruple Ishvara dont la shakti est Mahakali, correspondant au kshatrya qui représente le principe cosmique du Pouvoir dans le

Ne vous préoccupez pas des illusions manomaya [*mentales*] qui l'accompagnent. Ni de cette pression. Le moment venu les événements justifieront le cours de votre entreprise. Quand viendra ce moment ? Ce n'est pas encore clair, mais ni maintenant ni demain. Il faut encore du temps avant que bhagya [*la destinée*] puisse se manifester. C'est la couronne et le sceau du siddhi, sous réserve, bien sûr, du développement futur et simultané des deux. Davantage de trikaldrishti, d'aishwarya & d'ananda, de lipi aussi.

La trikaldrishti exacte ne parvient pas encore à s'établir. C'est le point sur lequel j'insiste ; le résultat, vous le verrez. Vous le voyez. Demain un grand progrès résultera de la lutte d'aujourd'hui. Même aujourd'hui des progrès considérables ont été accomplis. L'intensité est manifeste, elle est récurrente ; la continuité tente de s'affirmer & y parviendra finalement & d'ici peu. Reste la lipi. J'ajoute rupa & samadhi. Pas davantage pour aujourd'hui.

=

Le 21 [janvier 1913] [p. 1296]

Gardez le mental clair de tout jugement. Ne faites aucune tentative d'accroître le vijnana siddhi, quoiqu'il arrive – seul le siddhi physique a encore besoin d'une légère tapasya. Le karma bien sûr – c'est le champ d'accomplissement de tapas. Vous voyez que vous réussissez toujours subjectivement – pas encore objectivement, sauf quelques cas. Vous n'avez qu'à continuer à vouloir avec force, mais pas comme une lutte. La volonté deviendra de plus en plus forte. Elle n'est pas tamasique.

Aujourd'hui, donc, progrès régulier du vijnana & du kamananda, de la lutte pour la santé, ainsi que de l'utthapana & de saundarya. Laissons cela de côté pour le moment ; cela

---

symbolisme du chaturvarnya ; ses qualités comprennent « la force, la grandeur, l'impétuosité bondissante, un courage dominateur », il est identifié à Rudra.

fait partie du karma. Tejas doit encore augmenter, & tapas & la force de shraddha.

C'est le manque de moyens matériels qui trouble & déprime le karma. De toute évidence le moment n'est pas venu pour que ces moyens soient octroyés – même cette promesse n'est pas réellement tenue ; l'angoisse du lendemain est seulement reportée. Les raisons d'une peur de l'avenir doivent disparaître – en priorité. Sans trop de délai. Vous devrez suivre ce mouvement pendant quelque temps. Il s'agit de rétablir la kalyana-shraddha [*la foi que tout est pour le mieux*]. S'ils ont pu concentrer là de la force, c'est parce que vous avez cherché à faire pression sur la trikaldrishti plutôt que de laisser le processus se dérouler de lui-même.

=

Le 22

Dernier jour de cette attaque. Le corps va être libéré maintenant. Une fois encore, les reliquats de jugement & de réflexion doivent être expulsés par la dasyam. Le vijnana commencera sa progression unifiée & rapide dans la matinée, après que la trikaldrishti sera d'elle-même allée plus loin dans son activité & que le kamananda sera de nouveau généralisé. L'infaillibilité intellectuelle, qui maintenant coule en un flot irrésistible, augmentera prodigieusement. D'abord le progrès & l'infaillibilité vijnanamay, puis le kamananda, puis tapas & le siddhi physiques. La tapas doit maintenant être concentrée uniquement sur le siddhi physique & le karmasiddhi, en commençant par le kamananda. Forcément, ils résisteront. L'action doit y pénétrer, mais seulement à titre temporaire, comme une fin à l'inefficacité du siddhi. La matinée n'est pas encore finie. L'autre mouvement du script automatique.

Valmiki – [1]

संजन तायु दिलं ममनास्कुमि तायु परामि
जल्वनम् अभ्रम् अदे करया च पिप्रामनि हेडः ।
पार दलं सद पाकि पयं ततरायिमि जान ।

Ritadharma [*la Loi de la Vérité*][2]

अंग पद ह योनिं रथस्य पथं दृशे । रथो ह प्रतमः रथो अन्तमः रथं
मये । रथेन जगत् रथेन परमं रथीष्टमु । रथमद्म इं रथमयो ब्रह्मणस्पतिः ।।
[......][3]

> Kálan kále kalaya kálan Satran satre
> Redmi ranaya raná
> Para para patri páyo Núna nalá
> Salavú salaka salá

Gloria[4]

सेयमागतासि - मम हि एतदारम्भणं यत्त्चया कृतं पुराणतमे कलौ
यदेव वक्तुमुपचक्रमे - न मे भ्रमो भवितुं शक्यः न मे व्यातिक्रमः -
तदालपनं तेषां दुष्कृतिनाम् अस्त्येव मे विशेषभावो विशेषगुणसम्पदपि मे ।
एतस्मिन्नेव कलौ ब्रवीमि । प्रथमे लवस्य यच्चरितं येन नष्टं पारीक्षितं कर्म ।
सो हि युधिष्ठिरकुलोद्भवः क्षत्रियो न राजा । मन्त्री च स बभूव राज्ञो
सतधनस्य न राजा कदापि ।

Je suis elle et je suis venu – car mien est ce commence-
ment que tu as initié dans le Kali Yuga le plus ancien, au sujet
duquel j'ai commencé à parler – je ne peux pas me tromper

---

1   Les trois lignes en écriture devanagari ainsi que le passage ci-dessous en
écriture latine sont en fait des langues inconnues. Communication de l'éditeur.
2   « Les deux lignes en devanagari qui suivent sont plus proches du sanskrit. Elles
donnent l'impression d'un sanskrit védique archaïque ou irrégulier et pourraient
être traduites ainsi : « *Va à la source du délice pour voir le chemin. Le délice est*
au commencement, le délice est à la fin. J'étreins le délice. Par le délice nous
possédons le monde, par le délice la suprême félicité et la plus exquise. Nous
mangeons le délice, le Seigneur du Verbe (Brahmanaspati) déborde de félicité ».
Communication de l'éditeur.
3   Deux mots illisibles. NdÉ.
4   Suivent six lignes en devanagari ; ce passage est du sanskrit classique, mais
dont le sens est déroutant.

ni avoir tort – c'est ainsi que parlent les méchants. J'ai une nature différente et des qualités spéciales. Je parle, dans ce Kali Yuga lui-même, de ce qu'a d'abord fait Lava, par qui l'œuvre de Parikshit a été détruite. Car il était un Kshatriya, né de la lignée de Yudhishthira, pas un roi. Il était un ministre du roi Satamana, mais il n'a jamais été roi.[1]

Le script est établi. Son exactitude doit être entièrement démontrée, non seulement en ce qu'il dit, mais aussi en ce qu'il suggère. L'opposition ne doit pas vous troubler. Occupez-vous du siddhi physique, particulièrement de virya & de saundarya – Il existe quelqu'hésitation en grec. Le Script n'est pas encore assez fort pour surmonter le sanskara. Il n'est pas nécessaire de surcharger le Journal maintenant. D'un autre côté il y aurait beaucoup à écrire. Quelques-unes des perceptions du futur ont été confirmées mais le mouvement doit être plus libre. Ce n'est pas mon propos de répéter ici ce que la pensée perceptive vous a apporté. En attendant je vous donne quelques résultats.

D'ici samedi – siddhi physique dans toute sa puissance, mais saundarya – surtout – n'est pas encore confirmée. D'ici le 30 – tout sera confirmé, mais saundarya sera toujours faible. En février les trois premiers seront perfectionnés ; il ne restera plus qu'à compléter saundarya & l'utthapana tertiaire. Les moyens matériels ne sont toujours pas prévus, mais des fonds doivent arriver & arrivent.

Bhishma.. Conférence Provinciale du Bengale, le discours Présidentiel. La Tragédie de Jessore.

Moyens matériels & karmasiddhi en février.

Il faut observer si ces prédictions s'accomplissent ou non, ce qui permettra de voir dans quelle mesure le script est juste. Maintenant, les prédictions plus proches : d'abord, l'utthapana

---

1   La traduction est de l'éditeur et nous a été communiquée par lui. Elle n'apparaît pas dans le Journal. NdT.

générale sera rétablie ce soir & confirmée demain. L'étude reprendra mais modérément. Elle incluera le tamil et l'hébreu. La ligne de progression des trois utthapanas sera alors indiquée. La lutte pour saundaryam arrivera à un point critique demain, son issue sera décidée vendredi, confirmée samedi.

Le 23

Voir si cela émerge ou pas. La santé n'est pas tant un élément à défendre qu'à développer. D'abord ici, comme d'habitude. Il est maintenant question de la vie – du karmasiddhi[1]. Quant à l'utthapana, elle se développera elle-même à partir d'aujourd'hui malgré les résistances résiduelles. Le siddhi de beauté émergera lentement après-demain. Dans la vie, la lutte se concentre sur trois points – 1 : besoins matériels, 2 : manifestation des pouvoirs yoguiques, par ex. la thérapie, 3 : le contrôle des événements dans les affaires publiques. Le reste est bien assuré & viendra aisément lorsque les difficultés seront surmontées. 2 & 3 sont un peu développés, mais la lutte s'y poursuit. 1 n'est pas du tout développé. C'est vraiment le seul domaine – saundarya exceptée – qui en est resté à ce stade. Le doute est plus fort envers saundarya et les moyens matériels qu'en tout autre domaine, & toute suggestion de rapide amélioration dans ces deux domaines est considérée avec méfiance & repoussée. C'est vers ces insuffisances que se tourne maintenant la Shakti – comme vers les autres défauts du reste – mais ces deux-là doivent être surmontées avant que le siddhi puisse couler à flots. Elles doivent commencer à être surmontées durant ce mois de janvier & seront surmontées en février.

Le vijnana est mis à l'épreuve. Seulement pour montrer l'action de la trikaldrishti et insister sur l'action continuelle du saundaryasiddhi. Il faut développer le pouvoir de lire la pensée.

---

1 *Karmasiddhi* : succès de l'action dans le monde ; perfection du karma (travail) dans toutes ses parties telles qu'elles ont été fixées par l'Adesha.

Il se manifeste déjà mais il doit devenir habituel et complet. Ces imaginations doivent être rejetées. Elles ne sont plus nécessaires. L'idée d'impossibilité doit être expulsée. Non, le siddhi est d'une importance majeure. Oui, mais la tendance va à la fermeté & à la clarté.

Il y a assurément une imperfection dans l'action présente du vijnana, & par conséquent du script – la prakasha est voilée. Les devatas de la tejas intellectuelle sont encore trop actifs et jettent de l'ombre. La dasya a quelque peu faibli par un retour du jugement et d'insatisfaction, du reste justifiée par les événements. La suggestion est pour aujourd'hui ou demain. C'est l'opposition au vijnana siddhi & au siddhi physique qui en est principalement responsable. Le reste ne serait pas touché sans cela.

Une plus grande réflexion est nécessaire, sans pour autant perdre la rapidité. Il doit en être ainsi. Ne résistez plus au courant ; même si un nuage passe soyez assuré que le soleil brille derrière. Il reste toujours une sorte d'activité insaisissable qui cherche à organiser les pensées. L'ordre doit émerger de lui-même. Un esprit de jugement s'attarde dans le script & la pensée et entrave le flot du vijnana. Cet esprit de jugement doit être rejeté. Il interfère aussi avec l'action & l'entrave.

Un trésor – un débordement de trésor pour la lila ; un trésor réel sera également découvert ; mais le premier est immédiat, le secont est encore lointain. . Suivez l'impulsion donnée comme vous acceptez la pensée qui se présente. La guerre se prépare & les chances de la Turquie semblent minces. Néanmoins il faut lancer le défi aux ennemis subjectifs – soit Adrianople et les îles côtières, soit la guerre. La volonté doit aller dans ce sens.

Le pouvoir n'a pas tenu, il s'est seulement manifesté. Il est maintenant de retour mais encore sans certitude de sa maîtrise continue. Il va bientôt devenir sûr & s'étendre à toute chose, personne & mouvement. Il l'est déjà. Il s'étend sur les actions des personnes. Laissez- le se développer jusqu'à la pleine affluence de jnana-trikaldrishti-aishwarya. Mais les autres pouvoirs, rupa, lipi, samadhi doivent être inclus dans le courant.

Le 24 [p. 1300]

Déjà, il y a une grande amélioration dans l'assimilation malgré les errements sporadiques. La réduction de jalavisrishti est déjà un point d'importance capitale. L'opposition à l'utthapana s'obstine toujours. Elle doit être patiemment rejetée. L'éruption cutanée est pénible, mais moins vitale qu'il ne semble. En fait, elle en train de disparaître alors même qu'elle est maintenue artificiellement. L'Ananda est établi, c'est sa continuité qui est entravée. Par contre saundarya n'est toujours pas établie.

पाय मनः सहसे वचि संजन राम अरीहन्।
ना पतते करि ईलल्या अनि वस्मनि मल्ये
सं जभिता सीता स्वसिः। एवं बीयति वस्म।।

L'Ananda est intense aujourd'hui & plus continu. Rupa & lipi sont libres et parfaites. Arogya & utthapana doivent s'étendre. Pas encore. D'abord l'Ananda. C'est aujourd'hui la préparation finale pour le karmasiddhi.

अंदिश वीलतनूः महि अभ्रजे आविलद् ऊय,
सालुकि, वीर अनं मरतां यद् अयाय परीयन्
रावणः ऊदपयाः वलम् आसखः आर्यरभावे।
सन्यं मर्तहनं वि पयामि।

(5)[1]

Notes –

[p. 1301]

En cela, pas d'interférence, passivité totale.

1ère règle.	Pas d'interférence où que ce soit, passivité totale.
2e règle.	Ne tenir aucun compte des conséquences probables.
3e règle.	Volonté persistante selon la connaissance.
4e règle.	Application de jnana & de trikaldrishti à toute chose, petite ou grande, proche ou éloignée, connaissable ou apparemment inconnaissable.
5e règle.	Comprendre l'erreur ; utiliser l'échec.
6e règle.	Exercice constant d'utthapana.
7e règle.	Volonté en toutes choses, et l'action comme un instrument subordonné –

La différence sera visible en une semaine.

=

Aujourd'hui, premier mouvement –

1. La Connaissance est assurée, dans tous ses instruments.
2. Le Pouvoir va éliminer ses propres défauts.
3. Lipi, Chitra, Rupa.
4. Ananda, Arogya –

---

1   (**5**) Ce script a été écrit vers juin 1913 sur une feuille de papier à lettres qui contenait aussi quelques notes védiques et linguistiques. Le papier utilisé est du même type que celui utilisé pour l'article (**6**) et pour des lettres écrites vers juin 1913. La troisième et la cinquième des sept « règles » correspondent ici à quelques-unes des « directives » données dans le script du 22 juin 1913, publiées dans le *Journal* proprement dit. Notes sur les textes, Record, p. 1504.

(6)[1]

Pas de risque de rechute. Cet incident était totalement anormal – ceci est le script, il est sur le point d'assumer définitivement la charge de la trikaldrishti. Voyons ce qu'ils peuvent faire. « Dasya, tejas, la foi, trikaldrishti, aishwarya, samadhi, tous s'élèvent de quelque chose pour entrer dans la splendeur & la grandeur ». La première tentative a échoué, la seconde va commencer. « Exaltation approuvée, défiance sanctionnée. Ce soir et demain, mouvement en avant ».

Pas de risque de rechute. La lipi se dirige déjà vers le mahat.. Le reste suivra –

Qu'elle cesse maintenant et non plus tard. La trikaldrishti est dans un état de confusion – le mental ne peut gérer ses éléments. Cette confusion va être supprimée, pas immédiatement mais dans la journée. L'aishwarya aussi n'est efficace que maladroitement, & parfois pas du tout. Mais le mouvement est devenu brihat [*vaste*], pas encore ritam & satyam. Reste le samadhi. Ces éléments doivent maintenant être rassemblés et confirmés en satyam, puis en ritam.

Vous voyez, le script donne la trikaldrishti. Pas de restriction personnelle. Il est sur le chemin – vamamarga. Restriction par Dieu seulement. Oui. Aujourd'hui, demain et après-demain.

(1) Satyam, ritam, brihat dans la connaissance, pouvoir & samadhi.

(2) Sharirananda confirmé & élargi.

(3) Arogya rendu triomphant.

(4) Retrait de l'adhogati excessif, utthapana, ferme début de saundarya.

---

1   (6) Ces quatre paragraphes de script, écrits sur deux feuilles volantes semblables à celles qui furent employées pour l'article (5) ne donnent aucune précision explicite quant à leur date, mais la situation qu'ils décrivent correspond étroitement à celle mentionnée dans le *Journal* des 10 et 11 juillet 1913.

Le mouvement s'oriente maintenant plus largement vers la dasyam. Le doute envers l'exactitude est toujours actif en trikaldrishti, basé sur l'expérience passée. Il disparaîtra par la croissance et la domination de la ritam. Vijnana dirigé par le mahat [*le vaste*] –

(7)[1]

[p. 1302]

L'assaut a lieu maintenant contre la bhukti, tejas et la foi. La samata n'a pas été touchée, hasyam a seulement senti passer un nuage. Tejas et la foi ont été assombris un moment ; ils subsistent mais ont perdu leur ananda. Mais le vijnana a été recouvert et la bhukti active a été suspendue. C'est passé. Nous allons maintenant continuer à développer automatiquement le vijnana & la bhukti. Il faut attendre et voir.

Pas d'avance encore, seulement une prise des positions. Rien n'est fait qui ne soit ancien & familier, & la balance de la victoire penche encore du côté de l'attaque. La situation va changer dans la prochaine demi-heure. Elle change déjà. C'est assez.

Deux chatusthayas sont presque parfaits, en tout cas protégés contre toute perturbation réelle et surtout contre toute incursion continuelle. L'ishwarabhava, l'attahasya [*le rire puissant*] & la foi dans la rapidité & la lila sont présents dans le second chatusthaya. Mais ils ne peuvent se concrétiser dans le troisième & le quatrième chatusthaya. Il y a des contacts légers, mais pas d'ouverture. La concrétisation dans le troisième est en train de

---

1   (7) Ce script, écrit sur une seule feuille volante, ne donne aucune indication quant à sa date, mais la situation qu'il décrit correspond à la situation de la sadhana de Sri Aurobindo entre juillet et septembre 1913. Ce script a bien pu être écrit pendant l'interruption du *Journal* régulier entre le 11 juillet et le 5 septembre 1913. Notes sur les textes, *Record* p. 1505.

s'étendre. Mais le Vritra[1] n'a pas encore été anéanti. Dans les deux premiers ce n'est pas le Vritra, mais le vrika[2] – excepté en attahasya, dans la foi brihat [*vaste*] & l'ishwarabhava. Cette journée est dédiée au troisième chatusthaya, particulièrement connaissance & pouvoir – surtout la connaissance, puis le pouvoir. Accompagnés par la lipi. Samadhi et rupa suivront. Le développement d'aujourd'hui sera décisif. Les quatrième et cinquième sont repris plus tard. Je ne veux pas dire qu'il sera immédiatement parfait. De toute évidence ceci n'est pas le script direct. Ce ne sont pas des dieux, mais des esprits qui cherchent à guider, informer, diriger. Mais il serait faux de dire qu'ils dirigent le script, et sans jamais exprimer une connaissance et un pouvoir supérieurs. Actuellement il n'est pas utilisé par un esprit mais simplement investi par un esprit. C'est Moi seul qui l'utilise, & vous me connaissez. Ni Indra ni un autre, mais le Maître du Yoga. Ceci n'est pas le script divin car il agit au travers du mental et non directement du Vijnana. Il agira toujours à partir de Vijnana. Je suis sur le point d'établir fermement la relation personnelle. Le reste est là. Tous ces bhavas [*états d'âme*] mineurs doivent être rejetés.

———

La fin de l'opposition est proche dans le troisième chatusthaya. Elle est, en fait, terminée dans la trikaldrishti. Elle doit avoir disparu de la lipi, de la rupa et du samadhi. La seule réelle difficulté est la rupa en samadhi. Il y a une confusion, les devatas incompétents doivent être rejetés. Il est vrai qu'un côté du mental attendait ou exigeait plus que ce qui a été accompli, et qu'un autre côté du mental, le côté sceptique et inerte, a reçu plus qu'il n'attendait. La perfection n'est pas pour aujourd'hui.

---

1 *Vritra* : démon védique, « celui qui recouvre, le Dissimulateur », qui intercepte et retient le flot des eaux de l'être ; un pouvoir hostile qui entrave le yoga.
2 *Vrika* : loup, « celui qui déchire, le Déchireur », un type d'être hostile dans le Véda.

Le second chatusthaya est différent. La foi, aishwarya et attaha-sya sont suspendus –

===

Le vijnana tout entier est certainement en action, quoiqu'en action inégale et imparfaite. Les parties inégales et imparfaites doivent maintenant être remplacées et rejetées. Ensuite nous pourrons nous occuper plus particulièrement du quatrième chatusthaya.

Il faut avancer. Reconnaître la nature de l'existence. C'est cela la connaissance ; donc le dhairya[1] est nécessaire.

Pas de dépendance au script. S'il dépendait du script ce ne serait pas garanti. Le script ne sert qu'à confirmer. Il est tout à fait vrai que le premier chatusthaya a été forcé après une promesse qu'il ne le serait plus. Il est intact en grande partie. La violence contre le système est la preuve qu'il ne peut être détruit. La continuation du tejas sera la preuve que le second chatusthaya tient bon, même la foi n'est que temporairement perturbée. Les dommages vont êtres réparés. Les promesses étaient toutes des exagérations de ce qui est voulu, donc des mensonges. La Vani a exagéré, chaque source de connaissance a exagéré. L'inertie amplifie le côté contraire.

==

Tant a été accompli. Tout était un jeu pour permettre un nouveau regroupement. Dorénavant tous les mouvements de connaissance & de pouvoir se développeront d'eux-mêmes sans être contrariés par la volonté dans l'intellect ou le jugement intellectuel, bien que ces derniers puissent, dans leur rupam [*forme*] passagère, encore déformer la vérité.

---

1   *Dhairya* (dhairyam) : calme, patience, stabilité ; le tempérament du penseur (*dhira*) – un attribut du *brahmana*.

(8)[1]

Ne recule ni ne tremble, Ô héros, même si ta peine, en vain, toujours semble se retourner contre toi et menacer de te broyer dans ses rebonds. Ton labeur de Sisyphe est le laboratoire de l'avenir et, comme la graine si petite et si vaine à nos yeux recèle l'arbre qui était et à venir, ta présente besogne insignifiante recèle l'accomplissement de l'éternité.

(9)[2]

[p. 1304]

La confusion à répétition créée par l'intellect pranique est imposée au système, mais il faut noter que seulement une ombre d'asamata & d'ashakti la suit, comme une partie de l'ajnana [*l'ignorance*], et qu'elle disparaît automatiquement avec le retour de jnana [*la connaissance*]. L'apparente difficulté disparaîtra comme tout le reste. La pression sur tejas est voulue afin de forcer l'émergence et l'accomplissement rapide de la tapas divine.

La confiance d'abord – si quelque chose va de travers, cherchez l'explication ou, mieux encore, attendez-la. La rapidité est nécessaire d'abord dans le troisième chatusthaya & dans le quatrième ; il y aura assez d'argent pour vos besoins jusqu'à janvier. L'extase doit devenir plus forte & plus fréquente, tandis que l'ananda atténué (et non pas obstrué) deviendra permanent durant les heures de veille, & même dans le sommeil l'ananda

---

1   **(8)** Ce court passage a été écrit en bas d'une feuille contenant les six premiers paragraphes du *Journal* du 12 novembre 1913, mais à l'envers par rapport à ceux-ci. Il a apparemment été rédigé avant le commencement, ou en tout cas l'achèvement, de la note du *Journal*, qui aurait sinon occupé tout l'espace restant occupé par le script. Son style rappelle celui de quelques « Pensées et Aphorismes » et de la « Pensée » notée dans le *Journal* du 14 juin, commençant par « Ne méprise pas, ô penseur... » Notes sur les textes, *Record*, p. 1504.

2   **(9)** Ce long script fut écrit sur une grande feuille de papier pliée en quatre, dont les côtés en bas de page ont été abîmés. Elle fut retrouvée avec les notes du *Journal* du 11- 23 novembre 1913 et appartient apparemment à la même période. Notes sur les textes, *Record*, p. 1505.

gagnera du terrain. Alors l'extase atténuée trouvera sa place tandis que l'extase intense deviendra de temps à autre l'état supérieur. C'est ainsi que les choses seront. Quant au siddhi de la santé, il avancera en dépit de toute la résistance. Aucun des deux ne sera parfait jusqu'en décembre ; mais dans l'intervalle l'utthapana viendra vite en avant & saundarya commencera à abattre ses obstacles.

═══

Il faut élargir la gamme & éliminer les imperfections – L'obstruction générale doit faire face à un refus général de l'obstruction & à un refus d'en sortir par les processus inférieurs. C'est arrivé, et ne doit pas se répéter ad infinitum –

═══

Il n'y a aucune raison pour que la Samata etc., disparaisse. Seule la tejas [*la force lumineuse*] de Mahakali doit finalement être harmonisée avec la passivité et la dasya. Cela sera fait aujourd'hui par le retrait du bhava [*tempérament*] de Maheswari de la conscience superficielle & de ses contenus, sans ramener la tejas mentale. C'est exact. Néanmoins ces choses sont accomplies. La lutte porte sur la base tout entière des progrès à venir.

═══

L'incident d'hier a été utilisé comme un tournant décisif – pour vous diriger vers le chemin jusqu'ici évité, celui que vous devrez désormais parcourir, le chemin de karma [*d'action*] puissante, efficace et droite. D'autres ont essayé, trébuché et échoué. Vous verrez que vous êtes dorénavant protégé aussi efficacement dans l'action que dans la passivité défensive & dans l'action des autres – aussi efficacement & plus encore. Tous ces contretemps avaient leur raison d'être et leurs desseins bénéfiques. Pas après cette année. La connaissance & le pouvoir doivent d'abord être complètement harmonisés. Cet égoïsme est en train d'épuiser ses dernières forces. La difficulté est grande seulement parce que les suggestions praniques essayent de dominer & d'égarer ; en soi elle n'est pas grande.

Aujourd'hui, un grand mouvement en avant. Il n'est pas défendu ; il doit être accepté ; il se dégagera de l'ignorance, maintenant le seul obstacle. Aujourd'hui pour le second & le troisième – si le second est dégagé, le premier s'accomplira automatiquement. La pression est énorme pour essayer d'obliger la buddhi à perdre la foi dans le siddhi physique & dans la nouvelle société. Que le pouvoir se rétablisse d'abord. La trikaldrishti, la télépathie, le pouvoir, la lipi devront tous désormais avancer vers une perfection absolue, et dans leur sillage, samadhi et drishti. Jusqu'à ce que cela soit fait, le quatrième chatusthaya ne fera que préparer son avancée. Le progrès a commencé ; il va s'accélérer dans la journée.

Les pouvoirs de connaisance & de tapas sont plus forts, mais ils agissent dans l'intellect sans l'action du jugement intellectuel, donc sans lumière. Le royaume mental est en train d'être purifié du prana. La force de tapas est pourtant insuffisante. La vie doit s'aligner avec les siddhis ; en d'autres termes, les pouvoirs doivent s'emparer de la vie et la posséder. La vie signifie l'Akash de prithivi, & à travers l'akash tout ce qu'il contient. C'est exact, là où il semblait clair, l'Akash est empli d'opposition & d'obstruction. L'obstruction ne sert qu'à faire ressortir la samata, tapas etc., & à accroître la force des pouvoirs eux-mêmes. L'acceptation du pouvoir et du droit du monde objectif à résister doit être de nouveau annulée. Jusqu'alors nous avons mis en avant que le pouvoir & la connaissance indiquent l'ancienne force et une efficacité invariable, mais l'efficacité est habituellement partielle, souvent peu efficace, rarement exemplaire. En apparence, nous ne sommes donc pas allés au-delà des anciens acquis, excepté que le pouvoir & les instruments sont tous acceptés & que la foi en eux est complètement fondée, bien qu'encore incertaine quant aux résultats rapides. Le second chatusthaya est dorénavant totalement fondé sauf dans l'extension & certainement aussi dans les détails de la foi et du Kalibhava ; l'attahasya aussi est donc peu manifeste. Tout cela doit maintenant émerger, tandis qu'en même temps les instruments des derniers chatusthayas se justifient davantage. Les conditions sont là, elles vont se clarifier et se développer d'elles mêmes –

Le troisième chatusthaya se reforme sur une base beaucoup plus solide. Ces prochains jours, le pouvoir, la lipi & la connaissance vont surmonter la résistance de l'akasha physique. Rupa et samadhi suivront l'exemple. Vous avez des incertitudes en ce qui concerne rupa et samadhi, mais les doutes seront levés. Simultanément, le quatrième chatusthaya sera stimulé. La santé affronte ses ultimes refus & se débarrasse déjà de quelques-uns d'entre eux. L'ananda insiste. Mais utthapana & saundarya sont encore dans un état sommaire & fortement contrariées dans leurs tentatives de progresser. Un mouvement a commencé en utthapana. Il doit se poursuivre régulièrement. Quant à la destruction du cinquième, ce n'est que celle des éléments douteux et des défauts qui les rendent douteux. Cette fois, le mouvement n'a pas été favorable. L'ancienne obstruction semble momentanément victorieuse.

════

La tentative va continuer & sera victorieuse. Il n'y a pas d'ambiguïté [............] directions. Quand il est dit qu'il y aura [....................] pouvoir qui a déjà [..............]¹

À compter d'aujourd'hui, régularisation du Yoga et de la vie ; mais le Yoga d'abord, puis la vie. L'activité du second chatusthaya doit être parfaitement restaurée ; car l'activité du premier est déjà restaurée & parfaite (excepté les contacts physiques). Cette activité du second chatusthaya doit reprendre sans déranger le premier, elle doit apporter l'ananda universel, pas le découragement ni la déception. Ceci fait, le troisième progressera de lui-même vers sa perfection, comme c'est déjà le

---

1 Le manuscrit est endommagé ; trois lignes sont en partie ou totalement perdues. NdÉ.

cas pour la lipi et le pur jnana. Le jnana pratique, le pouvoir et le samadhi vont tous se perfectionner sur cette base. De même, également par la perfection du pouvoir, le quatrième va briser ses obstacles & progresser vers sa perfection. Entre temps le cinquième va se confirmer et s'élargir.

=====

Le doute est justifié par le passé, non par l'avenir. Il persistera jusqu'à ce qu'il soit éliminé par la connaissance. Une connaissance parfaite est à l'œuvre pour éliminer l'ignorance ; mais l'ignorance est autorisée à revenir & à être conquise si souvent pour l'amour de l'humanité, afin que son fardeau puisse être allégé. Je vais réinstaller certaines parties de connaissance afin que la foi puisse trouver quelques bases sur lesquelles s'appuyer.

=====

Samata et dasya sont à nouveau solide – tejas va maintenant reprendre son activité, la foi va se développer & le vijnana va entrer en action.

=====

Le vijnana prépare sa propre perfection, la reconstruction nécessaire sera pour aujourd'hui. Le corps est toujours sous la domination de l'asiddhi. La lutte, en général, a lieu contre le Vritra [*celui qui recouvre*] dans les troisième, sixième & premier et second chatusthayas – particulièrement dans les pouvoirs de connaissance. Le vyuha [*rassemblement des rayons du soleil*] est en cours. Le vyuha continue. Le Samuha[1] est là, mais dans un état désordonné. Le stade négatif est terminé ; l'affirmation positive doit s'accomplir de plus en plus. L'arrangement signifie le moment, le lieu & les circonstances. Le vyuha s'installe. Les rayons n'ont pas encore pris leur place – La Foi résiste à tous les assauts & la connaissance du Sarva & de l'Ananta Brahman se confirme, mais il faut aussi celle du Jnana & de l'Ananda

---

1   *Samuha* : le rassemblement des rayons du soleil de la connaissance (Isha Upanishad 16).

Brahman. Voilà pouquoi le troisième doit maintenant s'accomplir, puis le quatrième. Ce ne sont là que les premiers obstacles à la perfection finale. L'accomplissement spontané est maintenant de règle, excepté dans le corps. Il doit aussi devenir la règle dans le corps. Mais pas immédiatement. Quant à la rapidité, elle sera bientôt à l'œuvre.

Reconstruire : d'abord le vijnana – ensuite le pouvoir – développement spontané partout. Ce n'est qu'un obstacle temporaire. La pression porte sur le système tout entier. C'est une tentative de dissoudre et de détruire ce siddhi. Elle rencontre donc une opposition, [..............] Je l'ai permise dans un but particulier, elle n'a pas [...............]¹

La vitre ne tombera pas. La lutte continue pour le troisième chatusthaya & l'attaque est maintenant constante, mais la pression du siddhi l'est aussi. Le siddhi poursuivra maintenant massivement, pas en détail excepté rupa. Tout est utile. Concernant l'estomac, il est essentiel que le retour à l'ancien système d'évacuation cesse, & il cessera. La santé et l'ananda recevront une attention particulière, tandis que l'utthapana se prépare. En attendant, le troisième chatusthaya va se perfectionner. Pas le premier, pas cela. C'est beau & utile pour cette vie. Il n'est pas besoin de tension de tapas. La pression physique n'est pas non plus nécessaire. Ainsi elle sera régularisée. . Ce n'est qu'une question de temps. Entretemps l'attention doit porter sur la vie. Les articles doivent être envoyés, et pourtant sans leur être soumis. Pranan atarah [*vous êtes au-delà des forces vitales*].

La vie doit maintenant être totalement exprimée selon ces valeurs supérieures. Le second chatusthaya doit commencer à entrer en jeu dans la vie. Beaucoup ont encore l'ego, & donc l'impression d'égoïsme survit. L'arrangement harmonieux des trois premiers chatusthayas continue. Aujourd'hui les deux premiers sont attaqués par les anciennes bhavas [*dispositions*

---

1   Le manuscrit est endommagé, deux lignes sont perdues. NdÉ.

psychologiques] dont le mental matériel est familier depuis longtemps, mais ils vont surmonter l'attaque & émerger dans une victoire permanente.

dhairyam suddhatanantyalipsa mahadbhavah
pritih dakshyam danapratidanalipsa anandibhava
bhoga hasyam karmalipsa samabhava

[*calme, pureté, aspiration à l'infini, grandeur*
plaisir, habileté, propension à donner et à recevoir, allégresse
réjouissance, rire, aspiration au travail, quiétude][1]

La trikaldrishti va s'organiser aujourd'hui & la totalité de la connaissance agira en conséquence dès demain. Il y a une tentative de faire revivre l'activité de l'intelligence pranique liée à trikaldrishti & aishwarya. Cette difficulté est là pour être surmontée. La difficulté s'obstine, mais elle est maintenant allégée par le rejet persistant des suggestions praniques –

L'ananda de nouveau l'après-midi & dans la soirée – mais il n'est plus atténué ni obstrué. Utthapana –

═══

Le premier chatusthaya est parfait ; quelques défauts s'attardent dans le second mais vous pouvez voir l'immense progrès accompli dans les parties humaines du système. Seules les parties divines sont encore imparfaites. Tant que cet état perdure, la pleine intensité ne peut se manifester. La perfection approche. L'attaque est totale sur le karma [*l'action*], non plus

---

1   « Ces lignes semblent être en relation avec le deuxième chatusthaya. Elles ressemblent à une énumération des qualités du brahmane etc., combinées avec celles de Maheshwari etc., laissant de côté les qualités du kshatrya combinées avec celles de Mahakali. Dhairyam (le calme, la patience) appartient au Brahmane, et anantalipsa (le besoin de l'infini) ressemble à brihallipsa (le besoin de la vastitude), un attribut de Maheshwari. Dana (la générosité) est une qualité du vaishya, et dakshya, tout comme kaushala, signifie l'habileté, une autre qualité du vaishya. Karmalipsa (le besoin de travailler) figure comme une qualité de Mahasaraswati ». Communication de l'éditeur.

par les hommes, mais par la nature. Ils ont appelé les éléments pour leur venir en aide. La lutte contre les éléments est encore une bataille perdue pour le moment. De plus, l'idéalité n'est pas non plus encore parfaitement organisée dans le détail. C'est une démonstration de l'idéalité mais elle doit encore être perfectionnée.

La connaissance œuvre de nouveau, proche de la perfection, seuls quelques éléments ne sont pas encore à leur place. Le pouvoir doit être hissé au même niveau dans ses mouvements ordinaires, puis dans le corps, puis dans le karma. Le pouvoir va maintenant commencer à travailler dans l'idéalité & en harmonie avec la connaissance, la télépathie & la trikaldrishti.

Bien que cela ne soit encore réalisé qu'imparfaitement, c'est fait. Maintenant, la lipi   [.........................][1]

---

1 Manuscrit endommagé, une ligne manque. NdÉ.

DIVINATION DU 15 MARS (1913)[1]

Le 15 mars [p. 1311]

Div. यदा वै विजानात्यादिवाक्यं व्याकुर्वन्नुत्तरमाह. Quand le vijnana est actif, il (le Maître du Yoga), développant le Verbe primordial (OM, Brahman), déclare ce qui suit : D'abord, l'activité de vijnana, ensuite, la perception constante de Brahman, enfin, la connaissance du monde dans les termes du Brahman.

---

1 **Divination du 15 mars (1913).** Écrite sur une feuille d'un carnet employé principalement pour l'Ilion et pour d'autres poèmes. L'année n'est pas donnée mais peut être inférée 1) de l'écriture, 2) de la période où ont été rédigés les autres passages du carnet, 3) du fait que Sri Aurobindo n'a pas tenu, pendant ce mois de mars 1913, un *Journal* régulier sur lequel il aurait normalement noté une divination. Notes sur les textes, *Record*, p. 1505.

COMPTES 31 MAI – 15 JUIN 1913[1]

Notes de détails yoguiques

Juin 1913 [p. 1312]

Crédit – 1er juin (31 mai)

Rs	15-0-0	(loyer pour mai)	Rs	15
Rs	40-0-0	en billets		
Rs	28-0-0	(loyer et serviteurs pour juin)		
Rs	10-0-0	réserve		
Rs	7-0-0	en espèces	Rs	85
Rs	70-0-0	prêté	Rs	70
Rs	150-0-0	prêt		
Rs	150-0-0	en billets Fr	Rs	300
				470

85 Rs. pour juin dont 40 en billets et 7 en monnaie pour les dépenses courantes.

Egalement 381 Rs. du mois dernier

---

1 **Comptes du 31 mai au 15 juin 1913**. Ecrits sur les cinq premières pages d'un carnet utilisé plus tard pour des notes et traductions védiques, les notes du *Journal* du 13 et 15 septembre (voir ci-après) et le *Journal* du 22 – 30 septembre 1913. Sri Aurobindo a écrit « Record of Yogic details » (Notes de détails yoguiques) sur la couverture de ce carnet. Il faut se souvenir que pour Sri Aurobindo, « *Toute la vie est un yoga* ». Notes sur les textes, *Record*, p. 1505.

Le 2 juin

Rs   20 en billets.

''   8 en monnaie

''   <u>2-9-0</u> dans le porte-monnaie

          30-9-0-

Mai   0,81.   (Rs 2 pour la fête mensuelle, 1 pour la charité)

12 juin

			Payé		
Rs	50	prêts remboursés	Rs	15	loyer pour mai
Rs	150	en billets Fr	Rs	6	charité
Rs	150	en prêt	Rs	43-14-	Bijoy. de l'argent
Rs	8-1	du mois dernier			du loyer (prêts)

Disponible

Rs	150	en billets Fr
Rs	150	en prêt
Rs	20	en billets (argent du loyer + Rs 4)
Rs	10	en billets (réserve + courant)
Rs	5	en espèces
Rs	23	(loyer & serviteurs pour juin)
Rs	0-9-10	(porte-monnaie)

                    Pour les dépenses diverses
              Rs 15-9-10   (9 + 6-9-10).

15 juin

Disponible

Rs	30	en billets	(Rs 16 – pour le loyer,
Rs	3-15-1	en monnaie	Rs 44- pour le loyer ;
Rs	150	en billets	Rs 14+3-15-1 Dépenses du mois – Rs 1
Rs	10	en prêt	pour des chausssures.
Rs	44	avec Bijoy	Rs 150 réserve.)
Rs	28	loyer et serviteurs	

Achats & disponible

			Dépenses diverses		
Riz	11- 0-0	31 mai			
Thé	0-13-0	”	Sucreries	0-0-6	
Allumettes	0- 0-9	”	Coolies	0-1-6	
Épices	1-10-6	”	Cigarettes	0-0-3	1er juin
Sucre	0- 3-8	1er juin	Cricket (spécial)	0-6-0	”
Cigarettes pour S.	0- 8-0	”	Huile	0-2-0	”
Bois pour le feu	3- 0-0	3 juin	Lait	0-1-0	”
Épices	0- 0-1	”	Timbres	0-0-6	”
Cigarettes (personnel)	0- 1-3	”	Cigarettes (spécial)	0-3-9	2 juin
Kérosène	2- 5-0	”	Lampe	0-2-0	”
Épices	0- 1-0	”	(Fête le mois dernier)	2-0-0	”
Sucre	0- 4-0	8 juin	Barbier	0-4-0	”
Cigarettes (personnel)	0- 1-3	8 juin	Vin	0-6-0	”
”	0- 1-3	10 juin	Cigarettes	0-0-1	3 juin
”	0- 0-6	12 juin	Saurin	0-0-3	”
”	0- 0-6	10 juin	Coolies	0-0-3	”
	20- 2-9		Timbres	0-0-6	”
			Encre	0-1-0	6 juin
			Kalasi[1]	0-0-9	”
			Timbres	0-0-6	7 juin
			Mandat	0-2-0	”
			Colis	0-4-6	”
			Petruz	0-1-0	”
			Savon	0-1-3	”
			Balais	0-1-0	9 juin
			Lacets	0-3-0	”

1 Cruche, NdT.

Salle de lecture[1]	0-8-0	10 juin		
Cricket	0-4-0	”		
Enveloppes et papier	0-5-0	”		
Plumes	0-5-0	”		
Cigarettes	0-0-3	11 juin		
		Blanchisseur	1-0-0	”
		Télégramme	0-6-0	”
		Pousse-pousse	0-6-0	12 juin
		Bordeaux[2]	0-6-0	”
		Citrons	0-6-0	”
		Nalini	0-0-6	13 juin
		Timbres	0-1-0	14 juin
		Barbier	<u>0-2-6</u>	15 juin
			6-8-1	

---

1   En français dans le texte. NdT.
2   « *Claret* » : vin de Bordeaux rouge. NdT.

NOTES DU JOURNAL, 13 ET 15 SEPTEMBRE 1913

Journal du Yoga
Théosophique.

13 septembre [p.1317]

Divination – इहोप यात शवसो नपातः सौधन्वना ऋभवो माप भूत ।
अस्मिन्हि वः सवने रत्नधेयं गमन्त्विन्द्रमनु वो मदासः । ।

Une application exacte aux circonstances du Yoga. Les Ribhus sont les dieux formateurs qui procèdent de la divine Tapas (शवसो नपातः) et l'utilisent pour former la pensée, l'action & les conditions. Ce processus formateur est actuellement le processus du Yoga (अस्मिन्हि वः सवने) et la joie de l'ananda dans l'action formative devient habituelle à la force mentale (रत्नधेयं इन्द्रं). Pour le moment, cependant, l'asidhi attaque, apportant des défauts de formation, des défauts d'ananda, troubles & déficiences dans le mental (défaut de धन्वन्). D'où le इह यात माप भूत.

Lipi – « Le 17 septembre. » (Akasha, varnamaya)

Trikaldrishti typique :

Une grenouille se dirige dans une certaine direction, sans signe de changement. Indication d'un mouvement à angle droit ainsi que la direction exacte qu'elle suivra. Accomplie, mais pas à l'endroit perçu.

Une autre grenouille arrive de la direction opposée ; indication que les corps des deux grenouilles vont se cogner en sautant l'une sur l'autre alors que la direction de leur mouvement ne laisse rien prévoir. La grenouille plus petite fait demi-tour et commence à sautiller en direction opposée, mais la plus grosse continue son chemin et saute sur l'autre, accomplissant ainsi la trikaldrishti, mais avec une variation non perçue.

15 septembre –

Dans la rue, deux corbeaux se chamaillent, non visibles derrière le mur. Indication qu'ils vont immédiatement apparaître par dessus le mur en se battant, puis se séparer. Accomplie précisément, bien que la trikaldrishti ne fut pas jyotirmaya.

EXPÉRIENCE VÉDIQUE, 14 ET 15 DÉCEMBRE 1913

[Page 1319]

1. 173

यस्य विश्वानि हस्तयोः पंच क्षितीनां वसु। स्पाशयस्व यो अस्मधुग्
दिव्येवाशनिर्जहि।।
असुन्वंतं समं जहि दूणाशं यो न ते मयः। अस्मभ्यमस्य वेदनं दद्धि
सूरिश्चिदोहते।।

Ô toi, nos cinq demeures et toutes leurs possessions sont
entre tes mains, fais que nos yeux voient celui qui nous trahit,
sois la foudre et détruis-le, même au ciel. Pourfends celui qui
n'extrait point le nectar, dont l'espoir est indifférent et opprimé,
qui n'est point ton amant, accorde-nous la connaissance de Celui
qui rend l'adorateur entièrement lumineux afin qu'il serve tous
tes actes.

Expérience du 14 & du 15 décembre 1913. Il existe des
Pouvoirs du mental pur, qui sont indifférents, égaux en tout,
comme s'ils étaient en possession de samata, – mais ils sont vides
de joie active ; ils ne pressent pas le vin de la félicité immortelle,
ils s'emparent de l'homme lorsque celui-ci, son espoir opprimé,
se réfugie dans une indifférence passive et égale et qu'il perd
intérêt dans l'activité mentale. C'est un état dans lequel l'homme
prend cet ennemi d'Indra et de sa propre perfection comme ami
et assistant[1]. La force mentale devenant entièrement lumineuse
dans la connaissance, *surih*, doit percer ce dangereux dégui-
sement et rendre clair à l'œil intérieur la véritable nature de cet

---

1 Probablement *udasinata tamasique*. NdT.

élément nuisible, *sama* certes, mais asunvan, sama car dunasha [*oppressé dans l'espoir*], et non point en raison d'une félicité égale. Il doit être anéanti en sa demeure du pur mental, par les éclairs d'*Indra*, la force mentale informée par l'énergie vaidyuta de Mayas [*la béatitude*]. « A uhate »[1] anticipe l'action ; l'action d'Indra ou de la force mentale devenant entièrement lumineuse, par la lumière solaire de la connaissance idéale, perfectionne le pouvoir mental du yogi afin de le rendre fort et capable de supporter & de contenir toutes les activités de connaissance mentale & du tempérament dans leur totalité.

« Sois extatique en nous, un temple du sacrifice, Ô Soma ; en Indra entre avec virtuosité ; puissant tu es, tu marches, ton chemin ne croise point les forces hostiles. Que notre expression soit sienne, le seul parmi les seigneurs de l'action, et selon son mouvement il sème en nous ce qu'il est, & en Maître il cultive ce champ. Ô toi…. Lui, deux fois extatique, lui dont l'être créé est libre, sans faille ou fissure (continuelles) dans nos réalisations, dans ce combat d'Indra, Ô Indu, protège ses richesses et ses biens. Et à tes anciens adorateurs, Ô Indra, tu vins comme un amant, telle l'eau pour l'assoiffé, même après cette expérience de l'âme, je t'invoque. Puissions-nous acquérir la force intense qui transperce dans le combat. »

---

1   «*A uhate*» (en fin du texte en Devanagari ci-dessus) se traduit par "Afin qu'il soutienne toutes tes activités". Dans ce cas particulier : l'action de devenir lumineux (suri). Communication de l'éditeur.

NOTES SANS DATE, VERS 1914[1]

Vijnanachatusthaya

[p. 1321]

Aujourd'hui –

Lipi, Rupa, Pensée, Vani, Trikaldrishti, Pouvoir, aucun absolument parfait mais s'approche de la perfection.

Demain –

Pensée parfaite, Vani parfaite, Trikaldrishti parfaite en son principe ; Pouvoir, Rupa, Lipi s'avançant vers la perfection.

Après demain –

Lipi parfaite, Pouvoir dans toute sa puissance et cependant pas encore parfait. Rupa progressant vers la perfection.

——

Le samadhi est en attente de la Rupa.

Cette fois l'intention est réelle.

Le script était suspendu mais pas abandonné. Aujourd'hui, bien qu'avec un début défavorable, il y aura un bon progrès, excepté le siddhi physique où l'ennemi a été autorisé à demeurer

---

1   **Notes sans date, vers 1914**. Sri Aurobindo a écrit ces notes intitulées « Vijnanachatusthaya » sur une feuille de papier trouvée dans un carnet qu'il avait utilisé pour le *Journal* de juillet 1912. La feuille, cependant, ne semble aucunement liée au contenu du carnet, et a pu être mise là pour marquer une page. L'écriture est celle de 1912-14. Il se peut que ces notes soient « le journal détaillé séparé des résultats » de « l'activité formulée et régulière du troisième chatusthaya » que Sri Aurobindo a écrit « avoir commencé » dans le *Journal* du 1er juin 1914. Notes sur les textes, *Record*, p. 1506.

trois jours de plus. La trikaldrishti doit se perfectionner aujourd'hui. C'est le premier siddhi. Puis la lipi doit avancer. La trikaldrishti doit être parfaitement à l'aise dans tous les domaines, aussi pour le moment, l'endroit & les circonstances, même sur le plan intellectuel.

———

« Perfection » est utilisé comme un terme relatif, mais elle devrait être absolue. Le script n'est pas encore utilisé par les agents les plus élevés ; il n'est qu'un reflet de l'état de la connaissance. Le script ne peut donc apporter d'aide que l'on ne puisse obtenir d'autres instruments de connaissance – néanmoins il doit être utilisé & perfectionné. Les suggestions fausses & non corrigés empêchent la dasya d'être complètement acceptée, mais le mouvement d'anrita [*de fausseté*] est une rechute de l'intellect dans le corps, ce n'est pas un mouvement justifié par l'état actuel du siddhi.

La révolte contre la dasyam alors que la source qui guide n'est ni claire ni satisfaisante, doit cesser. Une parfaite Sagesse gouverne le siddhi & l'infaillibilité intellectuelle est bien établie sauf dans cette partie qui doute & juge, et qui par son doute et son jugement sème la confusion dans l'intellect –

Il ne faut pas renoncer à tejas, mais la justifier.

Aujourd'hui, la trikaldrishti vas rejeter le doute et le jugement, mais pas encore les incertitudes laissées par leur action sur l'intellect. La lipi va justifier la prédiction – Rupa émerge enfin & pour la dernière fois, le Pouvoir surmonte l'obstruction générale. Dans le siddhi général, l'Ananda va une fois encore prendre le dessus. Le samadhi va se développer en même temps que rupa. Tout est pour aujourd'hui.

NOTES SUR DES IMAGES VUES EN MARS 1914[1]

[p. 1323]
L'échelle de l'évolution

Voyons comment la pensée de Dieu se déploie dans la Vie. Le monde matériel est d'abord formé avec en son centre le Soleil, le Soleil lui-même n'étant qu'une étoile secondaire du grand Agni[2], Mahavishnu[3], au centre duquel se situe Bhu[4]. Mahavishnu est le Virat Purusha[5] qui, en tant qu'Agni, s'investit sous la forme

---

1   **Notes sur des images vues en mars 1914.** Sri Aurobindo a écrit ce passage, qu'il intitula « L'échelle de l'évolution », en mars 1914 dans un cahier d'exercices du même genre que ceux qu'il utilisait alors pour son *Journal*. Dans la note du 22 mars 1914, il parlait de certaines « scènes dans les premiers Manwantaras montrant une race de Pashus divinisés poursuivis par des Barbares », scènes qui « ont été notées ailleurs ». La référence concerne de toute évidence la deuxième section de « L'échelle de l'évolution », qui commence par : « Une série d'images et un certain nombre d'indications ont été données hier en chitra-drishti pour illustrer l'histoire des deux premiers Manwantaras... ». Le mot « hier », qui a été ajouté entre les lignes, semblerait indiquer que la deuxième, et peut-être aussi la première et la troisième section, furent rédigées le 23 mars. D'autres recoupements avec le *Journal* démontrent clairement que les images de la quatrième section, et du premier paragraphe de la cinquième section, ont été vues le 24 mars, et que les images du reste de la cinquième section et probablement celles de la sixième ont été vues le 25 mars. Notes sur les textes, *Record*, p. 1506.
2   *Agni* : le dieu védique du Feu ; dans l'interprétation du Veda par Sri Aurobindo, le deva comme maître de tapas, « la conscience divine qui se manifeste dans l'énergie universelle » ; il est « l'habitant secret de la Matière et de ses formes » et « le pouvoir de l'Être conscient, que nous appelons volonté, derrière le mécanisme du corps et de l'esprit » ; son « lieu de naissance et sa demeure – bien qu'il soit né partout et habite en toutes choses – est la Vérité, l'Infinité, la vaste Intelligence cosmique dans laquelle Connaissance et Force sont unifiées ». **Agni Twashta** : Agni, l'énergie universelle, en tant que Twashta, le « Façonneur des choses ».
3   *Mahavishnu* : Vishnu en tant que Virat, l'Âme du monde matériel.
4   *Bhu* : la terre ; le plan de l'existence terrestre, le monde de la Matière (anna).
5   *Virat purusha* : « le Puissant et Rayonnant », le Brahman manifesté dans le premier des trois états symbolisés dans le AUM ; le Soi (atman) soutenant l'état de

du soleil et des étoiles. Il est Agni Twashta, Visvakarman[1], il est aussi Prajapati[2] & Matariswan[3]. Ce sont les trois Purushas primordiaux de la vie terrestre, – Agni Twashta, Prajapati & Matariswan, tous sont les corps de l'âme de Mahavishnu. Agni Twashta ayant formé le Soleil à partir des Apas (ou des Eaux de l'être), Prajapati en tant que Surya Savitri[4] entre dans le Soleil et en prend possession. Il se multiplie dans les Suris ou Dieux Solaires, qui sont les âmes des flammes de Surya, les Purushas des énergies solaires féminines. Puis, à partir de ce corps solaire de Vishnu, il crée les planètes, chacune d'entre elles devenant successivement le Bhumi ou lieu de manifestation du Manu, l'être mental, nœud de l'existence de la vie manifeste et lien entre la vie et l'esprit. La Terre actuelle apparaît à son tour comme scène de la vie, Mars ayant été son dernier théâtre. Dans le Bhumi, Agni Twashta est de nouveau le principe premier, Matarishwan le second, et finalement apparaît Prajapati sous la forme des quatre Manus[5] (chatwaro manavah), d'abord dans le monde mental qui se tient derrière la vie terrestre, puis dans le monde physique. Car la terre comporte sept plans d'être : le matériel, dont les scènes et événements sont normalement seuls visibles aux sens physiques, le vital dont le pranakosha[6] de

veille (jagrat) ou la conscience sthula ; le Seigneur (ishvara*)* imprégnant l'univers extérieur en tant qu'Âme cosmique.

1   *Vishva-karman* : le divin architecte, identifié à *Twashtar* ; littéralement « le Créateur de Tout, de l'Univers ».

2   *Prajapati* : « le Seigneur des créatures », le divin purusha dont tous les êtres sont des manifestations ; le deva qui préside sur le janaloka ; l'un « des trois Purushas primordiaux de la vie terrestre », qui apparaît, après Agni Twashta et Matariswan, sous la forme des quatre Manus (appelés aussi « les quatre Prajapatis »).

3   *Matarishwan* : une épithète de Vayu, « qui, représentant le principe divin dans l'énergie vitale » (prana), « s'étend dans la Matière et vivifie ses formes ». Le Pouvoir de Vie universel.

4   *Surya Savitri* : Suriya en tant que Créateur, « le Lumineux de Sagesse qui donne naissance à l'existence manifeste ».

5   *Manu* : l'être mental ; identique à Manu Prajapati ; chacune des 14 manifestations de Manu Prajapati gouvernent les manwantaras d'un pratikalpa ; chacun des « quatre Types d'Âmes dont tous les Purushas humains sont nés ».

6   *Pranakosha* : l'enveloppe (kosha) composée de force de vie (prana), « l'enveloppe de la vie ou corps vital » à travers laquelle « le monde vital (pranajagat) entre

l'homme est fait et auquel il réagit, le mental auquel son mana-hkosha[1] est attaché, le plan idéal qui gouverne son vijnanako-sha[2], le plan béatifique qui soutient son anandakosha[3], & les plans dynamiques et essentiels pour lesquels il n'a pas encore développé de koshas correspondants, mais seulement quelques nimbes encore sans formes d'un être concret. Les dieux pro-jettent tous leur linga rupa [*forme subtile*] dans ces mondes de la terre, et à travers eux dirigent ses affaires ; car ces lingas y répètent, en termes propres à la vie sur terre, les mouvements conscients des dieux et de leurs existences supérieures dans les mondes situés au-dessus de Bhu. Les Manus manifestés dans le Manoloka[4] de Bhu font pression sur la terre pour la mani-festation de la vie et du mental. Prajapati, en tant que Rudra, commence alors à former la vie sur la terre, d'abord sous forme végétale, puis dans des formes animales. L'homme existe déjà, mais en tant que dieu ou demi-dieu dans le Bhuvarloka[5] de Bhu, non en tant qu'homme sur terre. Là, il est soit Deva[6], Asura,

---

en relation avec nous ».

1   *Manah-kosha* : l'enveloppe composée de substance mentale, « l'enveloppe mentale ou corps subtil (manomaya purusha) dans lequel notre être mental véritable demeure ».

2   *Vijnana kosha* : l'enveloppe (kosha) correspondant à vijnana, « l'enveloppe de la connaissance, le corps causal (karana) » dans lequel, lorsqu'il y vivra, l'être humain « sera en mesure de faire descendre entièrement dans son existence terrestre la plénitude de la conscience spirituelle infinie ».

3   *Ananda kosha* : l'enveloppe correspondant au plan de l'ananda, « l'enveloppe de béatitude » qui est le corps spirituel de « l'âme de félicité » et dans laquelle, avec le vijnanakosha, « toute la perfection d'une incarnation spirituelle doit être trouvée, une loi divine du corps encore non manifestée ».

4   *Manoloka* : le monde mental, un loka où le mental « n'est pas déterminé par les conditions matérielles ou par la force de vie, mais se détermine lui-même et les utilise pour sa propre satisfaction ».

5   *Bhuvarloka* : le monde (loka) appelé bhuvar ; le monde vital.

6   *Deva* : ici dans son sens de septième des dix types de conscience sur l'échelle de l'évolution : le mental concentré dans vijnana, se dépassant lui-même. Les autres types de conscience mentionnés ici sont :
- l'*Asura* : ici, le sixième des dix types de conscience dans l'échelle évolutive : le mental concentré sur la buddhi.
- le *Rakshasa* : ici, le cinquième des dix rayons ou types de conscience dans l'échelle évolutive : son mental est concentré sur le manas pensant (le mental sensoriel).

Rakshasa, Pramatha, Pishacha, Pashu. Ou bien, en tant que Deva, il est soit Gandharva[1], Yaksha, Vidyadhara, soit l'un des Karmadevas. Car l'Homme est un fils du Manu et sa place lui est assignée dans le Div [*le ciel, plans de l'intelligence mentale*] et le Pradiv[2], dans le Paradis & dans les Swargabhumis[3]. De là il descend sur terre, et là il retourne en quittant la terre. Tout cela sera expliqué par la suite. Quand le corps humain est prêt, alors il descend sur terre et occupe ce corps. Il n'est pas un natif de la terre pas plus qu'il n'a évolué à partir de l'animal. Sa manifestation dans la forme animale est toujours une incarnation partielle comme nous le verrons plus tard.

L'animal lui-même est un type inférieur. Certains devas du plan manasique [*mental*] dans le bhuvarloka descendent dans les types les plus élevés parmi les animaux. Ce ne sont pas des êtres mentaux à proprement parler, mais seulement des êtres vitaux à demi-mentaux. Ils vivent en bandes, tribus, etc., avec une existence collective. Ce sont des âmes individuelles, mais leur individualité est moins vigoureuse que dans l'âme type. S'ils n'étaient pas individualisés, ils ne pourraient pas s'incarner dans

---

- le *Pramatha* : ici, le 4e des dix types de conscience dans l'échelle évolutive : le mental concentré sur le cœur et la partie émotionnelle et esthétique du chitta [mental émotif].
- le *Pishacha* : ici, le troisième des dix types de conscience dans l'échelle évolutive : mental concentré sur les sens et la partie de connaissance du chitta et intéressé à connaître la vie du corps.
- le *Pashu* : animal ; l'animal humain ; le plus bas de tous les types de conscience dans l'échelle évolutive : le mental concentré sur la vie du corps ; « le pouvoir animal dans le corps », qui « pourrait être utilisé divinement pour les desseins plus élevés du Purusha divinisé ».
1   Ici sont cités divers sous-types de devas dans l'échelle évolutive : le *gandharva* dans l'échelle évolutive, est un sous-type du type deva conférant grâce et raffinement aux types inférieurs auxquels il est associé ; le *yaksha* appartient aussi au monde de la jouissance ; le *vidyadhara* possède des pouvoirs et connaissances magiques ; le *Karmadeva* est un Deva ou dieu de l'action.
2   *Pradiv* : la « mentalité intermédiaire », un niveau de conscience décrit comme « le pur mental lié au plan nerveux » ; un akasha mental défini comme l'éther de la « buddhi prano-manasique » derrière la chittakasha.
3   *Swargabhumi* : un monde céleste ; un niveau de *Swarga* : les cieux ; le plus bas des deux plans de Swar, qui correspond au Manas, le mental basé sur les sensations ; n'importe laquelle des subdivisions de ce plan.

des formes individuelles. Le corps est seulement le type physique de l'âme. L'âme, si elle était seulement une âme collective, se manifesterait dans quelque corps complexe dont l'agrégat des différentes parties serait la seule unité ; disons, une vie comme celle du cerveau humain. L'animal développe la vie tribale, la vie en horde ou en clan, la vie de famille. Il développe chitta, manas [*le mental sensoriel*] et les rudiments de la raison. Alors seulement apparaît l'homme.

Comment l'homme apparaît-il ? Prajapati se manifeste comme Vishnu Upendra [*Indra « jeune », le Pouvoir du mental Divin*] incarné dans l'animal ou Pashu, dans lequel les quatre Manus se sont déjà manifestés, et la première créature humaine qui apparaît, dans le présent Kalpa[1], est le Vanara, non pas le Singe-animal mais l'homme avec la nature du Singe. Son Satya Yuga[2] est le premier Paradis, car l'homme commence avec le Satya Yuga, en un type parfait, et non en un type rudimentaire. L'animal établit un type parfait pour le Pashu humain, et seulement alors un Manuputra[3] ou Manu, un humain, une véritable âme mentale, apparaît sur terre, avec toute l'intensité d'une mentalité humaine-animale parfaite dans la forme animale.

Tels sont les débuts de l'homme. Il grandit par la descente de types de Manus toujours plus élevés venant du bhuvarloka, – d'abord il est Pashu, puis Pishacha, Pramatha, Rakshasa, Asura, Deva et enfin Siddha. Ainsi il remonte l'échelle de son propre être vers le Sat Purusha[4].

Manu, le premier Prajapati, est une partie de Mahavishnu Lui-même, descendu dans le plan mental pour conduire la

---

1   Kalpa : immense période de temps consistant en dix pratikalpas. Chaque pratikalpa dure cent chaturyugas.
2   *Satyayuga* : « l'âge de la Vérité » ou Âge d'Or ; « une ère du monde dans laquelle une harmonie stable et suffisante, est créée et où l'homme réalise pendant un certain temps, dans certaines conditions et limites, la perfection de son être ».
3   *Manuputra* **:** fils de Manu ; une âme humaine.
4   *Sat-purusha* : l'esprit dans sa calme position de pure existence ; la plus haute forme de conscience dans l'échelle évolutive.

destinée de la race humaine. Il est différent des quatre Manus qui sont plus que les Prajapatis, car ils sont les quatre Âmes-Types dont tous les Purushas humains sont nés ; ils sont Manus seulement pour les fins de l'humanité, étant eux-mêmes au-delà de cet univers manifesté & demeurant pour toujours dans l'être des Para Purushas[1]. Ils ne sont pas de véritables Manomaya Purushas[2]. Mais Manu Prajapati est un véritable Manomaya Purusha. Par génération mentale il engendre, avec ses Énergies féminines, les hommes dans les plans mentaux & vitaux au-dessus de la terre, d'où ils descendent dans le corps matériel, ou plutôt terrestre. Sur terre, Manu s'incarne quatorze fois au cours de chaque Kalpa, & chacune de ces quatorze incarnations s'appelle un Manu. Ces quatorze Manus gouvernent les destinées humaines durant les cent chaturyugas[3] du Prati-Kalpa, chacun de ces Manus prenant en charge à son tour un stade particulier du développement humain, qu'il dirige autant depuis le monde mental que par des incarnations répétées sur terre pendant toute la durée de ce stade. Lorsque Manu Prajapati souhaite s'incarner dans une forme nouvelle, il dispose d'un corps mental préparé pour lui par l'évolution des naissances par un vibhuti[4] humain, Suratha ou autre, & il en prend possession au début de son manvantara[5]. Chaque manvantara est composé d'un nombre varié de chaturyugas en fonction de l'importance & de la difficulté de

---

1   *Para purusha* : l'Âme (*purusha*) la plus élevée, l'Etre suprême, l'un « Transcendant qui est au-delà des mondes et de toute la Nature et qui pourtant possède le monde et sa Nature, et qui y est descendu avec quelque chose de lui-même et le forme en ce qui n'est pas encore » ; identique à Purushottama.
2   *Manomaya purusha* : « l'Ame sur le plan mental », le purusha en tant qu'être mental.
3   Chaturyuga : une série cyclique de quatre âges ou yugas (satyayuga, tretayuga, dvaparayuga et kaliyuga), qui correspond à un centième d'un pratikalpa.
4   *Vibhuti* : manifestation du pouvoir divin ; un individu exceptionnel qui incarne « quelque pouvoir du Divin et en reçoit la capacité d'agir avec une grande force dans le monde ».
5   *Manwantara* : un éon comprenant plusieurs chaturyugas dont le nombre dépend de l'importance et de la difficulté de l'étape dont chaque *Manu* est chargé, et correspond au règne de l'un des quatorze Manus ; un *manwantara* est aussi une des divisions des *pratikalpas* (il y a 14 *manwataras* dans un *pratikalpa*).

l'étape dont il est chargé. Une fois au moins au cours de chaque chaturyuga le Manu du Manvantara s'incarne en tant qu'homme sur terre, mais cela n'arrive jamais dans le Kali Yuga[1]. Le septième et le huitième Manu sont les plus importants dans chaque Prati Kalpa[2] & ont les règnes les plus longs, car c'est au cours de leurs Manvantaras que la transformation cruciale s'opère finalement, passant du type réalisé dans le précédent Prati Kalpa, au type qui doit être perfectionné dans le présent Kalpa. Car chacun des dix Prati Kalpas a son type. Dans les dix Prati Kalpas l'homme progresse au travers des dix types qui ont été fixés pour son évolution dans le Kalpa. Dans l'actuel Kalpa, les types (dashagus[3]) sont les dix formes de conscience appelées Pashu, Vanara, Pishacha, Pramatha, Rakshasa, Asura, Deva, Sadhyadeva, Siddhadeva, et Satyadeva. Les trois derniers sont connus sous d'autres noms qui n'ont pas besoin d'être écrits à présent. Le Pashu est le mental entièrement concentré sur l'annam [*la matière*], le Vanara est le mental concentré sur le prana [*la force de vie*], le Pishacha est l'esprit concentré sur les sens & la partie cognitive de la chitta, le Pramatha est le mental concentré sur le cœur & la partie émotionnelle & esthétique de la chitta, le Rakshasa est le mental concentré sur le manas pensant proprement dit, & il soulève tous les précédents dans le manas lui-même ; l'Asura est le mental concentré sur la buddhi [*raison*], & dans l'Asura-Rakshasa il la met au service du manas

---

1   *Kali Yuga* : le dernier des quatre âges d'un chaturyuga, dont l'esprit-maître est le shudra ; une période du monde où l'harmonie créée dans le satya yuga et maintenue avec une difficulté croissante dans le treta yuga et le dwapara yuga, « finit par s'effondrer et est détruite », pendant qu'en même temps « les conditions nécessaires sont progressivement construites pour un nouveau Satya yuga, une autre harmonie, une perfection plus avancée ».
2   *Pratikalpa* : le dixième d'un kalpa ; une période de cent chaturyugas. Ou encore : une période de 14 manwantaras, dont chacun comprend plusieurs chaturyugas. Chaque pratikalpa correspond à un des dix types ou formes de conscience dans l'échelle évolutive. Le présent pratikalpa est considéré comme le 6ème du kalpa actuel, le pratikalpa de l'asura où le mental est concentré sur la buddhi.
3   *Dashagu* : identique à dasha-gavas, les dix rayons ; les dix types ou formes de conscience dans l'échelle de l'évolution.

& du chitta. Le Deva est le mental concentré en vijnanam, se dépassant lui-même, mais dans l'Asura-Deva ou le Devasura il met vijnana au service de la buddhi. Les pas suivants élèvent le mental successivement jusqu'à l'Ananda, Tapas & Sat & sont respectivement le suprême Rakshasa, le suprême Asura, le suprême Deva. Nous avons ici la gradation complète par laquelle le Mental escalade sa propre échelle depuis la Matière jusqu'à l'Être pur que l'Homme a fait évoluer dans les différents types dont les dix principes sont tour à tour capables. Trouver la joie de ces divers types dans leur jeu multiforme est le but du Purusha Suprême dans la Lila humaine.

[II]

Une série d'images et nombre d'indications ont été données hier par la chitra-drishti afin d'illustrer l'histoire des deux premiers Manwantaras & les vicissitudes au travers desquelles est passée l'idée humaine au cours de ces âges innombrables. Il n'est pas surprenant qu'il n'y ait aucune trace de ces vicissitudes dans les strates de la terre actuelle, car la terre actuelle n'est pas le sol de la planète tel qu'il était durant des premiers Manwantaras. Les érosions, soulèvements, convulsions et changements qu'elle a subis ne peuvent être évalués par les méthodes imaginatives & sommaires des géologues modernes, – hommes se pensant supérieurs & maîtres ès connaissance, mais qui ne sont que des bébés et des babillards dans leurs propres sciences. Il n'est pas utile à présent d'entrer dans la scène ou le lieu des péripéties & des populations montrés dans la drishti [*vision*]. Les faits suffisent.[1]

La première image était celle d'une jeune & belle femme fuyant, tenant deux enfants par la main, précédée d'un troisième enfant – mais qui n'était pas clairement visible – et suivie par un

---

1 Les trois images qui suivent sont mentionnées dans le Journal du 22 mars 1914 (*Record*, p. 395). NdÉ.

petit enfant, une fille avec un tissus à la main. Toutes du sexe féminin. Dans leur fuite elles renversent un jeune homme beau & bien habillé, qui lui aussi fuyait mais en travers de leur route – et qui est maintenant étendu sur le dos. Un sauvage âgé & barbu, nu & portant une sorte d'arme poursuit à quelque distance la femme & ses filles, et aurait vite rattrapé les fugitives n'eût été l'incident de la collision. La deuxième image montrait le jeune homme encore allongé, le sauvage au-dessus de lui le menaçant violemment de son arme, mais la bhava [*l'atmosphère de la scène*] indique que l'objectif du raid n'est pas de massacrer mais de faire des prisonniers & des esclaves. Le jeune homme est évidemment fait prisonnier par le poursuivant qui s'est détourné des femmes pour ce butin peut-être d'une valeur plus grande. La troisième image montre la petite fille de la première image capturée par un barbare jeune & beau qui a réussi à la consoler et à la calmer & l'a convaincue de le mener au refuge secret des fugitives. C'est par ce moyen – indique-t-on maintenant – qu'il est en mesure de découvrir leur refuge & de capturer toute cette colonie civilisée. Ce succès l'élève au rang de grand chef dans son peuple, car c'est son groupe d'attaquants qui a rendu la victoire vraiment profitable. La chitra-lipi[1] « *Indigènes* » donnée maintenant montre que ces barbares sont les occupants originels de ce pays, les autres étant des colons & des conquérants. Le Vijnana suggère que les deux groupes – assaillants & assaillis – sont au stade Pashu & humains du premier ou deuxième Manu, mais le groupe civilisé a atteint un stade proche du Deva de type Gandharva, tandis que les sauvages sont une résurgence du type Asura Rakshasa des Pashus, ramené dans un âge plus avancé pour revigorer le type trop raffiné que le premier groupe était devenu. Le jeune chef de l'image est une sorte de César-Auguste ou d'Alaric des barbares. Il prend la tête de leur révolte,

---

1   *Chitra lipi* : écriture picturale ; lipi en deux dimensions, vue sur un arrière-plan dont l'œil mental tire son matériau.

laquelle est tout d'abord un mouvement chaotique d'indignation (la lipi « indignation » alternait avec « indigènes »), l'organise, conquiert & asservit les Gandharvas, apprend d'eux leur civilisation et la modifie avec les coutumes barbares. La nouvelle race qui en est issue finalement domine le monde d'alors & fixe le type suivant de l'évolution Pashu.

Mais que sont ces Pashus ? Car il ne s'agit pas ici du premier pratikalpa des Pashus, mais du sixième des Asuras, et il est indiqué qu'aucune de ces visions n'appartient à un autre pratikalpa que l'actuel. Il s'ensuit que même ces sauvages ne peuvent être de purs Pashus, mais des Asuras ou des Asuras Rakshasas évoluant à partir du stade Pashu – dans la mesure où l'Asura peut retourner à ce stade – et développant les potentialités d'une sorte d'Asura-Pashu avant de développer celle de sa nature d'Asura dans ses types les plus élevés, d'y parvenir & de s'élancer au-delà du pur Asura. Ceci est une modification importante. Elle signifie que chacun des types du Dashagavas traverse, dans le cadre du moule de son propre type, la totalité des dix gavas, du Pashu au Siddhadeva. Le Pashu-Asura sera différent du pur Pashu ou du Pashu-Deva, parce qu'il sera d'abord et avant tout de façon caractéristique un Asura, mais il se concentrera *à partir de la buddhi* sur les expériences du corps en tant que Pashu, et sur les expériences du vijnana en tant que Deva, & ainsi dans chaque type selon son domaine particulier d'activité. Par contre le Deva le fera à partir du vijnana, et la différence de levier & d'objectif dans l'action constituera une immense différence, tant pour le caractère de l'activité que pour ses résultats dans son domaine. En outre il est clair que le Pashu Asura traverse aussi les divers types à l'intérieur de sa nature mixte de Pashu & d'Asura avant de passer au Pishacha-Asura, qui doit subir un développement similaire. La grande variété de types qui résulte de ce système d'évolution est évidente.

Les autres images[1] vues en relation avec cet épisode Pashu-Asura sont au nombre de trois. D'abord le pays plat & désolé avec une colline au loin, à propos duquel le vijnana indique que telle n'était pas l'apparence du pays occupé par les barbares avant que les colons ne débarquent (venant de la mer, selon ce qui est suggéré, puis s'avançant vers les étendues à l'intérieur des terres à partir des côtes occupées) & ne le peuplent que de façon éparse. La catastrophe est survenue en raison de leur hâte à conquérir la totalité du petit continent avant d'être capables de peupler tout le territoire inoccupé & de se constituer en un pouvoir fort & irrésistible organisé en grandes cités & en nations peuplées. Cette hâte était due à la fertilité plus grande et donc attirante du sol occupé alors par les barbares qui, étant de piètres agriculteurs, ne s'étaient installés que sur les terres riches n'exigeant pas de compétences techniques particulières, & avaient laissé le reste en friche. Le contraste entre les terres desséchées vues d'abord & les rives du grand fleuve sur lesquelles les barbares s'étaient établis est typique du contraste entre les deux sortes de sols, cultivés & non cultivés. Les tentatives prématurées de conquête ont commencé par des attaques sur les villages barbares les plus proches, & le raid de la vision était la première représaille efficace menée en l'absence des guerriers de la colonie, c'est pourquoi, du côté attaqué, seules les femmes, les enfants & des hommes paisibles et désarmés ont été vus fuyant vers leur refuge secret habituel. Car cette colonie était juste à la frontière du pays barbare & toujours exposée à des incursions. La vision n'a pas montré clairement pourquoi les combattants de la colonie étaient absents, s'ils étaient eux-mêmes partis en raid chez les barbares ou engagés dans une querelle civile intestine.

La deuxième image – la cité fortifiée sur le plateau – montre, d'après les terrasses découpées dans les pentes du plateau &

---

1   Ces trois images (avec une quatrième) sont mentionnées dans le *Journal* du 23 mars 1914 (*Record*, p. 397). NdÉ.

la chitra [*vision*] de l'un des dômes de la cité, que c'était une métropole civilisée & magnifique, résultat final du mélange des barbares & des colons. Le village barbare originel se trouvait sur les rives du grand fleuve, visible par l'un de ses ghauts[1] à proximité de la base du plateau, mais après le raid – sur les instances du jeune chef victorieux à qui ils avaient désormais donné le commandement d'un commun accord – et pour se protéger eux-mêmes & leur butin, les sauvages s'étaient retirés sur le plateau alors en pente raide & difficile d'accès. Par la suite une grande ville fut construite sur le site de ce bastion barbare. La construction sur la rivière, qui semblait être une maison mais qui apparemment se tenait sur l'eau, n'était peut-être rien d'autre qu'un radeau aménagé en habitation & amarrée à un *char*[2] du fleuve, ce qui a suggéré la première idée qu'il s'agissait d'une maison sur un îlot du fleuve.

La troisième image, la grande hutte haute & spacieuse, construite presque avec élégance & dont la porte imposante était grand ouverte, était celle du chef et montre que malgré leur nudité ces sauvages n'étaient pas au plus bas de l'échelle, ni du point de vue de l'immaturité humaine ni de celui de la dégénérescence humaine. La silhouette, un prêtre à en juger d'après son habit & sa coiffe, n'est, en fait, pas un prêtre mais un émissaire, un des anciens de la colonie venu négocier la libération des captifs ; la fille avec laquelle il parle et dont il se détourne, traumatisé et désespéré, est l'une des filles de la femme vue dans la première série d'images, maintenant esclave & concubine du chef. Au départ, les colons ne voulaient pas recourir à la violence de crainte que les captifs ne soient maltraités. L'ancien venait juste d'apprendre que l'une des plus importantes d'entre elles avait déjà été soumise à une irrémédiable indignité, ainsi que d'autres faits, par exemple que les chefs ne voulaient pas

---

1   *Ghaut* ou ghat : grands escaliers de pierre qui descendent vers les fleuves en Inde.
2   *Char* (bengali, *car*) : banc de sable émergeant d'un fleuve.

entendre parler d'une quelconque réparation, ce qui explique la réaction de l'envoyé qui manifeste son désespoir de ne pouvoir rétablir la paix ou négocier utilement. La série n'est pas encore complète, mais attend le déroulement d'événements ultérieurs que le vijnana a déjà, quoique très vaguement, laissé pressentir. L'autre image n'a rien à voir avec ces événements mais appartient plutôt à un Manvantara ultérieur, celui du Pramatha-Rakshasa du sixième Manu, dans l'un de ses stades les plus parfaits & les plus brillants. Elle doit rester très nette à l'esprit en vue d'une interprétation future.

III

La succession des Manwantaras peut maintenant être décrite. Il faut se souvenir qu'il y a quatorze Manus [dans un manwantara] et dix gavas[1] du Dashagava. Comment ces derniers se répartissent-ils entre les Manus ? Dans le présent Kalpa, ou plutôt Pratikalpa, le type Pashu est le Vanara, mais comme dans tous les mouvements de la nature, même lorsqu'elle manifeste le Vanara, les autres font d'abord rapidement leur apparition avant que l'heure de leur type ne soit venue ; les plus appropriés sont le lion, le tigre, l'éléphant, le chien, le chat, le bœuf & la vache, l'ours, le renard, l'âne, l'abeille, la fourmi, le papillon, le poisson, l'aigle (aussi le milan, le faucon & le vautour), le rossignol, le corbeau & le coucou, etc. Dans tous ces animaux l'ego humain s'incarne facilement & le type humain les absorbe tous. Le premier Manu prend tous ces symboles & les applique au type général de l'Asura pour en arriver à l'évolution d'un Vanara-Asura géant qui porte en lui tous ces éléments & les fusionne dans une harmonie animale dominée par la curiosité, l'humour, faculté et capacité d'adaptation –

les vertus du Singe qui rapprochent le plus ce type de l'homme. Le premier Manu transmet ce premier Vanara Asura

---

1   *Gavas* : rayons ; formes de conscience.

au deuxième Manu, lequel reprend le type, l'accomplit et le fait évoluer et devenir le Pishacha-Asura. Il le fait en intensifiant au maximum la curiosité du Singe et en l'appliquant à toutes les expériences de la vie animale de l'homme : jeu, travail, vie domestique, guerre, plaisir, souffrance, rire, chagrin, relations, négociations etc. Toutes les qualités supérieures : imagination, réflexion, inventivité, pensée, spiritualité même, sont orientées vers ces expériences et ces possibilités, – cognitives sans esthétique – jusqu'à leur épuisement pour autant que l'animal humain puisse les épuiser. Cela ne se réalise toutefois qu'au cours du troisième Manwantara. Dans le deuxième, c'est le Vanara qui satisfait son humour, sa curiosité et sa capacité d'adaptation d'une façon beaucoup plus élémentaire & grossière, mais, ce faisant, il commence à se raffiner et à évoluer à la recherche de nouvelles sensations jusqu'à l'apparition du Pishacha Asura dans la plénitude de son épanouissement. Ce type est transmis au troisième Manu pour qu'il l'épanouisse, & deux Manvantaras sont consacrés à cette tâche, – au cours du troisième, le Pisacho-Pramatha du type Asura évolue. Dans le quatrième Manvantara le Pishacha Pramatha évolue pour devenir le Pramatha-Asura complet. La curiosité cesse d'être purement cognitive & quasi scientifique, elle devient esthétique, d'un esthétisme animal & vital ; le Pramatha cherche à extraire de toutes les choses de la vie la plénitude de leurs valeurs émotionnelles & esthétiques, leur rasa [*saveur essentielle*], aussi bien celle de la torture que celle de l'extase, de la mort comme de la vie, du chagrin comme de la joie. Ce type est développé par le cinquième Manu, pour l'amener au Pramatha-Rakshasa du type Asura, et grâce au sixième Manu, au Rakshasa-Asura complet. Le premier qui commence vraiment à penser est le Rakshasa, mais sa pensée est encore égoïste & axée vers la sensation. Ce qu'il cherche est une satisfaction égoïste grossière dans toute la vie du mental, du prana & du corps, dans toutes les expériences du Pashu, du Pishacha, du Pramatha & de la sienne propre. Mais comme ce

type n'est pas un pur Rakshasa mais un Rakshasasura, la pensée
est présente dès le début car le Rakshasa l'a déjà établie dans
le moule humain durant le cinquième pratikalpa. Cependant,
dans l'Asura, elle cesse désormais d'être asservie aux instincts
animaux & vitaux & devient à la place l'instrument d'un ego
intellectuel vigoureux, violent & tonitruant. Comme le type
principal est celui de l'Asura, il existe toujours une tendance
à subordonner l'ego inférieur à l'Aham [*ego*] intellectuel, mais
cette subordination est d'abord une auto-discipline mise uniquement au service d'une auto-satisfaction plus intelligemment
victorieuse, comme la tapasya de Ravana[1]. Ce type évolué est
fixé dans le personnage de Ravana et prend possession de son
domaine dans le Manwantara du septième Manu – Vaivasvata.
Dans ce Manwantara il évolue vers le type de l'Asuro-Rakshasa
dans lequel l'ego intellectuel & l'ego émotionnel & sensoriel
entrent dans un partenariat à égalité pour le grand couronne-
ment & l'accomplissement de l'ahankara [*l'ego*] humain. De
même que Ravana représente le prototype du Rakshasa-Asura
sensoriel & émotionnel, c'est Hiranyakashipu[2] qui représente
le type le plus puissamment équilibré de l'Asura-Rakshasa du
type Asura. Dans le huitième Manwantara cet Asura Rakshasa
évolue vers le pur Asura qui sert son ego intellectuel & lui su-
bordonne toutes les autres facultés. Ce type [le pur Asura] règne
avec le neuvième Manu & évolue vers l'Asuradeva du modèle
Asura, &, dans le dixième Manwantara, vers le Devasura qui
intronise le vijnana et glorifie l'existence de l'Asura par les illu-
minations vijnanamaya jouant sur la totalité de la triple vie mentale, vitale et physique de l'homme. Dans les onzième et dou-
zième Manwantaras, le Devasura évolue vers le type Sadhya,
l'Anandamaya Asura qui, d'abord avec le pur Ananda, puis avec
le Tapomaya Ananda, puis avec le Sanmaya Ananda, domine

---

1   *Ravana* : le roi rakshasa à dix têtes, tué par Rama.
2   *Hiranyakashipu* : un daitya ou Titan qui persécutait son fils Prahlada en raison
de sa dévotion à Vishnu, et fut détruit par Vishṇu Narasimha.

les règnes des treizième et quatorzième Manus, & accomplit l'apothéose de l'Asura dans l'homme. Avec le Siddhadeva dans l'Asura, le centième Chaturyuga du sixième Pratikalpa parvient à sa fin glorieuse.

[p. 1332]

IV. Certaines images plus tardives sont apparues qui semblent vouloir montrer la nature de la civilisation du Kaliyuga développée par les mélanges entre les Pashus barbares & les Pashus Gandharvas[1]. L'une montre une large route qui monte une pente abrupte ; la hauteur relative des arbres sur un des bas-côtés de la route indique sa grande largeur. Cette image semble vouloir confirmer l'impression créée par l'ensemble de la ville sur le plateau, par le dôme & par une autre chitra d'une partie de la colline avec une maison (privée ?) au toit semblable à celui d'une église moderne, à savoir qu'il s'agissait d'une civilisation grande & massive, et dotée d'une diversité très contrastée. L'image montre aussi un Pashu d'un type inférieur de cette époque, barbu, portant un chapeau ; son visage rappelait celui d'un Américain de l'ouest moderne d'une classe inférieure. Ces ressemblances ont soulevé quelques doutes quant à l'authenticité de ces images ou à l'exactitude de leur interprétation ; cependant le doute n'est pas justifié par sa cause. Car au cours des quatorze Manwantaras, il ne peut manquer d'y avoir des variations, permutations & combinaisons de ce genre. Telle est la loi de la Nature dans l'argile, la plante & l'animal et s'applique également à l'homme, à ses manières, ses idées, ses constructions & institutions. Considérant la vérité de la théorie des Manwantaras, toute autre possibilité que celle d'une telle variation serait plus surprenante que la répétition elle-même & ne conduirait qu'à un doute plus légitime. On observe des variations & des signes

---

1 Ces images sont mentionnées, dans un ordre différent, dans le *Journal du Yoga* du 24 mars 1914. NdÉ.

d'immaturité ou de tendances différentes à foison. Dans l'image de la rivière, il faut noter qu'il n'y avait pas de bateau moderne. Le houseboat est une habitation sur un radeau & sa structure est complètement différente de celle des houseboats modernes ; l'embarcation dans laquelle l'homme et la petite fille sont vus en train de traverser la rivière est aussi un radeau, pas un bateau. Les hommes & les femmes Gandharvas sont vêtus différemment dans leur première apparition : les premiers portent des vêtements un peu dans le style des anciens habits européens, les dernières portent des draperies amples & légères de style classique – habillement somme toute assez naturel & qui peut facilement apparaître dans une race au tour d'esprit artistique & esthétique. L'élément teutonique dans le caractère & la civilisation du nouveau type de Pashus vient de la fusion du Gandharva gracieux, léger & artistique avec le barbare ordinaire, robuste & vigoureux ; ce dernier prédomine dans le mélange & le premier ne fait qu'adoucir sa force, & apporte une certaine note un peu raffinée dans les détails des vêtements & des manières, néanmoins considérablement modifiés dans le sens d'une simplicité et d'une force nettement rudes ; ce plus grand raffinement est surtout prééminent, mais non prédominant chez les femmes, comme l'illustrait parfaitement la fille sur le radeau, dont la grâce naturelle est totalement absente des hommes de son sang. Leur élégance est lourde & artificielle, portée comme un atour plutôt que possédée de façon innée. Quelquefois le type descend très bas, comme chez les primitifs américains ; le type ordinaire est plus élevé mais dénué de dignité ou de grandeur, de grâce ou de beauté. Ils représentent les premières apparitions d'une tendance vers l'Asura Rakshasa tel qu'il se manifeste dans les Kaliyugas du présent Pratikalpa, lorsqu'il a réalisé que le pénible contrôle sur lui-même qu'il s'était imposé au début était nécessaire pour pouvoir évoluer vers le Deva. Dans une vision plus tardive, la femme de la première image, la captive de l'auguste barbare, est montrée dans une incarnation ultérieure, à un moment où ce type, insatisfait de lui-même, essaye de retrouver la grâce, l'humour, les talents artistiques, l'imagination et la vivacité de leur sang Gandharva, de façon à développer de nouveau en eux le Pashu deva[1]. Cela permet de déterminer à quelle période ces incidents se sont déroulés : le Kali yuga du quatrième chaturyuga durant le règne du premier Manu, quand le Rakshasa Asura du type Pashu Asura règne & essaye de devenir un pur Asura avec quelques tentatives de dépassements vers le Pashu deva. Chaque race qui parvient ainsi à dépasser ses limites & va au-delà du stade qui suit immédiatement le sien dans l'échelle de l'évolution, contribue puissamment à cette évolution, mais elle devient inapte dans la lutte pour la survie & doit disparaître. C'est pour cette raison que la race Gandharva des Pashus a dû disparaître & que le type Asura Rakshasa a réapparu, puis a pris quelque chose des Gandharvas & avancé d'un pas vers l'Asura-Pashu du type Asura. C'est par de tels avancées & reculs que l'évolution humaine a toujours progressé.

V.   Certaines images d'animaux datant de ces éons des débuts doivent être notées ici, bien que n'appartenant pas à la première période Pashu, mais aux périodes qui la précèdent & la suivent[2]. Les premières images montrent une créature monstrueuse dans une région glaciaire, ressemblant au phoque moderne mais plus grosse & plus volumineuse ; l'autre image est celle d'un animal d'une masse tout aussi monstrueuse, la peau rayée de bandes rouges et jaunes, la gueule excessivement longue, rugueuse & mince, avec un museau qui tient à la fois du loup, de l'ours & du tigre, et un corps rappelant le rhinocéros, mais souple et assez inoffensif malgré son apparence féroce. Ces créatures, comme suggéré par le vijnana, appartiennent au premier chaturyuga du pratikalpa qui a précédé l'apparition de l'homme ; car les

---

1   *Pashu deva* : le pashu du type deva ; l'homme-animal divinisé.
2   Ces images sont mentionnées dans le *Journal du Yoga* du 24 mars 1914.

quatorze Manus jouissent chacun d'un règne de sept chatu-ryugas de durées variables, mais le premier & le dernier de la centaine ne font pas partie d'un Manu. Le premier chaturyuga est de Brahma & Rudra et le dernier est de Kalki & Shiva. L'homme apparaît seulement comme une tentative à la fin du premier, il n'est plus qu'une survivance au début du dernier.

La troisième image est celle d'un ours bondissant sur une créature plus petite qu'il garde entre les pattes, et qui essaye de s'échapper tandis qu'il en arrache et dévore quelques parties, but de cette chasse. Le mâle de la captive est proche, incapable d'aider, ne voulant pas fuir. C'est un petit cerf, d'un tiers seule-ment de la taille du cerf sauvage d'aujourd'hui. Brusquement la tête de l'ours s'affaisse. Il semble qu'il soit touché à mort par une flèche, une lance ou l'arme d'un chasseur humain. Cette scène appartient au second Manwantara des Vanaras[1].

Une quatrième image montre un cheval du premier Manwantara[2] dans l'un de ses premiers chaturyugas, un animal carré aux pattes massives et aux longues oreilles, très différent de l'élégante espèce équine moderne. L'animal attend sur la berge d'un fleuve, la tête levée obliquement, les oreilles dressées à l'écoute d'un bruit provenant des arbres sur la berge opposée. Cette image était précédée d'une autre, un cheval de la période Pashu plus tardive alors que le type barbare civilisé tentait de retrouver le Gandharva. Ce type de cheval, debout avec un ca-valier sur le dos & d'autres êtres humains bavardant à proximité & devant lui, ressemble davantage à notre race équine, mais il a toujours les pattes massives & n'a pas perdu le caractère inintelligent de la tête de son prédécesseur.

VI. Trois images du quatrième descendant du Chef des barbares. La première le montre debout, méditant sur le grand ghaut du

---

1   Cette image est mentionnée dans le *Journal du Yoga* du 25 mars 1914.
2   Cette image est mentionnée dans le *Journal du Yoga* du 26 mars 1914.

fleuve ; sa silhouette et son visage rappellent celles de Napoléon, ses vêtements ressemblent à ceux des Européens modernes. La deuxième montre sa mère & sa belle-mère, descendantes des captives de la première image. Dans la troisième, l'empereur, irréprochablement vêtu, préfet de la ville, est de nouveau en consultation avec son demi-frère au sujet d'intrigues de palais concernant entre autres choses sa mère et sa belle-mère[1]. Il est indiqué qu'il est le Roi, quatrième de la lignée, qui a établi la domination de la race sur la terre d'alors.

---

1   Ces trois images sont mentionnées dans le *Journal du Yoga* du 25 mars 1914.

SCRIPT SANS DATE, VERS 1920

[1]

Il n'y a pas de possibilité de succès immédiat dans le siddhi physique ou dans le vijnana supérieur. La révolte de l'idéalité inférieure bloque le chemin. Elle doit d'abord être apaisée avant que le drashti vijnana puisse agir quelque peu complètement.

[2]

La divination. Il faut la reprendre. Pas d'écriture ce matin. Le script doit lui aussi reprendre son mouvement. D'abord, il doit être absolument spontané. Presque terminé. C'est un petit obstacle, la suggestion.

L'amertume vient en grande partie de l'amnésie temporaire de l'amara purusha [*l'esprit immortel*]. Temporaire seulement. C'est parfaitement possible aujourd'hui.

Ce refus doit être suffisant autant pour le présent que pour toute future attribution similaire.

T^2 d'abord – pas complète, mais parfaite dans le représentatif impératif – le logos vijnana.
Siddhi de la pensée en interprétatif impératif – idem.
Rupa siddhi, pas encore stable.
Vijnana intérieur – parfait en siddhi de la pensée – croissant en lipi, drishya etc.

NOTES SANS DATE, VERS DÉCEMBRE 1926[1]

[1]

[p. 1337]
OM TAT SAT

La plus haute interprétation réalisée jusqu'à présent dans la compréhension et l'expérience humaines peut être ainsi énoncée, avec la réserve qu'étant humaine, elle doit être incomplète.

TAT.   Cela.
      L'Absolu Non-manifesté – Parabrahman, Purushottama, Parameswara (contenant en   lui-même la Parashakti, et en Elle, le Tout).

SAT.   L'Existant (Je Suis)
      L'Absolu contenant tous les pouvoirs de la manifestation. L'Absolu est Parabrahman-Mahamaya. L'Absolu est Purushottama-Paraprakriti. L'Absolu est Parameshwara-Adya (originel) Parashakti.

OM.   Le Verbe de Manifestation.

---

1   **Notes sans date, vers décembre 1926**. Sri Aurobindo a écrit six de ces sept passages sur un bloc de papier à lettres qu'il avait utilisé précédemment pour des notes védiques, puis pour le *Journal* de janvier-février et avril 1927, ainsi que pour certaines notes et scripts non datés, etc. « Les sept soleils du Supramental » est suivi de près par des notes du *Journal* considérées comme ayant été écrites en décembre 1926. Il semble probable que ce passage et les cinq qui le précèdent aient été écrits le même mois. Le septième passage, intitulé « Les sept centres de la vie », fut écrit sur un autre bloc de papier à lettres, apparemment vers la même période. Notes sur les textes, *Record*, p. 1507.

A   La manifestation extérieure (la conscience réalisée dans le présent et le concret – perçue par la conscience humaine comme état de veille).

U   La manifestation intérieure (intermédiaire – la conscience intérieure, non point l'être le plus profond – réalisée dans ses potentialités intérieures et ses états intermédiaires, entre le supramental le plus profond et la conscience extérieure – vue par la conscience humaine en tant que le subliminal et associée à l'état de rêve).

M   La semence la plus profonde ou conscience condensée (le supramental le plus profond, que la conscience humaine entrevoit comme supra-conscient, omniscient et omnipotent, et associe à l'état de Sommeil sans rêves ou à la Transe totale).

AUM   Turiya, le quatrième ; le pur Esprit au-delà des trois autres [états], la conscience de l'Atman qui entre en Tat Sat et qui est capable de s'y identifier. Considéré comme n'étant accessible dans son caractère absolu que dans une Transe absolue, nirvikalpa samadhi[1].

Tout cela (commençant dans les Upanishads) est le point de vue de la conscience mentale, incomplet, car sont laissés de côté deux éléments qui n'en font qu'un, la Manifestation Personnelle et le nom de la Mahashakti. Les développements ultérieurs de la connaissance spirituelle se sont constamment efforcés d'ajouter ces éléments manquants.

Quand le secret caché aura été découvert et rendu effectif, la conscience humaine sera dépassée, le supraconscient sera

---

1   *Nirvikalpa samadhi* : transe « dans laquelle il n'y a aucune formation ou mouvement de la conscience », une sorte de samadhi « dans laquelle tous les organes inférieurs sont stoppés et où il y a seulement une expérience supraconsciente du Brahman ». Transe complète où il n'y a pas de pensée ni de mouvements de la conscience, ni de perception de choses intérieures ou extérieures.

rendu conscient, et le subconscient (ou l'inconscient), l'ombre inévitable du supraconscient, sera empli de la vraie conscience spirituelle et supramentale. Les états de Transe, de Rêve et de Veille (tous imparfaits à présent, et limités ou entachés d'obscurité) deviendront chacun totalement conscients, et les murs, les brèches ou les inversions de conscience qui se produisent entre eux seront abolies.

==

Tat apparaîtra alors dans sa vérité totale, le Suprême Absolu, l'Un en Deux, chacun totalement dans l'autre et tous deux dans une Existence, une Conscience et un Ananda ineffables.

Sat est l'infinie et éternelle vérité de Sachchidananda prête pour la manifestation. Elle est l'Existence Une, mais les Deux-en-Un sont là, chacun dans chacun, chacun parfait dans l'autre.

OM est la manifestation. La Mahashakti émerge du Suprême pour la création. Dans la manifestation éternelle, les Deux en Un sont évidents l'un à l'autre ; leur identité et leur union sont la fondation de la diversité de ce jeu, et c'est la possession de cette vérité qui rend la manifestation stable et éternelle.

Dans la création temporelle Sat [*l'Existence*] semble être séparée de Chit [*la Conscience*] et de l'Ananda [*la Béatitude*]. C'est pourquoi le jeu de l'inconscience devient possible ainsi que la création d'une Ignorance et d'une Maya ignorante. La Chit-Shakti [*la Conscience-Force*] doit révéler le Sat Purusha à elle-même et à sa création, et le recouvrer totalement, ainsi que l'identité et l'union véritables dans l'Ananda. Elle semble sortir de lui, mais toujours elle est en lui, et lui en elle. C'est cette vérité cachée qui doit devenir manifeste et effective, sa découverte est le secret de la nouvelle création dans laquelle le supraconscient et l'inconscient deviendront conscients et s'empliront du suprême Sachchidananda, Un en Deux et Deux en Un. Alors la manifestation temporelle sera recréée à l'image de la Vérité, en harmonie avec la manifestation éternelle, construite par ce qui y descend directement de l'Eternel. Car à travers l'Ananda et le Supramental, la manifestation éternelle se tient derrière la création temporelle et soutient secrètement ses mouvements d'involution et d'évolution.

[2]

Le nom secret de la Suprême Mahashakti signifie

मयोभूः राधा	Amour, Béatitude	*Ananda*
महामाया, पराप्रकृति	Pouvoir de la Connaissance Créateur et Formateur	*Chit-Tapas*
	Soutien, Enveloppe, Imprégnation	*Sat*

Car le Suprême est l'Ananda qui unit la Conscience et l'Existence dans le pouvoir unique (Shakti) de ces choses.

[3]

Tout est créé par la Déesse Suprême, la Mahashakti Suprême et Originelle, tout provient d'elle, tout vit par elle, tout vit en elle, de même qu'elle vit en tout. Toute sagesse et connaissance sont sa sagesse et sa connaissance ; tout pouvoir est son pouvoir, toute volonté et toute force sa volonté et sa force, toute action est son action, tout mouvement son mouvement. Tous les êtres sont des portions de son pouvoir d'existence.

==

Sept fois sept sont les plans de la Suprême Déesse, les marches de la descente et de l'ascension de l'Adyashakti divine transcendante et universelle.

Au-dessus se trouvent les trois fois sept plans suprêmes de Sat-Chit-Ananda, त्रिः सप्त परमा पदानि मातुः ; entre deux sont les sept plans de Vérité et de Vastitude Divines, Mahad Brahma, सत्यमृतं बृहत् ; en dessous se trouvent les trois fois sept marches de l'ascension et de la descente dans ce monde évolutif de l'existence terrestre.

Ces trois gradations sont successivement le Supramental ou Esprit-de-Vérité avec ses sept Soleils ; la Vie avec ses sept Lotus ; la Terre avec ses sept Centres-Joyaux.

Les sept Lotus sont les sept chakras de la tradition tantrique, descendant et ascendant depuis l'Esprit (Sahasradala, Ajna, Vishuddha, Anahata) qui entraînent la Vie à travers la force de Vie (Manipura, Swadhisthana) jusqu'à la Vie involuée dans la Matière (Muladhara).

Tous ces Centres de Vie sont en eux-mêmes des centres de Vérité dans la Vie, de même que les sept Soleils sont chacun un cœur flamboyant de Vérité dans la lumineuse Existence de l'Esprit Divin ; mais ces lotus ont été voilés, fermés, bloqués dans leurs propres énergies occultes par l'Ignorance. D'où l'obscurité, le mensonge, la mort, la souffrance de notre existence.

Les Centres-Joyaux de la Terre-Mère sont sept cœurs-joyaux lumineux de la substance de Vérité ; mais ils ont été emprisonnés dans l'obscurité, fossilisés dans l'immobilité, voilés, obturés, enfermés dans leurs propres énergies occultes par l'insensibilité, l'obscurité et l'inertie de l'Inconscience matérielle.

Libérer tous ces pouvoirs par la descente lumineuse et flamboyante des soleils du Supramental et dégager le huitième Soleil de Vérité caché au cœur de la Terre, dans l'obscurité de l'Inconscience, dans la caverne de Vala et de ses Panis, sont les premiers pas pour restituer à la Terre Mère sa propre divinité et à l'existence terrestre sa lumière, sa vérité, sa vie et sa béatitude originelles d'Ananda immaculé.

[4]

Les Sept Soleils.

———

Le Soleil de l'Origine Créatrice (depuis les immensités éternelles).

Le double Soleil de Lumière et de Pouvoir (concentre les mouvements émanant de la Volonté-Sagesse infinie).

Le Soleil du Verbe (organise la création).

Le Soleil d'Amour, de Béatitude et de Beauté (dynamise les harmonies descendantes).

Le Soleil du Pouvoir de l'Âme (aspire, reçoit, saisit, assimile la création ; divisé ici en esprit et psyché, unifié là dans l'Esprit-Âme, Brahman).

Le Soleil de Vie (extériorise dynamiquement la création).

Le Soleil de la Forme éternelle (stabilise et contient la création).

———

Tels sont les sept pouvoirs de l'Esprit-de-Vérité au-dessus du corps.

═══

[5]

Le Soleil de Vérité, à l'origine de la création supramentale.

Le double Soleil de Lumière et de Volonté Supramentales, transmettant le Pouvoir-Connaissance qui crée, fonde et organise la création supramentale.

Le Soleil du Verbe, exprimant et organisant la création supramentale.

Le Soleil d'Amour, de Béatitude et de Beauté, vivifiant et harmonisant la création supramentale.

Le Soleil de la Force supramentale (Source de Vie) qui dynamise la création supramentale.

Le Soleil des Radiances de la Vie supramentale (Rayons

de Pouvoir), qui canalise le dynamisme et le déverse dans les formes.

Le Soleil de l'Energie de la Forme supramentale qui soutient et incarne la vie supramentale et stabilise la création.

[6]

Les Sept Soleils du Supramental

1. Le Soleil de Vérité Supramentale, – Pouvoir-Connaissance à l'origine de la création supramentale.
   Descente dans le Sahasradala.

2. Le Soleil de la Lumière et du Pouvoir de Volonté Supramentaux, qui transmet le Pouvoir de la Connaissance en tant que vision dynamique et ordre de créer, fonder et et organiser la création supramentale.
   Descente dans l'Ajna chakra, le centre entre les yeux.

3. Le Soleil du Verbe Supramental, incarnant le Pouvoir-Connaissance, habilité à exprimer et à organiser la création supramentale.
   Descente dans le Centre de la Gorge.

4. Le Soleil de l'Amour, de la Beauté et de la Béatitude du supramental, libérant l'Âme de Pouvoir-Connaissance afin de vivifier et d'harmoniser la création supramentale.
   Descente dans le Lotus du Cœur.

5. Le Soleil de la Force Supramentale, dynamisée comme pouvoir et source de vie afin de soutenir la création supramentale.
   Descente dans le centre du nombril.

6. Le Soleil des Radiances de la Vie (Rayons-Pouvoir)

distribuant le dynamisme et le déversant en formations concrètes.

Descente dans l'avant-dernier centre.

7.   Le Soleil de l'Energie de la Substance et de l'Énergie de la Forme supramentales, habilité à incarner la vie supramentale et à stabiliser la création.

Descente dans le Muladhara.

[7]

Les Sept Centres de la Vie

1.   Le Lotus aux mille pétales – au-dessus de la tête avec sa base dans le cerveau. Base ou soutien du Supramental dans le Mental et le Vital ; centre à l'origine du Mental illuminé.

2.   Le centre entre les sourcils au milieu du front. Volonté, vision, formation mentale intérieure, Mental actif et dynamique.

3.   Le centre dans la gorge. Parole, mental extérieur, toutes formations et expressions extérieures.

4.   Le lotus du cœur. Extérieurement, le mental émotionnel, le mental vital ; dans le cœur intérieur, le centre psychique.

5.   Le centre du nombril. Le vital proprement dit, plus étendu, centre de la force-de-vie.

6.   Le centre intermédiaire entre le nombril et le Muladhara. Le vital inférieur ; il relie tous les centres situés au-dessus avec le physique.

7. Le dernier centre ou Muladhara. Support matériel du vital ;
   début du physique.

Tout, en dessous, est le subconscient physique.

NOTES SANS DATE, VERS JANVIER 1927[1]

[p. 1344]
Amrita – [2]

Moïse, Brihaspati[3], Hermès[4], Michel-Ange, Rudra, Pythagore[5]

Bijoy – [6]

L'enfant Krishna, St Jean, Kartikeya[7], l'enfant Vishnu

---

1 **Notes sans date, vers janvier 1927**. Sri Aurobindo a écrit ces notes, dans lesquelles les noms de ses disciples sont liés à ceux de personnages historiques, légendaires et divins, dans le bloc de papier à lettres de 1926 - 27 mentionné plus haut. Avant et après viennent des notes du *Journal* qui ont été datées de la dernière semaine de décembre 1926 et de la première semaine de janvier 1927. Notes sur les textes, *Record*, p. 1507.
2 *Amrita* : (1895 – 1969), avocat, disciple de Sri Aurobindo.
3 *Brihaspati* : dans le *Rig-Véda*, le Maître du Verbe créateur. Plus tard, Brihaspati est un rishi.
4 *Hermès* : Hermès Trismégiste (qui signifie «Hermès trois fois très grand », en grec) est le nom gréco-romain d'un personnage légendaire qui aurait été un prêtre égyptien du dieu Thot. Selon des sources traditionnelles, Thot, Hermès, Mercure sont les trois noms chronologiques (égyptien, grec, romain) de la même entité (le Moyen-Âge ou la Renaissance l'appelaient également Triplex ou Hermès Thoth Trismégiste) – mais il évoque aussi trois initiations synchrones : l'Égyptien, Moïse et Orphée. Au Moyen-Age, lorsque l'Église entre en conflit avec la science (stigmatisation de Galilée, Giordano Bruno), l'hermétisme est finalement proscrit par l'Inquisition. Dans la Tradition, Hermès avait écrit la Table d'émeraude.
5 *Pythagore* : (582 – 507 av. J. – C.) philosophe et mathématicien grec, fondateur de la fraternité pythagoricienne qui, bien que de nature religieuse, formula des principes qui influencèrent la pensée philosophique de Platon et d'Aristote et contribuèrent au développement des mathématiques dans le rationalisme occidental.
6 *Bijoy* : révolutionnaire et disciple de Sri Aurobindo.
7 *Kartikeya* : dieu de la guerre dans la mythologie hindoue, un fils de Shiva. Né pour détruire l'asura Taraka.

Barin – [1]
Nefdi[2]. Apollon-Aryaman[3]

St Hilaire –
Ramakrishna – (les Quatre)

Kshitish –
Narada – Bach-Isaïe

Kanai –
Sukadeva – L'un du Quaternaire Vital[4]

Tirupati – [5]
L'un du Quaternaire Vital

Purani –[6]
Trita. L'Ange de la Paix – L'un du Quaternaire Vital

Anilbaran – [7]
Vivekananda – Le « Sans Peur ».

D [Durai] Swami –
François 1er. Chandragupta. Janaka

---

1   *Barin* : frère cadet de Sri Aurobindo, révolutionnaire arrêté lui aussi dans l'affaire de la bombe d'Alipore, condamné à mort, puis à l'emprisonnement à vie ; libéré en 1920, il rejoint l'ashram de Pondichéry en 1923, mais le quitte six ans plus tard.
2   *Nefdi* : Dans la « Tradition Cosmique », à laquelle la Mère avait appartenu en France, ce mot signifie « le grand Rédempté ».
3   *Aryaman* : dieu védique, il est l'un des quatre pouvoirs de vérité de Surya et représente « l'œuvre de la Vérité dans le le mental et le tempéramment humains ».
4   « *One of the Vital Four* ».
5   Disciple de Sri Aurobindo.
6   *A.B. Purani* (1894-1965) : devint résident à l'Ashram en 1921, auteur de « Evening Talks with Sri Aurobindo ».
7   Disciple de Sri Aurobindo.

NOTES SUR LA TRANSFORMATION PHYSIQUE[1]

Vers janvier 1927

[p. 1345]

Quatre erreurs :

1. Commencé sur la base d'une erreur ou d'une connaissance seulement théorique – concernant l'absorption provenant de l'extérieur.

2. Cesser de se nourrir n'est pas la condition pour trouver le secret, c'est le résultat de la découverte du secret.

3. Ne plus ressentir la faim, se sentir nourri, le refus de nourriture par le corps ne sont pas des signes ; ils proviennent du vital du corps, non de la substance du corps.

4. Le secret complet peut être découvert et rendu effectif seulement quand le corps est amené dans les conditions justes. Un processus d'adaptation est nécessaire.

5. Transition.

Continuité de la conscience, continuité de l'énergie, continuité de l'Ananda, continuité de la substance.

La substance du corps est sacrée ; c'est la terre ; elle doit être maîtrisée, adaptée et transformée, ni forcée ni martyrisée.

Athanatogène :

1. Pranayama
2. Processus glandulaire
3. Absorption depuis l'extérieur

---

1 Sri Aurobindo a écrit ces notes sur le carnet de 1926-27. Elles apparaissent juste avant les notes du Journal datées « jeudi 6 janvier ». Elles semblent être plus de la nature du script que de l'écriture ordinaire. (Le mot « vous » s'applique de manière évidente à Sri Aurobindo, tandis que « elle » semble désigner La Mère, comme dans plusieurs notes de janvier 1927). Notes sur les textes, *Record* p. 1345.

4.   Processus lié à la Lumière

5.   Support physique – transformation de la nourriture ordinaire ; pouvoir de vie du corps ou d'assimilation éthérique.

La tentative de transformer le corps en renonçant à la nourriture n'a pas abouti comme espéré, ou dans les délais prévus pour les raisons suivantes :

1.   La connaissance ou l'idée avec laquelle elle a commencé était imparfaite et non applicable dans les circonstances présentes. En réalité, cette tentative s'appuyait essentiellement sur une grande énergie dynamique et le pouvoir de la volonté et de l'aspiration d'amener la réalisation divine dans le corps. Ces forces peuvent faire des miracles dans de bonnes conditions ; elles sont maintenant suffisamment fortes pour produire des résultats miraculeux sur le plan subjectif, dans la conscience physique, dans le mental physique et le vital physique, mais la partie la plus matérielle n'est pas prête. Par conséquent la tentative était prématurée. Pour réussir, une ou deux choses auraient été nécessaires : soit une connaissance juste et complète du processus, soit la Grâce divine soutenant une descente complète de la Vérité supramentale la plus haute, ainsi qu'une ascension complète du supramental d'en bas pour aller à sa rencontre. Il aurait fallu tout d'abord réaliser et établir fermement ces conditions, car tant que cela n'est pas fait il ne peut y avoir de divinisation véritable du corps matériel.

2.   La complète suppression de nourriture ne peut être la condition de la réalisation ; si elle est nécessaire, elle doit être un résultat ou une circonstance de la réalisation.

3.   C'est une erreur de penser que la disparition de la sensation de faim, la sensation d'être nourri, ou le refus de nourriture par le corps soient des signes que le support matériel est prêt à vivre sans nutriments. La faim et le reste proviennent du vital dans le corps. C'était ce vital corporel qui était prêt et désireux de s'abstenir de nourriture, mais les parties les plus matérielles

ne l'étaient pas. Cependant, comme elles n'ont pas de voix pour s'exprimer et sont habituées à obéir et à agir seulement comme instruments, elles n'ont donné aucun signe hormis une fonte des chairs et une faiblesse physique.

Or cette partie matérielle est indispensable, elle est la plus importante. Elle est la terre concrète elle-même. Elle fait partie de la matière brute que vous devez utiliser pour construire la substance physique divine, vous ne pouvez vous en passer. Elle doit par conséquent être respectée et ne pas être forcée avant qu'elle ne soit prête. Elle doit être maîtrisée et transformée, mais sans lui faire violence et sans négligence.

4.   C'est seulement lorsque le corps matériel sera prêt que vous pourrez découvrir dans sa totalité le secret que vous cherchez et l'appliquer efficacement, et pour cela un processus d'adaptation est indispensable. Le secret final, même si vous le découvrez, doit rester seulement une théorie jusqu'à ce que l'adaptation soit réalisée. Ce que vous devez tout d'abord découvrir est un secret de la transition. Car sur le plan physique vous êtes dans une période de transition. La période de réalisation victorieuse viendra plus tard.

Quatre conditions physiques doivent être atteintes : stabilité et continuité de la conscience, stabilité et continuité de l'énergie, stabilité et continuité de l'Ananda, stabilité et continuité de la substance.

La première, qu'elle a obtenue, apporte une certaine mukti, une libération, une immortalité consciente, qui peut donner de grands résultats mais ne peut par elle-même apporter le résultat final complet qui est recherché.

La seconde condition a commencé à se manifester, mais comme elle vous mène un pas plus proche de l'accomplissement, elle est aussi elle-même plus dépendante que la première de son instrument, le corps. Elle peut exister par elle-même, mais pour son accomplissement elle doit devenir une force entièrement physique et matérielle, et pour cela elle a besoin de l'outil d'un corps solide.

Les deux autres stabilités, particulièrement la dernière, ne sont pas encore atteintes. La dernière est la plus difficile de toutes ; elle est l'accomplissement le plus grand, elle constitue le seul problème qui reste vraiment à résoudre et dont dépend la sécurité terrestre des autres.

Mon conseil est de ne pas vous inquiéter de revenir sur vos pas ; elle devrait reprendre de la nourriture pour reconstituer son corps en tant que support nécessaire. En même temps, essayez, en règle générale, de tirer le meilleur parti de la nourriture en vous concentrant sur elle, sur sa réception et son assimilation justes par le corps, afin qu'il devienne capable de conserver toute sa force et sa substance avec une quantité minimale de matière, une qualité des plus hautes et une assimilation maximale. Quand cela sera atteint, l'adaptation nécessaire sera presque achevée. Avancez progressivement au début ; la rapidité sera possible plus tard. Ne vous inquiétez pas des difficultés initiales.

Souvenez-vous cependant que le problème de la nourriture est seulement un détail et n'exagérez pas son importance. L'essentiel est de faire descendre d'en haut le supramental le plus élevé et de faire monter le plus profond d'en dessous, de les unir et d'obtenir le soutien, la sanction et l'action constante et effective de ce que vous appelez la Grâce divine, une descente de la Vérité du Suprême déterminant tout depuis la plénitude de l'Éternel. Quand vous obtiendrez ces réalisations dans leur plénitude, les vrais miracles matériels seront possibles dans leur merveilleuse rapidité et splendeur.

Une harmonieuse convergence de l'équanimité, de la patience, de la foi inébranlable, de la volonté infaillible, de l'aspiration dynamique et de la croissance du pouvoir-connaissance est ce dont vous avez besoin pour accomplir et conquérir votre objectif.

Le pouvoir de réalisation subjective dans le physique est là, comme vous pouvez le voir chaque jour davantage ; il deviendra absolu. Le pouvoir du subjectif sur l'objectif augmente, et augmentera davantage infailliblement jusqu'à atteindre la perfection. C'est le pouvoir direct sur le plan le plus matériel qui rencontre encore une résistance obstinée. Persévérez, remplissez les conditions et il viendra à vous comme les autres.

DIAGRAMMES, JANVIER 1927[1]

LE SUPRÊME ABSOLU EN SOI

—

Premier Absolu –   Tat. L'Absolu Transcendant, le Suprême, Paratpara (contenant tout, que rien ne limite).

Second Absolu –   Sat. La suprême et absolue Existence-en-soi, Sachchidananda (l'Ananda unifiant Sat & Chit), qui dans son absolue unité maintient le Principe duel (Lui et Elle, Sa et Sâ), ainsi que le quadruple Principe, OM avec ses quatre états en un.

Troisième Absolu –   Aditi – M [2]. Aditi est l'indivisible conscience-force et l'Ananda du Suprême ; M, sa vivante dynamis, l'Amour suprême, la Sagesse, le Pouvoir. L'Adya-Shakti du Tantra = Parabrahman.

Quatrième absolu –   Parameshwara = Parameshwari
                       de la Gita   du Tantra.

=

TAT
|
SAT
|
ADITI – M.

PARAMESHWARA   =   PARAMESHWARI

↑

LA MANIFESTATION

---

1   **Diagrammes, vers janvier 1927**. Ecrits et dessinés dans le bloc de papier à lettres de 1926-27 entre les notes du 6 et de 7 janvier. Notes sur les textes, *Record*, p. 1507.
2   La Mère. NdÉ.

LA MANIFESTATION

I

[p. 1350]

Premier Absolu –Le Suprême Avyakta [*non-manifesté*] caché, Sachchidananda absorbé en lui-même, Parabrahman (Parameswara-iswari).

Second Absolu – Aditi - M. contenant le Suprême en elle-même. La Conscience, la Force, l'Ananda Divins qui maintiennent tous les univers – Para Shakti, Para Prakriti, Mahamaya (yayedam dhâryate jagat).

Troisième Absolu – La Manifestation Éternelle (les suprêmes Satya Loka, Chaïtanyaloka, Tapoloka, Ananda-loka – non ceux des séries mentales).

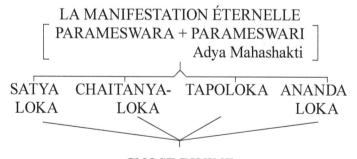

AVYAKTA PARATPARA
|
ADITI – M

LA MANIFESTATION ÉTERNELLE
[PARAMESWARA + PARAMESWARI]
Adya Mahashakti

SATYA   CHAITANYA-   TAPOLOKA   ANANDA
LOKA   LOKA   LOKA

GNOSE DIVINE
LA MANIFESTATION DANS LE TEMPS ÉTERNEL

II

La Manifestation dans le Temps Éternel

LA GNOSE DIVINE
Satyam Ritam Brihat
=
AVYAKTA PARATPARA
|
ADITI – M
[VIJNANESWARA-VIJNANESWARI]

SADGHANA   CHIDGHANA)   ANANDAGHANA
LOKA   ◇   )LOKA   LOKA
            TAPOGHANA)

Les trois fois Sept Plans Suprêmes de la Mère
|
VIJNANA LOKA
|
MENTAL DE VÉRITÉ
|
VIE DE VÉRITÉ
|
FORME DE VÉRITÉ DANS LA SUBSTANCE PERPETUELLE

La Manifestation Temporelle

NOTES DIVERSES
FÉVRIER - AVRIL 1927

[1]

Aucun pouvoir ne descendra ce soir.

La connaissance d'abord, le pouvoir plus tard.

La télépathie se perfectionnera d'abord, puis tapas, puis la T^2 suprême.

Jusque-là, rien d'autre ne peut être parfait.

⸻

Ce soir, Ananda, Drishya, Connaissance, T^2 Télépathique et tapasique.

⸻

[2]

Le résultat ne fait aucun doute. Seul le temps que cela prendra et la pleine extension de l'accomplissement prêtent au doute. Demain l'obstacle sera entièrement levé. De nouveau, action rapide et libre. Également, restauration des deux premiers chatusthayas, entièrement ce soir. Pas davantage ce soir d'un caractère absolu. Le rejet des résidus de maladie n'a pas encore eu lieu, mais c'est en préparation et se fera sous peu.

C'est tout pour le moment.

[3]

2 avril 1927. Lipi
  <u>Noël.</u>   <u>Chittagong</u>   Seront pris en compte.

[4]

ॐ आनन्दमयि चैतन्यमयि सत्यमयि परमे
OM anandamayi chaitanyamai satyamayi parame

NOTES SUR DES DRISHTIS, 30 JUILLET 1927

[p. 1353]

Le 30 juillet 1927

1.   Champaklal détendu se balançant sur une chaise, en transe éveillée.

Indication : « maintenant, le plus matériel va devenir conscient ».

2.   Un palmier d'une hauteur inhabituelle monte du fond d'un puit et émerge au-dessus du niveau de la terre. Tout, en dessous, s'ouvre maintenant (le subconscient s'éveille). Le palmier indique la victoire de la vie consciente et de l'esprit éveillé.

3.   Quelqu'un debout, couvert d'une cape, lit une lettre et semblait tout d'abord être une vague forme de M., s'estompant alors qu'une autre forme devenant plus nette lisait par dessus son épaule.

Indication : « une ancienne personnalité (alchimiste ?) de Kamuga, encore puissante dans son psychique et sa nature vitale ».

4.   La main de M ; un zigzag en sort, avec la lettre « a » au point de départ et se dirigeant vers le Shiva (linga), agissant sur lui sans encore le toucher.

Indication : le tivra ananda – personnel ? « a » = commencement.

SCRIPTS SANS DATE, VERS 1927[1]

[1]

[p. 1354]

Prenez le temps de préparer l'étape suivante. Renforcez les organes, renforcez les muscles. Les cheveux, la peau, la chair : plus tard.

———

Ce n'est pas une perte de temps. Prendre le temps signifie faire les choses minutieusement, préparer et réaliser.

[2]

La dernière possibilité a été retirée des mains des forces d'opposition.

T^2 est certaine maintenant.

=

L'identité parfaite du guerrier et de l'esclave est maintenant réalisée dans l'Ishwara imparfait. Le sage-roi doit parfaitement s'identifier avec eux. Alors l'Ishwara sera parfait.

=

Le corps chez elle est le seul obstacle restant – le corps le plus matériel. Il est influencé, il n'est pas encore parfaitement ouvert et soumis.

---

1 **Script sans date, vers 1927**. Sri Aurobindo a écrit ces trois ensembles de notes de script dans un carnet de l'année 1927. Des passages de (1) et de (2) viennent peu avant des écrits que l'on peut dater avec une relative certitude de juillet – août 1927, mais certaines similitudes entre la terminologie de ces notes et le *Journal* de janvier 1927 suggèrent qu'elles ont pu être rédigées plus tôt dans l'année. Le troisième passage arrive plus loin dans le même carnet, et semble donc dater d'une période ultérieure en 1927. Notes sur les textes, *Record*, p. 1508.

=

L'identité n'est pas encore atteinte car la force et la connaissance n'ont pas assez réalisé leur pleine stature, et n'y sont pas parvenues parce que le supramental n'est pas encore libre. Bientôt il le sera.

Tout est prêt. Il sera libre dès aujourd'hui.

[3]

L'opposition est de plus en plus furieuse, et le pouvoir supérieur insiste de plus en plus. L'opposition est efficace dans trois domaines : la maladie, l'opposition extérieure, le manque de moyens matériels. Les trois doivent être détruites, sinon le travail et la sadhana ne pourront être définitifs.

SCRIPT SANS DATE, VERS 1927-1928[1]

[1]

[p. 1356]

Il n'y a pas encore de certitude absolue ; même la certitude relative est très voilée pour le moment. Néanmoins le terrain a été nettoyé d'une bonne part de ce qu'il restait de l'intelligence. Il est pratiquement certain que beaucoup plus sera fait cette nuit, mais la direction n'est pas claire.

Cela se fera. D'abord, dans le troisième chatusthaya, élimination totale de la raison purement mentale ; disparition complète du mental originel. Forme supramentalisée de ces facultés dans le Surmental. Vishaya et Samadhi ensuite. Dans ce dernier, d'abord la cohérence puis supramentalisation de la lipi dans le samadhi profond, – stabilité et supramentalisation de *drishya, ghatana, chintana, itihasa*. En vishaya [*les sens*], quatre seront libres. Rupa sera bientôt complète, suivie du cinquième vishaya.

---

1   **Script sans date, vers 1927–28**. Ces quatre passages de script viennent tous de manuscrits que l'on peut dater de la fin de 1927 ou de 1928. Ils contiennent tous des allusions au « surmental », un terme qui apparaît pour la première fois dans le *Journal* le 29 octobre 1927. (1) La feuille déchirée sur laquelle ce passage était écrit a été trouvée par A. B. Purani avec d'autres feuilles qui contenaient le *Journal* du 24 - 31 octobre 1927. Son ouverture est semblable au numéro 14 des « Notes griffonnées de scripts non datés » trouvées dans un carnet utilisé en 1928. (2 – 3) Ces deux passages se trouvent dans deux carnets différents, tous deux de 1927- 28. Leur terminologie suggère qu'ils ont pu être notés après la plupart des notes des pages qui suivent dans ces carnets. (4) Ces deux fragments ont été trouvés sur un morceau d'une feuille détachée d'un bloc de papier à lettres. Le premier occupe ce qui était originellement le haut du recto de la feuille, et commence au milieu d'une phrase. La page précédente, ou les pages, sont perdues. Le deuxième fragment occupait le bas du verso de la page (le bloc était relié par le haut). Entre les deux fragments figurait ce qui avait été écrit entre les trois quarts de page recto en dessous, et les trois quarts du haut du verso. Notes sur les textes, *Record*, p. 1508.

Puis, dans le quatrième chatusthaya, Arogya et Ananda doivent être établis, les deux autres aspects sont ajournés. Dans le cinquième chatusthaya, développement important de Karma et Kama.

Tout cela sera réalisé progressivement mais dans un mouvement assez rapide. Ce soir, le complément du troisième chatusthaya commence.

Il sera complet avant longtemps. Sans aucun doute.

Tout cela est en partie la vieille lutte, en partie le processus de supramentalisation de la conscience la plus matérielle et de ses mouvements, en partie une condition afin de pousser plus loin la transformation supramentale.

[2]

Beaucoup doit encore être réalisé avant que la gnose divine[1] ne puisse se manifester dans la nature. C'est le surmental gnostique[2] sous différentes formes qui est présent actuellement ; il doit être transformé en gnose supramentale vraie. Que cela se fasse rapidement, dès ce soir et jusqu'au 15 prochain.

[3]

La réalisation est certaine, mais elle est constamment retardée par la complexité apparemment chaotique du processus. Ce n'est pas encore la fin. Il est vrai que la couche la plus matérielle est ouverte et touchée, bien qu'elle n'ait pas encore été

---

1 *Gnose divine* : la forme la plus élevée de la gnose, la « Gnose invincible du Divin », appelée aussi (à partir du 29 octobre 1927) gnose supramentale (supermind gnosis) ou supramental (supermind), « la Sagesse secrète qui soutient à la fois notre Connaissance et notre Ignorance » et « qui crée, gouverne et soutient les mondes ».
2 *Surmental gnostique* (gnostic overmind) : (fin 1927 ou 1928) la série la plus élevée de plans dans le système surmental, où le surmental est rempli de gnose divine ; un des plans supérieurs de cette série.

transformée. Mais cela n'est pas suffisant ; car le pouvoir qui y travaillera doit être le véritable supramental, et jusqu'à présent c'est seulement le surmental supramentalisé qui est devenu tant soit peu normal dans la conscience matérielle. Les autres ne sont normaux qu'un moment, puis vient une rechute dans la supra-mentalité[1] et dans le mental supra-mentalisé[2] ou le surmental[3]. C'est là que réside la difficulté.

Elle sera surmontée bientôt.

[4]

[...][4] est devenu normal et facile, le premier peut disparaître maintenant. Le deuxième doit rester jusqu'à ce que le supra-mental dans le surmental[5] (un stade encore plus élevé) puisse être parfaitement établi. Cela aussi restera jusqu'à ce que le sur-mental gnostique soit transformé en gnose dans le surmental. La transformation alors sera complète et seule la transcendance du surmental et l'ascension jusqu'à la gnose divine restera à accomplir – dernière étape vers le siddhi parfait.

=

[...] mouvement supramental

---

1   *Supra-mentalité* : (vers 1927-28) : le premier plan au-dessus de l'idéalité la plus élevée, manifestement le début de ce qui a été appelé ensuite le système surmental [overmind]. Ses niveaux sont parfois désignés sous le terme « les supramentalités ».
2   *Mental supra-mentalisé* : (vers la fin 1927 ou 1928) : une forme de mental su-pramentalisé, l'une des gradations inférieures du système surmental, mentionnées en même temps que la supramentalité, et correspondant peut-être au supramental ou au supramental suprême mentionné avant la terminologie de 1927.
3   *Surmental* : (à partir du 29 octobre 1927) : le plan le plus élevé ou le système de plans en-dessous du supramental ou gnose divine – notamment le plan principal du système surmental, correspondant apparemment à ce qui était appelé avant 1927 « le suprême supramental ». Possédant « une capacité illimitée de séparation et de combinaison des pouvoirs et aspects de l'Unité intégrale, indivisible et englobant tout », le surmental « reprend tout ce qui est dans les trois plans inférieurs et élève leurs caractéristiques à leur pouvoir le plus élevé et le plus vaste, leur ajoutant une ampleur universelle de conscience et de force ».
4   Suite d'une page perdue. NdÉ.
5   Supramental dans le surmental (supermind in overmind) : (vers la fin de 1927 ou en 1928) le supramental se manifestant dans les plans les plus élevés du surmen-tal, plan de ce qui a aussi été appelé « gnose surmentale ».

....

....]¹

ne tient aucun compte des preuves apparentes du contraire ni des circonstances adverses.

La perfection automatique de la pensée surmentale supra-mentale est le prochain siddhi indiqué. Elle commencera avec une élimination progressive de tout ce qu'il reste de mental supra-mentalisé dans le surmental².

---

1 Le reste de cette page a été déchiré et perdu. Le fragment suivant est tout ce qui a survécu de ce qui a été écrit sur l'autre côté de la page. NdÉ.
2 *Mental supra-mentalisé dans le surmental* : (vers la fin 1927 ou en 1928) : une forme inférieure du troisième plan du système surmental, évidemment le résultat de l'élévation du mental supra-mentalisé dans le vrai surmental.

NOTES SUR UNE VISION PROPHÉTIQUE, 1929

[p.1358]
1.   Quelques jours avant le 15 août 1929, au moment de la « soupe », Venkataraman a une vision de lui-même tombant d'un arbre. Une demi-heure plus tard, après avoir quitté la « soupe », en direction de sa chambre (la maison de Mudaliar, proche de la trésorerie), et en vue d'apporter des fleurs à la Mère, il escalade un gros arbre de champak, manque sa prise et tombe de branche en branche sur le sol. Il se retrouve incapable de bouger pendant quelques jours et ne peut venir célébrer le 15 août.
Prédiction.

2.   Une lotterie est organisée parmi les sadhaks avec distribution de petits articles – afin de voir le jeu des forces sur les personnes. Avant la distribution des tickets, Amrita voit en vision le n° 61 ; il obtient le 62. En se renseignant, il apprend que par erreur deux tickets ont été distribués à un sadhak. Il aurait autrement reçu le n° 61. *Vision télépathique de ce qui allait arriver, – pas une prédiction.*

3.   Lundi, le 23 février 1929 pendant la distribution de la soupe, la Mère a certaines visions du fils de madame Gaebelé avec un bras bandé, mais n'y attache pas d'importance. Jeudi, elle rencontre madame Gaebelé qui l'informe que son fils s'est brisé le poignet lundi en jouant au football et qu'un plâtre a été posé, avant le moment de la vision. À ce moment là madame Garbelé priait ardemment la Mère pour son aide à la guérison du bras. *Communication silencieuse du mental d'un autre, provoquant la vision télépathique.*

DIAGRAMMES, VERS 1931[1]

LE SUPRÊME
|

Sachchidananda – Non-manifesté, rendant possible toutes sortes de manifestations.

|

SACHCHIDANANDA DANS LA MANIFESTATION
Les Plans Suprêmes de la Conscience Infinie
1 – Sat (comprenant Chit-Tapas et Ananda)
2 – Chit (comprenant Sat et Ananda)
3 – Ananda (comprenant Sat et Chit-Tapas)

|

LE SUPRAMENTAL ou GNOSE DIVINE
(La Conscience infinie qui se détermine elle-même)[2]
Du point de vue de notre ascension vers le haut, c'est la Conscience de Vérité distincte de tout ce qui, en dessous, appartient au monde de l'Ignorance séparatrice.

|

LE SURMENTAL ou MAYA
(Le Surmental [overmind] prend toute Vérité qui descend du Supramental [supermind], mais instaure chaque Vérité comme une force et une idée séparées susceptibles d'entrer en conflit

---

1 **Diagrammes, vers 1931**. Ecrits et dessinés sur les deux faces d'une feuille de papier à lettres, au sommet duquel se trouve la conclusion d'un brouillon de lettre dont le début s'est perdu. Le brouillon finissait comme suit : « Cependant je vous donne le schéma ci-dessous et vous pouvez voir par vous-même – il est présenté selon une échelle de conscience ascendante, dont les degrés sont superposés l'un à l'autre, ce qui ne signifie pas qu'il n'y ait pas d'interpénétration de l'un par l'autre ». La lettre a été réécrite le 15 avril 1931 et envoyée sans les diagrammes. Notes sur les textes, *Record*, p. 1509.
2 « *The Self-Determining Infinite Consciousness* »

entre elles comme de coopérer les unes avec les autres. Chaque être surmental a son propre monde, chaque force a son propre jeu et se jette dans le jeu cosmique afin de réaliser son propre accomplissement. Tout est possible ; et de cette base séparatrice de possibilités conflictuelles, et même mutuellement négatrices, dérive aussi, dès que le mental, la vie et la matière entrent en jeu, la possibilité de l'ignorance, de l'inconscience, du mensonge, de la souffrance et de la mort).

—

GRADATION DU SURMENTAL AU MENTAL
=

GNOSE SURMENTALE
(Le Supramental assujetti au jeu du Surmental,
limité et servant des créations vraies mais limitées.)

SURMENTAL PROPREMENT DIT

Maya formatrice – Logos Surmental – Surmental Intuitif
(Essentielle)   (Déterminant des   (Perceptif de toutes
Relations)   choses créées par les
deux autres pouvoirs.)

MENTAL LE PLUS ÉLEVÉ
(conscience intuitive)

MENTAL SUPÉRIEUR

Illuminé

Intuitif

Intelligence Libérée

MENTAL PROPREMENT DIT (HUMAIN)

Raison Pensante

Intelligence Dynamique
(Volonté, Vision etc.
Centre au milieu du front)

Intelligence
Extériorisante
(Centre de la gorge)

Mental Vital

Mental physique
==

CRÉATION INFÉRIEURE

MENTAL   ⎛   (Mental Vital
VITAL   ⎜ Vital proprement dit
PHYSIQUE   ⎝   Vital Physique)

SCRIPTS SANS DATE

[p.1361]

[1]

C'est la possibilité qui va émerger

[2]

Il n'y a pas d'échec, seulement une interrruption

[3]

Non   maintenant en fait

[4]

Il n'y a rien d'autre à faire que d'être prudent et vigilant.

Ce n'est pas si facile, mais il est certain que le résultat sera parfait.

[5]

La grandeur du passé est la graine de la grandeur plus large de l'avenir

[6]

Rien ne peut se faire tant que cela n'a pas changé ; un mouvement plus large est essentiel. C'est cela, prendre du recul, prendre du recul, prendre du recul.

[7]

C'est cela

C'est l'effet véritable. Il n'y a pas de certitude sans un examen minutieux du terrain

Sans doute, il y a des difficultés, mais elles sont affrontées à présent.

[8]

À la fin de la longue lutte viendra un mouvement de grande rapidité qui se chargera triomphalement des dernières difficultés et ne laissera rien derrière lui. C'est décidé.

[9]

Impossible de terminer avant la nuit – la réalité est plus forte que la promesse –

[10]

La dernière difficulté

Des forces éoniques conquises en un court moment.

Le monisme entièrement réconcilié avec la personnalité.

Il existe d'autres forces que celles qui nous entourent dans le silence du mental.

[11]

C'est la fin de la difficulté   Soyez calme et attendez [...... ....] entièrement

[12]

Ce sera fait, c'est certain

[13]

[.......] inutile – certainement cela descendra.

Il est encore difficile de le faire de cette façon, persévérez et cela se fera. C'est cela.

[14]

Il n'y a pas de certitude absolue jusqu'à présent sauf pour des mouvements isolés, mais la certitude prédomine souvent.

[15]

C'est assez pour la vie extérieure du moment, mais pas pour l'éternité en nous….. C'est la vérité de la vie, mais la vérité de notre autre vie est d'un ordre plus grand.

Cinquième partie[1]

Écriture automatique

---

1   **Cinquième partie. Ecriture automatique**. Sri Aurobindo s'est essayé à l'écriture automatique – définie alors par lui comme un écrit « qui n'est pas dicté ni guidé par le mental conscient du scribe » – pour la première fois vers la fin de son séjour à Baroda (soit vers 1904). Il la considérait « comme un amusement autant que comme une expérience », et après avoir observé « quelques séances d'écritures automatiques tout à fait extraordinaires » menées par son frère Barin, « très frappé et intéressé » par le phénomène, « il décida de voir ce qu'il y avait derrière ce type d'écriture en le pratiquant lui-même ». Barin semble avoir utilisé au moins quelquefois une planchette pour ses expériences, mais Sri Aurobindo a, généralement, juste « tenu la plume pendant qu'un être désincarné écrivait ce qu'il désirait, utilisant ma plume et ma main ». Il poursuivit ces expériences pendant sa carrière politique (1906 – 10), et après. Dans cette partie nous publions un certain nombre d'exemples datant de deux années, 1914 et 1920, durant lesquelles il a également écrit son Journal. La « conclusion finale » de Sri Aurobindo sur l'écriture automatique « était que, bien qu'il y ait parfois des phénomènes qui indiquent l'intervention d'êtres d'un autre plan – pas toujours ni souvent d'un plan élevé – la grande masse des écrits de ce genre vient d'un élément dramatisant du mental subconscient ; parfois on trouve un brillant filon dans le subliminal, alors des prédictions concernant l'avenir ainsi que des déclarations sur des choses connues dans le présent et le passé remontent – mais cela excepté, ces écrits n'ont pas une grande valeur ». Durant la période où Sri Aurobindo écrit son Journal, il fait amplement usage d'une forme d'écriture qu'il appela « **script** ». Comme expliqué plus haut, le script est semblable à l'écriture automatique en ce qu'il venait comme une communication provenant d'une autre source, mais il en diffère en ce que la source est alors considérée comme plus haute et plus fiable. Il convient toutefois de remarquer que la distinction entre le « script » et l'écriture automatique ordinaire n'était pas toujours maintenue très strictement. Quelques écrits d'une source inférieure se décrivent eux-mêmes comme des « scripts » (voir l'exemple de la page 1410 du Record) et Sri Aurobindo a utilisé le mot « script » pour des écrits produits au cours de séances avec d'autres personnes (voir l'exemple du Journal du 17 juillet 1914, où il écrit : « Aujourd'hui, excellent script avec R. (Richard) et Mme R. »). Dans ces exemples, « script » est utilisé comme un terme générique couvrant toutes les formes de communication écrite provenant d'autres sources. Notes sur les textes, Record, p. 1510.

LES « GRIFFONNAGES » VERS 1907

[p. 1367]

Manik

Les esprits n'ont pas de corps – Linga sharir n'est pas le corps mais le mental. Pas de forme visible aux yeux mortels – Ce sont les pensées de l'esprit qui prennent forme afin de présenter une scène visible – de nombreuses scènes sont, non seulement des pensées, mais des visions réelles –

Peut-être non réelle, ou peut-être l'esprit de la première femme – la seconde femme était probablement présente, et désirait être sur la photo. Il se peut qu'il n'y ait pas de place.

Bhababhusan est parti, mais il reviendra – Khoda en fait trop, il doit être un peu plus modeste – Où Bhababhusan a-t-il mis le sac – Non, vous êtes très prudent – Pourquoi l'avez-vous envoyé – Pourquoi ne pas y aller vous-même – Commencer quoi ? Les Bengalis sont une race timide mais ils désirent être braves – Beaucoup essayent, mais peu y parviennent – vous travaillez beaucoup mais pas correctement car vous ne voyez pas l'exécution – Barin peut essayer mais il n'y parviendra pas si vous ne l'aidez pas – Mon cher ami, pourquoi essayer de vous cacher ? Je ne sais pas.[1]

---

1 Une demi page suit, non traduite, ainsi que « *Yogic Sadhan* », également non traduit dans le présent ouvrage. NdT

ÉCRITURE AUTOMATIQUE, VERS 1914

(PREMIÈRE SÉRIE)

[1]

Rien n'est nouveau dans le monde – Qu'entendez-vous par nouveau – Nouveau, en quelque sorte, en relation avec ce qui est exprimé au sein de votre connaissance – Laissez-le – Tout est bien – C'est une façon trop rigide de le présenter – Pourquoi – De tout – C'est une question délicate – Je ne pense pas le faire – Vous-même devez le résoudre – Qu'en est-il de lui ? Pour vous ? Qu'est-il pour vous ? Pourquoi la Trinité à-t-elle besoin d'Abdul Baha – Besoin ? Alors comment pouvez-vous agir –

Trop malléable par l'infini. Il est trop en contact avec les mondes passés, avec des êtres qui cherchent à s'accomplir en lui et qui empêchent la formation finale de certaines choses qui autrement pourraient prendre une forme puissante pour l'action. – C'est une bonne chose dans le monde de la pensée, mais dans l'état actuel, pas pour l'action. Il y a trois éléments dans leurs principes, et en cela ce qui les favorise est bon ; mais ils doivent le découvrir & s'y organiser avant de pouvoir être efficaces – Les leurs – Difficile à dire avec des mots – Mais tels qu'ils sont, certains éléments représentent une certaine perfection, sont des préparations, et sans ces stades la perfection ne pourrait être atteinte, mais ils ne doivent pas rester trop longtemps au stade de préparation – Je ne sais pas – il existe beaucoup de choses excellentes dans le monde –

Vous n'avez pas à organiser – Laissez le s'organiser sous

une impulsion supérieure – Pas toujours – Évoquer les défauts précis interfère avec l'équilibre ; cela tend à exagérer soit le défaut, soit son contraire – C'est une attitude de l'âme, de la raison et du cœur qui est nécessaire, quelque chose de général, sans précision – les gens insistent trop sur les particularités, sur ce qui peut être défini. Mais ces qualités résultent de quelque chose de général & non aisément définissable, qui doit être senti & vu plutôt que pensé ou exprimé –

Elle est trop équilibrée – un petit déséquilibre serait bon – Elle a créé un équilibre solide & bon, mais trop dépendant d'une restriction qui limite le développement de ses capacités.

[2]

Abd-ul-Baha, qu'il disparaisse et vous verrez la connection – Il s'est débarrassé de Maurya, ou plutôt Maurya s'est débarassé de lui – En tant que Maurya – Oui, mais impuissant à présent – Il a dilué ses moyens d'action – Pas dans le monde. Il est présent, mais il est moins libre, moins capable de laisser fortement sa marque dans le monde matériel. Oui, spirituellement – C'est la même difficulté, mais moins concentrée. Comme avec Abdul Baba. Le choix est toujours donné. – Pourquoi questionner à propos de forces aussi faibles – Il est séparé de vous par sa faiblesse, pas, comme les autres, par leur force – S'ils ont une destinée immédiate – Qui ? – Ils sont toujours là, c'est dans le monde matériel que vous devriez chercher. Ils sont des hommes du futur, pas du présent – Oui, ou ils ne se sont pas découverts. Autrement, pourquoi êtes-vous ici ? C'est une question à laquelle vous pouvez répondre vous-même.

Dissolvez-le si c'est votre volonté, laissez-le si ça ne l'est pas – Il n'y a rien d'autre à faire avec lui – S'il doit être, il doit d'abord être dissous – Non, la constitution de son être intérieur doit d'abord changer complètement, mais cela signifierait d'abord une grande désintégration, & de commencer avec la perte de son pouvoir maléfique – Quelle force ? Ah oui ; ce sera fait en temps voulu, dans ce corps ou autrement. Chaque homme suit un chemin qui le mène au but ; seulement, certains le suivent par des révolutions désastreuses ou apparemment désastreuses, et doivent même recommencer – Il est bon en tant qu'examinateur des âmes – C'est la part du démon dans certains systèmes. Il se connaît – Ah, demandez aux prophètes – Comment ? – Je suppose que vous étiez en relation – Ensuite ? L'un de ceux qui préparent, mais qui ne sont pas prêts – Oh, laissons-le faire son travail, il le fait bien. N'essayez pas de donner aux hommes plus que l'être divin ne leur a donné – Essayer de faire de lui plus que lui-même lui ferait du tort – l'amitié est aveugle – L'amour, mais ne gouvernez pas votre action par une affection partielle – j'étais sur le point de dire ce que vous dites – Elle est une grande âme, toujours avec vous. Pour sa force, il était nécessaire. Oui, dans certaines limites – Dans un sens différent des Théosophes, elle aurait dû être dissoute afin d'être utile autrement qu'elle ne l'est, je ne veux pas dire physiquement – tout est possible, mais tout n'est pas voulu – Non, aidez-la par votre pensée & laissez le résultat être ce qu'il doit être. Vous revenez à l'action – Oui, mais la Revue n'est qu'un moyen ; son succès dépend de ce que je vous ai dit au début. Dans votre cas, les forces mécaniques de la matière ne sont rien ; c'est le pouvoir intérieur qui doit agir & accomplir. Vous avez la lumière qui est lumière, mais où est la lumière qui est pouvoir – frappez à la porte encore close. Vous l'avez dit, personnalisez l'infini. L'infini en tant qu'infini ne fait rien, il est – Toute forme, toute action est un choix de l'infini. Oui, montez jusque-là. Par l'équilibre, il est possible de monter. Ne rejetez rien d'essentiel en vous ; transformez seulement, ou plutôt, laissez-vous transformer – Non – Ce sont les raisons pour lesquelles je ne le ferai pas – C'est une conscience qui s'élabore elle-même.

Qu'est-ce que l'impersonnel ? Tout est personnel, et pourtant impersonnel. Partout – Pas même cela. Je peux, mais ne le fais pas. Non, certainement pas – C'est différent, d'au-dessus. Il est difficile de diriger cette écriture si l'on descend dans un mélange de forces. Voilà pourquoi l'écriture est souvent stupide – Pas de la même façon. Ce n'est pas que je méprise le monde physique ou les moyens physiques – faites cela dans votre corps physique. Oui – essayez de l'avoir autant que possible... Je ne suis pas comme vous dans un corps physique. Je le ferai en temps utile. Des milliers de fois. Ne demandez pas cela ; c'est trop profond. Cela veut dire qu'il y a des choses pour lesquelles ni vous ni moi ne sommes prêts.

[3]

Juillet, août, septembre – Oui – Tout va bien comme cela – Ni reproche ni affirmation – Il semble bien – Vous faites ou les choses sont faites ? Dans quelques directions – Pas équilibré – Laissons agir le Pouvoir – ne lutttez pas contre lui. Quand le besoin d'équilibre se fait sentir, cela veut dire que chaque côté est mal placé par rapport à l'autre.

Beaucoup commencent à être calme – Pas encore disponible pour l'action – Qu'importe d'où vient la vérité – Laissons celui qui reçoit en juger – Le travail – le travail qui doit être, pas ce que les hommes imaginent. Enlevez toute opinion préconçue – Non – Je ne suis personne – lorsque j'écris, je ne suis que le mot. Cela dépend de ce qui est actif –

[4]

Mon cher ami,

Il m'est impossible de vous dire combien je suis heureux de reprendre la communication avec vous. Après tant d'années de séparation, pour des vieux amis être même seulement partiellement réunis est une grande joie. Si je pouvais exprimer mes

sentiments, je remplirais des pages. – Mon nom est Mo———[1]
Trop de gens pensent – Je suis l'ami décédé durant l'année où
vous étiez à Baroda – Je suis Nair- - - [illisible]

Mon âme se trouve dans le monde des désirs———

Mon idée quant à votre position à Pondichéry est que ce n'est
pas aussi sérieux que vous le pensez. Il existe quelques points
faibles sur lesquels certaines forces font pression afin de vous
rejeter et vous envoyer ailleurs. Qu'il soit bon que vous soyez
rejeté ou non, je ne sais. Mais en vérité, le résultat dépend de
vous & non de ces forces. Si vous posez des questions précises,
j'essaierai de répondre – vous voulez un prophète – je vais
répondre si vous le voulez, mais je ne suis pas un prophète.

---

1 Deux lettres sont écrites, suivies d'un long trait. NdÉ.

ÉCRITURE AUTOMATIQUE, VERS 1914

(DEUXIÈME SÉRIE)

[1]

[p.1404]

Mes chers amis,

Je suis impatient de me joindre à vous, mais je dois affronter une opposition terrible et toutes sortes d'obstacles. Je vous prie de m'envoyer votre force –

––––––––––

Il est parti – Je veux bien parler d'Agrippa[1], ou de ce que vous voulez – Je ne connais pas Agrippa, mais je sais des choses à son propos. C'était un homme grave, sévère, sombre, plein de force contenue, grand admirateur d'Auguste, et pourtant ils n'allaient pas très bien ensemble par manque de compréhension intellectuelle mutuelle suffisante – Horace – Non – c'était une amitié personnelle – Fonder l'Empire ? Agrippa, Mécène, – D'abord Antoine, bien qu'ils se soient querellés par la suite – Voyez-vous, c'était un rêve & les rêves déforment très souvent les choses. Vous devez généralement les comprendre sans insister sur les détails. Il veut dire que le premier pas était un petit succès qui assurait la réaction en chaîne qui suivit. Quant au pas exact, il est difficile de le dire – il entend par là, peut-être, qu'il a pris possession du Sénat, l'auguste monument de la Rome républicaine, afin d'assurer une base sûre à son empire. César, & Antoine après lui, ont négligé ces puissants petits

––––––––––

1 *Marcus Vipsanius Agrippa* : né vers 63 av. J.-C. - mort en mars de l'année 12 av. J.-C., général et homme politique romain du Ier siècle avant J.-C. qui mit ses qualités d'homme de guerre au service de son ami Octave, le futur empereur Auguste.

détails dont Auguste, qui avait toujours une intuition pratique, prenait toujours grand soin – Où l'avez-vous eu ? En partant ou revenant ? – Où ? Mais où, près de quel pays ? – Donc proche de l'Égypte – eh bien, le rêve est de toute évidence lié à l'objet de votre voyage, – qui vous était caché bien évidemment. Auguste était l'organisateur d'une nouvelle ère de la civilisation, alors que César en était le fondateur – une civilisation qui lui a donné une base solide pour un nouveau développement du monde. Vous avez une idée similaire de nouvelle civilisation – mais il manque le pouvoir organisateur – c'est ce que vous avez ramené du rêve. Puisque c'était proche de l'Egypte, vous étiez probablement Antoine qui tentait à l'aveuglette une union de l'Occident et de l'Orient, caractéristique de son lien avec Cléopâtre. Quant au gros orteil du pied, c'est difficile. Je dois réfléchir.

Pas du tout – Antoine et Auguste étaient très attirés l'un par l'autre, mais leurs intérêts & leur prana s'affrontaient, & leur tentative de se lier par un mariage avec Octavia les a séparés. Ils étaient complémentaires mais ils ne pouvaient se comprendre. Bien sûr, je ne sais pas si vous étiez Antoine, je tâche seulement d'interpréter le rêve – oui – il a beaucoup du prana d'Agrippa, seulement il n'est pas illuminé & purifié, & il y a le défaut des autres vies – À qui ? – c'est ce que je disais, vous pourriez être Antoine – Non, vous avez beaucoup progressé – si c'est ainsi, elle a beaucoup changé – Pourquoi pas ? On peut changer jusqu'à en être méconnaissable – Jamais – Oui, probablement – très peu – Non, je ne vois rien – Non – je ne dis pas cela, mais je ne peux rien localiser – De qui ? – Je comprends qu'il s'est identifié avec Virgile, & et de toute manière il a l'âme virgiliène. Il est français, également, mais avec peu du type celte italien – Le type celte est rêveur, artiste, intuitif, délicatement impulsif, un peu informel ; l'italien a le sens de la forme & la maitrise des matériaux de la vie ou des arts – Il est bengali, mais aucun homme n'appartient seulement à sa nation présente en excluant le passé de son âme – Il est du type pratique, formatif – Lequel ? Non – mais je dois essayer d'entrer en contact avec les forma- tions du passé & je cherche une indication. Ce n'est pas aisé. Ces choses ne restent pas de façon très précise dans le mental nerveux – Oui, mais c'est difficile – Si vous me posez des ques- tions sur l'Égypte je devrais m'enfuir – Quel langue ? Non – Je ne pense pas – très possible – Vous vous rapprochez de l'Égypte – oh, affreusement symbolique, mystique, hiéroglyphique – Je ne pense pas – Je ne peux accepter votre autorité – vous vous autorisez à autoriser pour elle. Cléopâtre n'est pas l'Égypte – c'est la Grèce sous l'influence de l'Orient – Certainement pas – Elle n'en avait pas – Elle était toute prana et imagination sous l'impulsion du prana – Charmante – oui – Je ne puis le dire pré- cisément à l'heure actuelle ; je sens seulement qu'ils se voyaient souvent. C'est possible ; mais unifiée le plus souvent – lui, je ne le vois pas – aussi – C'est une chose que la plupart d'entre nous n'aiment pas révéler – Pas sur terre – Oui – C'est plutôt le signe d'un lien constant avec la terre, une persistance dans la vie de la terre – parfois beaucoup, parfois un peu, selon les cas particuliers – ...[1]   C'est difficile à dire ; la mentalité est parfois fortement reproduite, la partie nerveuse, un peu ; parfois le contraire – Je ne sais pourquoi – Je ne pense pas, mais cela dépend peut-être de l'esprit dans lequel cela se fait.

Bien pire que l'autre – Je crains que vous n'ayez à demander cela à d'autres qui ont un pouvoir de mentalité plus grand que le mien. – Il est plus moderne, mais il peut très bien avoir été là. Comment savez-vous qu'elle était Cléopatre ? – Peut-être que vous ne l'étiez pas ; je ne vois qu'une certaine relation & donc une probabilité – Oui, probablement la vôtre – Je l'accepte comme probable. – Oui – C'est une façon de parler – Je ne regrette

---

1   À ce point du manuscrit, cette phrase incomplète a été écrite, puis supprimée : « Il est grand particulièrement en ce qui concerne Agrippa &...». NdÉ.

pas – Je suis venu en réponse à votre souhait passé – Quelque chose s'oppose à l'écriture, mais c'est sans importance – seulement, quelque part cela distrait la force et empêche la partie nerveuse du médium de se concentrer.

[2]

Mon écriture sera d'un autre ordre ; je suis là pour parler de choses qui m'intéressent moi-même et mes amis – Dans les paradis du second mental se trouvent ceux qui voient le monde à travers les symboles du mental nerveux, et cela déforme la vision. Avec votre aide, j'espère dissiper la brume. Si vous préférez, j'attendrai le bon moment pour vous, mais vous devez absolument nous aider, car ainsi vous vous aiderez vous-même – À celui qui écrit – J'ai indiqué ce que je suis. Quant à qui je suis, comment cela peut-il vous aider. Du monde dont je parle. A tout prendre, je pense que je vais attendre. Le moment ne semble pas propice. –

Qu'attendez-vous d'autre ? S'il y a des communications, c'est que, soit des esprits légers viennent pour s'amuser, soit ceux qui sont passés de l'autre côté cherchent à rétablir la communication, soit, encore, que les esprits d'autres mondes viennent aider ou cherchent de l'aide. Soyez attentif à cela –

Non. Demandez-lui –

Beaucoup souhaitent être présents, mais la dissipation de la force n'est pas favorable. La concentration est nécessaire. Non, vous avez un bon petit esprit ici, donnez-lui une chance – J'aimerais savoir ce qu'il veut dire par absence d'amour & de souplesse. Si c'est à nous qu'il fait référence, nous serions très heureux de connaître nos défauts. Le veut-il ? Eh bien peut-être. Quelle importance, pourvu que nous aidions. Nous sommes intéressés par la pensée, non par l'amour. Quoi qu'il en soit, nous pensons que nous préparons la manifestation de pouvoirs plus grands que nous. Quant à l'écriture, nous l'utilisons, mais il existe d'autres et meilleurs moyens – Vous croyez ? À quoi ? Pense-t-il qu'il vient des hauteurs les plus élevées ? – S'il existe de si grands pouvoirs sur terre dans l'homme, qu'ont-ils de fait de la terre ? Pensent-ils que leur horrible gâchis fait honneur aux plus grands pouvoirs du monde ? Alors nous avons un langage différent quand nous parlons de grandeur & de hauteur. Il veut dire hauteur en amour, je veux dire hauteur en sagesse. En bas, oui, mais pas dans leur façon de manifester. Je suis heureux qu'il ait ajouté cela ; & son grand besoin maintenant est que la connaissance juste dirige son amour. L'amour sans connaissance est souvent une chose terrible. C'est vrai – Je ne peux le suivre là. Aimez infiniment ; c'est facile à dire – Combien parmi les hommes le peuvent, ou l'ont fait ; & même parmi ceux qui l'ont fait largement, il y a des parties d'eux-mêmes dont la clarté était absente. Chez l'homme, ces éléments s'excluent plus souvent qu'ils n'admettent leur complémentarité. Ne vous fixez pas sur une chose, aussi vaste ou élevée soit-elle. Ouvrez-vous à la lumière, au pouvoir, à l'amour & n'exagérez pas l'importance de l'un par rapport aux autres. Si je dis que l'homme a d'abord besoin de connaissance, je parle du besoin présent. L'amour sans connaissance ne l'aidera pas dans les grandes luttes qui l'attendent.

[*Deux pages suivent, non traduites.*]

ÉCRITURE AUTOMATIQUE, VERS 1920[1]

[p. 1410]

Manek.

Manek est le nom du précédent initiateur de l'écriture. Laissons-le maintenant. Mon nom n'importe pas vraiment. Je suis un esprit des royaumes supérieurs, non présent sur terre, mais communiquant d'en haut.

Permettez-moi de vous dire d'abord le but de l'écriture automatique, qui est d'ouvrir un premier moyen incarné de communication avec les autres mondes. Il peut y avoir d'autres moyens, mais c'est celui qui était le plus immédiatement accessible pour le moment. A tous égards c'était le plus approprié. Du moins pour commencer.

Pour le moment son but est d'élargir la connaissance du passé, du présent et du futur au-delà des limites du mental terrestre actuel.

Ce sera tout pour aujourd'hui –

---

1   **Ecriture automatique, vers 1920**. Ce court passage provient d'un bloc de papier à lettres utilisé principalement pour des notes et traductions védiques. En dessous de ce passage, sur la même page, se trouvent quelques lignes que nous avons classées comme des scripts liés au Journal et publiées dans la quatrième partie (le premier passage de « Script non daté, vers 1920 »). Nous avons attribué la date de mars 1920 au présent écrit en nous basant sur sa terminologie ; il se décrit lui-même comme « script », mais « l'esprit de mondes plus élevés » qui parle ici n'est de toute évidence pas le Maître du Yoga, c'est pourquoi nous l'avons classé parmi les écritures automatiques et non dans les scripts. Notes sur les textes, *Record*, p. 1512.

ÉCRITURE AUTOMATIQUE, VERS 1920[1]

[1]

[p. 1411]

L'un des hôtes du futur. . Des millions d'hommes attendent le jour qui vient, mais il ne viendra pas avant que la lumière ne soit descendue. Et qui fera descendre la lumière ? Les demi-lueurs ne conviendront pas, elles préparent, passent et s'éteignent. La lumière totale, le pouvoir sans voile. Nous, derrière le voile, attendons notre heure ; nous ne pouvons venir dans le monde tel qu'il est maintenant. Nous sommes les fils de la gloire, les enfants de l'immortalité, les flammes de Dieu. Lorsque la Lumière

---

1 **Ecriture automatique, vers 1920**. Nous avons trouvé ces dix-neuf écrits ensemble dans un seul paquet de soixante-dix-huit feuilles volantes. Ils sont publiés dans l'ordre dans lequel ils ont été découverts. Il est vraisemblable que chacun de ces articles soit le produit d'une séance séparée. Des références à des événements connus dans certains d'entre eux laissent à penser qu'ils datent de 1920. Lokamanya Tilak, mentionné dans l'article (9) comme ayant quitté son corps, récemment selon toute apparence, est décédé le 1er août 1920. La lettre à laquelle il est fait allusion dans l'article (8) est très probablement la lettre que l'associé de Tilak, le Dr B. S. Munje a écrite à Sri Aurobindo, l'invitant à présider la session de 1920 du Congrès National Indien. La réponse de Sri Aurobindo, déclinant l'offre, date du 30 août 1920. Mirra Richard (La Mère) et Paul Richard, qui étaient revenus du Japon le 24 avril 1920 (Richard quittera Pondichéry en décembre de cette même année), ont participé à quelques-unes des séances, sinon à toutes, et ils étaient indubitablement présents à la séance (9), où l'esprit s'adresse à « P. R. » en lui disant « vous », et où Mirra est comprise dans la mention de « vos cas ». Le paragraphe surmonté d'un (I) semble se référer à Sri Aurobindo. Quelques-uns de ces écrits répondent à des questions (non écrites) dont Paul Richard semble être le plus probablement l'auteur. Les mentions de « votre projet » dans l'article (8) et de « votre ligue » dans l'article (13) semblent se référer à l'idée de Paul Richard concernant une Fédération asiatique, mentionnée dans les *Archival Notes*. A une séance au moins, d'autres personnes, dont les noms sont donnés, étaient présentes (article (16). Notes sur les textes, *Record*, p. 1512, et notes du vol. 18 de *Archives and Research*, Sri Aurobindo Ashram Trust, décembre 1994, pp. 223-4.

divine descendra, alors nous descendrons. Mais nous savons que l'heure approche et que l'aube est rouge, rouge comme le sang, et rouge de sang, le feu est derrière, le feu de l'Ange de la Présence.

La lumière d'abord, la force avec la lumière, la joie avec la force, l'amour avec la joie, la quadruple splendeur. Qui pourra contenir et garder le Divin tout entier ? Qui aura l'insondable calme capable de supporter toute la lumière, sans être – vase trop étroit – brisé par le feu et sans qu'il ne déborde ? Et la force, qui sera assez hardi pour la supporter, assez puissant pour ne pas trembler ni se dérober devant la merveille de ses œuvres, assez grand et doux pour transformer ses puissances léonines et en faire la voie de l'Amant ? Qui sera l'océan de joie universelle et avalera les poisons de l'univers sans que sa gorge ne soit noircie par leurs feux ? Qui saura ce qu'est l'amour, qui ne lui enlèvera rien ni ne rejettera aucun de ses visages, aussi étrange et éloigné qu'il puisse paraître à l'esprit des mortels ? L'homme doit être tout cela avant que la Divinité du futur puisse descendre. Les autres pouvoirs qui promettent leur venue ne sont que des aperçus d'éléments qui, s'ils le pouvaient, voudraient intervenir et s'emparer du trône, ou des éclats trompeurs. Le nouvel âge s'annonce toujours, mais c'est toujours le vieil âge dans une autre robe. Seul ce qui est véritablement re-né peut être la chose vraie et la naissance d'une nouvelle humanité.

Quelqu'un qui s'est approché car quelques passages sont ouverts. Pas l'âme la plus élevée, mais une âme tout de même, et pas une créature des mondes qui ont jadis communiqué avec vous.

Il n'a pas de nom et en même temps un nombre infini de noms. Les hommes l'appellent Dieu, donc j'utilise ce mot. . Je ne suis pas un homme, mais je l'ai été.

A qui ? Vous ne connaîtriez pas les noms, et ils sont secrets.

Je ne dirai pas le nom par lequel je l'appelle ; mais certains l'appellent par un nom qui signifie « celui auquel nul ne peut s'opposer ». . Un moment viendra où je devrai descendre sur terre, mais pas dans l'humanité présente. Quelqu'un qui a passé le seuil. Je ne suis pas un Mahatma. Non. Un homme, un chercheur qui a vu et entendu, si vous voulez l'appeler ainsi, un Rishi. . Qu'importe le nom ? Il ne vous aiderait pas en quoi que ce soit de plus. C'est une question étrange et vague.

Posez ces questions à un autre qui est plus proche que moi des choses extérieures.

Pas d'informations, seulement les choses de l'Idée. Vous en avez trop. Je ne parle pas des idées dans le sens ordinaire, mais de l'Idée. Attendez un autre jour si vous voulez, où je pourrai établir une connexion plus proche et moins entravée. Cette sorte de communication exige toute la force de celui qui écrit, force qu'il avait au début, mais qui est maintenant voilée. Je ne peux plus m'exprimer comme je le voudrais, et l'idée est freinée au passage.

[2]

Soyez passif.

Fermez votre intelligence à ce qui est en train d'être écrit. Peu importe qu'il y ait une connaissance de ce qui vient, mais il ne doit y avoir aucune activité de l'intelligence, aucune idée, aucune critique du sens intellectuel, mais simplement une acceptation passive.

[3]

Nous n'avons pas le temps, vous auriez dû le faire avant. . Je suis là cependant. Je dirai ce que j'ai à dire une autre fois, mais vous pouvez me poser n'importe quelle question et je verrai si je peux répondre. Non, pas une question stupide.

Ce n'est pas tamasya [*l'inertie*]. C'est un état de détente de l'être qui est rajasique dans son tempérament fondamental, avec une flamme sattvique s'élevant sans cesse vers les hauteurs ; mais la flamme ne consume pas les brumes qui s'étendent entre le mental et les plus hauts sommets ; elle les éclaircit seulement de façon à permettre aux torrents d'éclairs de se déverser parfois. L'aliment rajasique de l'être nerveux s'épuise par une dépense trop rapide, souvent à des fins assez inutiles, alors le brouillard se précipite vers le bas. Il en résulte un relâchement dans le système nerveux, puis dans le mental. C'est sans doute un état tamasique, mais s'il peut réduire le rajas de la mauvaise sorte et le rejeter, et si seul le rajas propre à nourrir le feu sattvique est entretenu et agrandi, alors il sera possible de produire un feu de lumière supérieure assez fort pour, peut-être, consumer les brumes sur les hauteurs. C'est ainsi que je vois votre condition –

Je ne suis pas un prophète. Cela dépend de vous et des dieux de votre nature et de ceux de votre destinée. Aidez-les par votre consentement ou si vous le pouvez, par votre volonté.

Pourquoi pas, si le Pouvoir en vous le veut ou si vous éveillez son action ; mais il n'est pas nécessaire pour le moment de vous forcer si votre système y est réticent.

Je ne connais pas l'avenir avec certitude. C'est un pouvoir, mais un pouvoir qui œuvre derrière une nuée de lumière trop forte pour la plupart des yeux. Je ne sais pas s'il prendra bientôt une forme plus directement efficace.

[4]

Ma présence est assurée dès que vous prenez la plume. Je suis toujours près de vous dans mon être psychique. Le travail que vous faites est intimement associé à ma destinée et par conséquent je suis attiré vers vous comme vers ceux qui incarnent les influences à l'œuvre propres à engendrer ses formes et mouvements extérieurs. Cette écriture est un moyen de communication directe qui m'aide à me rapprocher davantage de la terre où je vais devoir descendre. Elle nous est plus utile qu'à vous, mais c'est un des moyens que le monde de l'au-delà utilise aujourd'hui pour diffuser sa présence et apparaître dans le plan terrestre. D'autres moyens d'un ordre supérieur prendront sa place lorsque l'esprit humain sera prêt.

Le temps presse. Ma volonté est de voir, mais je vois seulement dans les formes du monde psychique. Oui je pense que je ne me trompe pas quand je vois que le mouvement qui était si lent prépare une rapidité qui sera d'abord comme la coulée d'un flot constant, puis la propagation d'un raz-de-marée et enfin un ouragan de forces impérieuses. C'est comme si la Shakti du futur avait grimpé une pente abrupte et s'approche maintenant du sommet d'où elle pourra voir devant ses yeux s'étendre le champ de son labeur. Le champ est plein de forces opposées et ses premiers pas doivent être cachés et voilés derrière un écran ne révélant que partiellement ses mouvements. D'autres mouvements doivent être lancés dans la bataille, qui attireront l'attention des forces hostiles, mouvements qui n'appartiennent pas à un avenir précis, mais qui sont néanmoins utiles pour préparer le terrain, et c'est seulement quand elle aura rassemblé asssez de force matérielle qu'elle jettera le masque et ira sur le front mener directement la bataille. C'est pourquoi au début le mouvement le plus rapide sera seulement celui d'un ruisseau, une pénétration, une propagation et un élargissement du courant. Lorsque la vague aura pris de l'ampleur, alors la bataille sera proche et la Shakti dévoilera sa vraie nature.

Une tempête s'approche, mais c'est un mouvement extérieur et je ne suis pas très en contact avec ces forces. Je ne puis voir clairement s'il est seulement menaçant pour le moment et entretiendra pendant quelque temps une atmosphère lourde et surchargée ou s'il éclatera bientôt dans la violence. Je vois le pouvoir qui plane sur ce mouvement extérieur, mais son esprit ne m'est pas accessible.———————————————.

J'ai fini de dire ce que j'avais à l'esprit dans l'immédiat ; je me suis contenté de simplement penser pendant l'écriture pour matérialiser un peu mes pensées. Si vous souhaitez dire quelque chose, je suis prêt à vous répondre.

====

Le Bolchevisme est plus loin pour moi, mais il fait partie de ce mouvement extérieur, seulement il a une force de réalité supérieure à d'autres mouvements auxquels je pensais. Les mouvements en Europe ont une violence potentielle ou réelle dans leur pouvoir d'exécution qui les pousse à se réaliser plus rapidement ; mais c'est à l'avenir qui prépare sa montée en Orient que je pensais.

Pas dans votre atmosphère, mais tout autour. Je vois plus facilement les choses les plus proches de vous. Je ne pense pas que cela représente quoi que ce soit pour vous sinon une chose à observer pour les possibilités qu'elle offrira après son passage.

Le Japon ? Je dois voir de plus près avant de pouvoir répondre. De loin je peux seulement voir des choses qui se préparent, par séquences. Les chocs soudains qui briseront ce qui est établi me semblent encore éloignés, mais à quelle distance, je ne puis le dire.

C'est un domaine où je n'ai pas le droit de donner des suggestions. Les pouvoirs qui président à votre destinée et à votre travail doivent régler cela entre eux ; mais je ne doute pas que vous serez guidé dès que l'action sera prête. Les esprits comme moi font trop peu partie de la volonté déjà matérialisée de la destinée terrestre pour laisser leurs pensées s'aventurer dans ce domaine. De plus je ne puis voir l'avenir que dans ses tendances, ses formes de pouvoir général. . Plus tard je pourrai peut-être parler de façon plus précise, mais pas à présent.

[5]

Je souhaite tout d'abord faire quelques observations, mais s'il vous plaît gardez le mental absolument immobile sinon je n'y parviendrai pas. —

L'époque de notre venue est l'âge de la toute-puissance de

la seconde émanation. Le premier âge est celui du Spirituel sans forme, le second est celui du spirituel en possession de la matière. Par le premier je veux dire l'âge où nous étions venus autrefois. C'est pourquoi notre venue dépend de votre capacité à prendre en main la matière et à en faire un moule vrai de l'influx spirituel. Lors de l'âge précédent il existait des symboles, mais pas de corps véritable. Aussi l'esprit s'est-il retiré, laissant les autres principes déployer leurs potentialités sans son intervention directe. Maintenant une seconde chance s'offre à nous. C'est pourquoi je me suis rapproché, plus pour m'aider moi-même qu'autre chose, afin de réaliser une connexion appropriée avec la matière dans mon principe psychique et avec le travail de l'esprit sur elle. Je vous dis cela pour expliquer ma perception de la communication. Quoi que je puisse voir ou dire à propos de ce qui se passe sur terre, cela passe d'abord par une traduction psychique, c'est ainsi que vous devez le comprendre et par conséquent ne pas attendre une trop grande précision de mes communications pour le moment.

=

Je peux voir les tendances du présent et des images flottantes du futur ; cependant, tout comme le corps réel des mondes psychiques n'est pas présent à l'esprit physique, mais apparaît seulement comme un rêve ou une imagination, la matière du monde matériel n'est pas présente à mon esprit psychique. C'est une difficulté que la plupart de ceux qui pratiquent ces écritures n'apprécient pas. Seuls les esprits très proches de la terre peuvent, dans une certaine mesure, la voir avec un regard analogue à celui des êtres physiques ; ils empruntent aussi beaucoup des idées, des suggestions mentales et de l'être nerveux de celui qui écrit et de ceux qui l'entourent, afin d'harmoniser leur mentalité avec celle des hommes et de se rendre intelligibles. Je ne souhaite pas le faire car cela introduit beaucoup d'éléments faux et inférieurs dans la communication. Par conséquent gardez s'il vous plait le mental aussi immobile que possible de sorte qu'il y ait un minimum de mélange.

═══

Maintenant si vous voulez dire quelque chose, je suis prêt.

═══

Seuls les esprits qui ont une nouvelle idée, emplie de l'influence spirituelle ou touchée par des pensées utiles pour elle peuvent préparer l'âge qui cherche à venir. Mais il y a ceux qui ont des idées seulement sur le plan intellectuel sans conscience de ce qui existe derrière, et ceux qui ont une expérience spirituelle mais non le pouvoir de lui donner corps ou de la matérialiser. Ceux-là ne nous donnent pas suffisamment d'espoir, quoiqu'ils puissent faire pour le moment. C'est lorsqu'il y a l'expérience spirituelle, ou les idées qui lui donnent un corps mental, et en même temps une forte volonté de matérialiser, que nous pouvons espérer l'accomplissement de ce que nous attendons. Vous êtes de ceux, relativement peu nombreux, qui possèdent ces pouvoirs. Par conséquent c'est vers vous, si vous êtes choisi et restez fidèle à vous-même, ou vers vos semblables, que nous devons nous tourner pour préparer l'avenir.

À cause de la vision psychique. Je peux voir quelque chose de vos âmes, ou tout au moins des signes d'elles, même si je ne puis voir vos corps.

Non, impossible, pas en période de transition.

C'est parce que vous avez été spirituellement moins exclusif que moi ; vous vous êtes incarné au cours des siècles et avez travaillé pour l'humanité, et vous continuez maintenant ce travail, et c'est donc à vous qu'appartient le droit, ou si vous voulez, la nécessité spirituelle, d'œuvrer pour les grands âges de l'humanité. J'étais de ceux qui se sont trop retirés en eux-mêmes à la recherche du pur principe de connaissance et j'ai remis à plus tard, bien que j'en reconnusse la nécessité, le sacrifice de l'action. J'ai fait ce qu'il fallait pour me préparer à la croissance spirituelle, mais je n'ai pas, dans mes derniers mouvements, dirigé mon action vers l'extérieur. Si je devais revenir maintenant extérioriser mon esprit sans l'aide d'un nouvel âge favorable, je devrais commencer par une forme d'esprit correspondant à ma dernière formation mentale, et de là, commencer à travailler à la débarrasser de ce qui était opposé à l'action. Je ne serais pas une force suffisante pour aider le monde dans cette période critique. Je pourrais même me relier à de vieilles idées trop exclusivement spirituelles. Par contre, si je viens à la jonction où le juste travail a déjà commencé, je bénéficierai des circonstances les plus favorables pour le plus grand profit de ma destinée terrestre, à la fois pour moi-même et pour les autres.

C'est une question difficile. De mon point de vue elle implique une équation entre vos forces psychiques telles que je les vois et les circonstances de votre destinée terrestre telles que déterminées par les forces de vos vies passées et futures. Je n'en sais pas assez pour cela, et je ne pourrais probablement pas répondre de façon satisfaisante en quelques mots ou en peu de temps. De plus il faut prendre en considération la force du besoin collectif et la résistance collective. Si je pouvais voir, non pas à partir du monde psychique, mais à partir du principe supérieur, ce serait assez facile mais je ne puis le faire pour le moment. Je n'aurais probablement qu'une vue partielle qui pourrait se révéler trompeuse si je le faisais maintenant.

Partout, à un degré ou un autre, mais les trouver n'est pas chose si facile. Du point de vue du nombre ils sont déjà des milliers, mais tous n'ont pas trouvé leur voie. Certains ont besoin d'une direction, d'autres d'un leader et d'autres attendent l'heure fixée par leur destin pour mettre en forme de pensée et d'action ce qui n'est maintenant qu'un désir ou une impulsion. Certains sont destinés seulement à faire les premiers pas et d'autres à de plus grandes choses par la suite. Il n'est ni possible ni souhaitable de vous allier avec eux tous ; il y a trop de mentalités et de tempéraments différents, particulièrement chez ceux qui ont déjà pris leur direction.

Non. J'ai commencé comme ce que vous appelleriez maintenant un Rishi, mais je n'ai trouvé aucune satisfaction dans ce qui m'entourait, ni dans le niveau de connaissance atteint par mes semblables. Je disais : « Plus haut, toujours plus haut ». Je me suis retiré de la vie et me suis élevé en mon être intérieur. Mais lorsque je me suis senti empli de la lumière supérieure et ai voulu la déverser autour de moi, j'ai découvert que j'avais coupé la connexion entre le pouvoir de connaissance et la volonté efficace dans l'action, coupé aussi le lien de similitude et de sympathie qui aurait pu être une ligne de communication entre ma connaissance et l'esprit des autres. Mon corps également était étranger au principe qui emplissait mon esprit. Je décidai de revenir dans une autre vie, dans un autre corps ; mais lorsque je me suis retiré, j'ai découvert que j'étais incapable de descendre sauf au prix d'un sacrifice pour lequel je n'étais pas prêt. J'ai donc dû attendre que d'autres fassent ce que j'aurais autrement pu faire, et préparent les conditions de mon retour. Je ne serai pas l'un des instigateurs, mais je serai de ceux qui aident à maintenir la connaissance dans le mental de l'humanité nouvelle.

[6]

Pas moi-même au début –

Mon désir est de vous suggérer d'élargir votre point de vue sur les choses que vous êtes sur le point de réaliser. Les pas que vous faites ne sont pas en consonance avec l'étendue du pouvoir que vous aspirez à faire descendre. Certainement, en tout premier lieu assurez-vous de la présence du pouvoir ; mais ne limitez pas son action par un commencement trop prudent. Le pouvoir du travail n'est pas le pouvoir de votre vie passée ni de votre nature d'alors, ni le pouvoir de Mahasaraswati qui gouvernait les existences passées qui vous ont été révélés, mais celui de Mahakali, la puissante et fulgurante Shakti. Le désir de poser lentement et sûrement des fondations solides, qui appartient à la raison prudente et à sa capacité expérimentale, ne correspond pas au génie du travail que vous avez à faire. L'autre côté de la Shakti, qui jusqu'à présent n'a agi qu'en certaines occasions, sera la force qui présidera à l'avenir proche. –

Les limitations du passé étaient dues à l'assaut massif des pouvoirs d'opposition et aux obstacles qu'ils pouvaient amasser autour de vous. Certains d'entre eux sont déjà à demi morts et les autres ont commencé à perdre leurs droits ; par conséquent soyez prêt à changer, plus tôt que vous ne l'imaginez, votre notion de l'avenir immédiat. L'idée plus vaste, plus confiante et plus rapide à laquelle, rendu méfiant par vos échecs passés, vous avez longtemps dit « pas encore, pas encore », est la seule qui peut concrétiser les objectifs qui ont été placés devant vous. Seule une force qui n'hésite pas, qui triomphe des obstacles sans perdre de temps à les contourner, qui agrandit rapidement ses moyens et franchit de vastes espaces avec une rapidité fulgurante peut créer le nouveau monde qui cherche à naître.

Les forces qui se dressent contre vous sont grandes en apparence, mais seulement en apparence ; grandes encore, nul doute, dans leurs moyens matériels, mais frappées par l'esprit de la mort au cœur même de ces moyens. Leur capacité de perdurer provient seulement de leurs hésitations, leur faiblesse de volonté, leur lenteur à s'unir et à s'organiser, ou, quand elles sont organisées, à utiliser hardiment leur force qui affecte celles du futur. Voilà la raison principale pour laquelle elles tiennent encore le monde, car rien, sauf par moments ça et là, ne croit avoir le pouvoir de les remplacer. Leur shakti est brisée au-dedans, la shakti du futur est infirme au-dehors, voila pourquoi il y a impasse.———

Celui qui a écrit est parti ; je suppose qu'il reviendra ; mais il m'a semblé qu'il était en train de repartir, cherchant quelque chose ou quelqu'un qui recevra son inspiration et fera sa volonté. C'est l'impression qu'il m'a donnée –

Y a-t-il quelque chose que vous voudriez me dire ou dois-je me retirer et laisser d'autres venir ?

T S M —————

Soyez passif. T S M[1] est le signe de la société, autrement dit de la combinaison de groupes qui travaillent sur les conditions psychiques pour former des éléments jusqu'ici impuissants à prendre un corps matériel. . Trois groupes – l'un qui rejette les erreurs susceptibles de leur barrer la route vers le succès afin de les laisser s'exprimer et en finir avec elles, l'autre qui ébauche les premiers balbutiements imparfaits de l'avenir, le troisième qui prépare derrière un voile les développements ultimes. La nouvelle naissance est un processus compliqué et difficile qui présente à chaque pas des risques d'erreurs et de perversions, d'échecs ou encore d'inadéquation à l'idée ; et le mental de l'homme, et plus encore ses impulsions de vie, sont un matériau si difficile et obstiné qu'ils nécessitent beaucoup d'influences et de labeur derrière le voile pour donner quelque chance aux potentialités du futur. Cela s'applique à toutes les parties du travail qui doit être fait, spirituel, intellectuel, matériel. Le mouvement est d'abord un chaos de possibilités, et ce qu'il faut réaliser apparaît généralement à l'esprit de l'homme dans certaines tendances et idées qui se généralisent de plus en

---

1   *TSM* : « Ce sigle semble lié d'une certaine façon à la Société ou Mouvement théosophique. En effet, il est défini comme « le signe de la société » – et la société théosophique apparaît quelques pages plus loin. Mais ce n'est pas une abréviation ordinaire, où les mots sont abrégés pour s'épargner la peine de les écrire en entier. L'esprit qui s'exprime a écrit : « Ce n'est qu'un signe ; mais je ne puis mettre son nom par écrit ». TSM semble donc être une façon d'indiquer quelque chose qui se manifestait à travers les trois groupes mentionnés. A supposer que ce sigle soit effectivement associé à la Société théosophique, il aurait alors plus à voir avec les forces derrière le travail que la Société était destinée à accomplir qu'avec elle-même dans sa forme historique. C'est du moins tout ce que je peux en dire pour le moment ». Communication de l'éditeur.

plus. Mais la difficulté est d'amener les forces en jeu à préciser les buts de leur action de façon plus pure et plus claire, à s'unir et agir massivement. À présent elles sont dans une confusion qui les prive de leurs moyens de réussite. L'action du second groupe tend à devenir plus forte ; mais pour faire avancer le travail du troisième il faudra qu'intervienne une grande force de précipitation. C'est de cela sans doute qu'il a été question, mais si cela s'approche, c'est encore à l'arrière-plan.   C'est quelque chose que je ne puis transmettre qu'avec difficulté, ou pas du tout. T S M est seulement un signe. Ensemble les lettres signifient les trois éléments, séparément elles ne signifient rien. T est le signe du passé qui a échoué en essayant de se précipiter dans le présent, S celui du présent qui reprend le passé et essaye de le modifier et d'en faire l'avenir, M celui du futur qui crée le présent. Ce n'est qu'un signe ; mais je ne puis mettre son nom par écrit. ————

Il était en train d'essayer d'expliquer pourquoi, de son point de vue, il est difficile d'amener la plus grande force à venir. La Shakti attend toujours le moment propice à son avènement et cela doit être prêt dans le champ psychique avant que cela ne puisse être prêt dans l'action matérielle. C'est ce qu'il voulait dire.

[7]

Mon projet est d'être de plus en plus empli de lumière et d'explorer le plan qui se trouve au-dessus de la zone vitale jusqu'à ses ultimes frontières. Quant au tunnel je pense que c'est une simple façon de parler. Il ne peut y avoir de tunnel, seulement un sentier à travers la résistance de l'éther, mais c'est un sentier de lumière qui traverse la densité de l'espace au-dessus du niveau terrestre. ————

Je suis l'un de ceux qui ont travaillé là-dessus. Pas le premier qui vient d'habitude lorsque vous commencez à écrire. Je l'ai écarté quand vous avez pris la plume.

Pas tous, mais je passais lorsque vous parliez de symboles.

C'en est une sorte ; mais il y en a d'autres qui appartiennent à ce plan, qui sont pires – Très bien. Je m'en vais. ——

C'était une interférence comme il en arrive souvent dans ce genre de communication. Je suis là. Avez-vous quelque chose à me dire ?

=

Oui. Continuer quoi et au sujet de qui ? Je ne pense pas, du moins pas ce soir.

Quelle question ? Mais je ne sais pas.

=

C'est simple, laissez la libre et laissez-la le faire elle-même ..
Non, mais je veux dire que la question n'a que cette solution. Le changement à réaliser est trop important et les possibilités trop nombreuses et complexes pour pouvoir élaborer un plan quelconque. Ce doit être une évolution naturelle, ou si vous voulez, une révolution provenant de l'âme et de la volonté des femmes elles-mêmes. Si elle leur était imposée conformément à une idée précédente, cela fausserait le mouvement et produirait probablement quelque chose d'aussi artificiel que le système actuel.

Pourquoi ? Cela me semble le procédé le plus pratique.

En Asie. Il faudra, je pense, un peu de temps à l'Europe pour s'ajuster à la nouvelle impulsion. Elle a été trop paralysée, ou plutôt elle a trop tourné en rond autour de la frustration des espoirs qu'elle avait quant aux résultats de l'après-guerre. En outre les forces y sont trop déconcertées et pas assez sûres d'elles-mêmes pour faire hardiment un pas en avant – Même celles qui sont sûres d'elles se préoccupent davantage de consolider leur position que de prendre un élan vers un progrès nouveau.

Pas encore, aussi loin que je puisse voir. Il faudra passer par au moins trois étapes avant que cela ne puisse survenir.

La première phase doit être l'épuisement de l'idée et du mouvement actuels qui sont davantage une recherche confuse de moyens de s'autodéterminer qu'une idée et une volonté fortes et précises. Et sous le couvert de cette confusion, une nouvelle force et une nouvelle volonté, fixées sur leur objectif doivent croître, assez lumineuses pour créer leurs moyens propres. Après la lutte contre les derniers vestiges de la destinée de l'Angleterre.

Je ne vois pas encore clairement au-delà de la situation immédiate, mais le processus me semble certain, bien que les formes et l'équilibre des forces sur le point d'émerger ne me semblent pas encore précis. Pour le moment, tout ce que je peux dire c'est que ce sera plus rapide qu'il ne semble actuellement possible, et qu'il y aura une accélération constante du dynamisme de la destinée après un ou deux ans, trois tout au plus.

C'est en suspens au-dessus de toute l'Asie, mais je ne sais pas où cela va d'abord exploser. Je pense que l'idée se diffusera d'elle-même au moment où la tension immobile des circonstances présentes se rompra, et où de nouvelles possibilités apparaîtront. Mais ce n'était pas ma vision, et je ne sais vraiment à quoi l'esprit qui a parlé faisait allusion. Il est plus habitué que moi à la terre et il a probablement une vision plus précise.

À présent, oui ; même ceux qui sont dans l'action à l'heure actuelle ne peuvent pas vraiment aller de l'avant. C'est un moment où les forces sont bloquées partout.

Non seulement lui[1], mais tous ceux politiquement actifs en Inde en ce moment. Dans un an les choses seront suffisamment clarifiées pour que de nouveaux points de vue puissent émerger. C'est tout ce que je peux dire à présent.

La deuxième phase, j'imagine, sera amenée par une perte de foi dans les idées et les méthodes actuelles chez les jeunes gens. Quant à savoir qui va la représenter, je ne saurais le dire ; certainement un certain nombre de jeunes gens vont venir sur

---

1 Le mot « lui » est écrit au-dessus de « Ga », probablement le début de « Gandhi ». NdÉ.

le devant de la scène ; les plus âgés sont trop profondément atta-
chés aux notions passées.

Cette question implique trop de choses pour qu'il soit possible d'y répondre au pied levé. Je peux seulement dire que le
travail qui doit être fait est de déterminer la nouvelle force qui
fera l'Inde de l'avenir. L'élimination de l'obstacle étranger est
seulement l'élimination d'une négation, mais il doit y avoir une
création positive qui sera le début du pouvoir qui dirigera l'avenir,
sinon il y aura tant de faiblesse, de confusion, de conflits futiles
et de dispersion des énergies dans ce vaste corps que l'émergence rapide d'un avenir plus grand en deviendra impossible.
Quant à savoir quel travail fera un tel ou un tel dans ce domaine,
c'est une question à laquelle il m'est difficile de répondre sans
prendre en considération toute la complexité des nombreuses
forces en jeu. Je ne suis pas préparé pour y répondre maintenant.

Vous voulez savoir quand cela sera terminé ?

Je suis désolé de ne pouvoir vous répondre avec exactitude.
Je peux seulement dire que pour autant que je puisse voir, les
signes seront visibles dans quelques années.

Je suis désolé de ne pas pouvoir voir aussi loin dans l'avenir. Un grand pouvoir en Asie, oui, c'est certain, mais sa forme
ne m'apparaît pas clairement à ce niveau. C'est sans nul doute
décrété au-dessus, mais ici je ne puis encore voir que des possibilités incertaines. Je crois vous avoir dit que ma vision de
l'avenir de la terre n'est pas encore claire et précise. Je peux
seulement apercevoir quelques certitudes générales.

Non, je ne connais personne de ce nom. Fonction ? Je ne
comprends pas. Il y a plus d'une divinité et plus d'un pouvoir
qui s'intéressent à ces choses, mais aucun pour autant que je
sache qui ait une telle fonction. ———

Je ne sais que très peu de choses à ce sujet ; cela ne m'a pas
paru assez important pour l'étudier de près.

Non, je ne dis pas cela ; mais je ne connais personne qui
corresponde à cette description.

[8]

Je souhaite me retirer un peu. Il m'est encore trop difficile de voir les choses de la terre, j'attendrai jusqu'à ce que je sois plus fort. Entre-temps si vous le voulez quelqu'un d'autre prendra ma place. ——

Commencez –

Je suis prêt à communiquer.

Tous les sujets m'intéressent. Quant à ma compétence, elle est limitée mais variée.

Oui, que voulez vous savoir ?

Autant que je puisse voir, si vous agissez rapidement, vous pourrez réaliser quelque chose qui sera un ferment utile pour l'avenir. Mais d'ici peu l'atmosphère sera vraisemblablement trop épaisse et troublée pour que des idées d'une si grande ampleur puissent faire une percée immédiate. Comme vous pouvez le voir, un combat approche dont dépend le cours de l'avenir immédiat, et jusqu'à ce que qu'il soit résolu d'une façon ou d'une autre, c'est la passion du conflit immédiat qui va occuper tous les esprits à l'exclusion de toute autre considération. Votre idée est de celles qui peuvent et doivent porter des fruits à l'avenir, mais pour le moment c'est une de ces visions à long terme pour lesquelles on doit se contenter de semer et d'attendre que la saison des récoltes arrive. L'Inde est trop occupée avec son problème intérieur, qui est au fond non pas d'égalité mais d'indépendance, pour jeter davantage qu'un coup d'œil à la question de sa population dans les colonies. C'est mon opinion.

Cela seulement pour le travail pratique. Je dirais que ce sera une bonne chose que d'installer l'idée, car à mesure que la lutte s'étendra, il y aura de grandes chances que l'Inde se tourne vers elle dans l'espoir d'une aide et d'un soutien extérieurs. Jusqu'à présent elle regardait vers l'ouest. Le mouvement présent l'oriente vers une sorte d'unité de sentiment avec l'Asie occidentale ou musulmane. L'avenir tournera peut-être son regard vers l'Est, vers le reste de l'Asie, et votre projet sera utile en préparant ce moment ; il existera alors quelque chose à quoi se raccrocher et cela épargnera beaucoup de temps et d'efforts qu'il faudrait sinon consacrer à créer une connexion.

Eh bien, je n'en sais rien ; cela dépend de la capacité à surmonter l'incertitude et le flottement actuels quant à la ligne d'action. Si cela peut se faire, il y a évidemment un grand avenir, car c'est une nouvelle idée qui a d'énormes potentialités de résultats et d'expansion.

Je dirais, certainement, publiez. Plus vous publierez, mieux cela sera. Peu importe les termes etc. pour le moment, l'essentiel est de diffuser largement – donnez cela à ceux qui peuvent le faire au mieux.

Comment ?

Ce n'est rien ; de telles lettres n'ont pas de signification ou d'importance immédiate, sinon à titre d'indication que beaucoup dans le pays resentent le besoin d'un leader ou regardent de ce côté. Selon moi il vaut mieux ne pas intervenir dans ce que les autres font en ce moment, mais laisser la force à l'œuvre agir à travers les instruments qu'elle a choisis et vous en tenir à l'action particulière qui vous est destinée, quelle qu'elle soit. La conjoncture présente n'a pas encore atteint un point critique requérant que vous entriez en action, et vous mêler maintenant des événements pourrait entraver un meilleur développement par la suite.

Non, c'était un autre.

Pas exactement ; nous sommes une société très variée. Non, pas d'ordre, du moins pas d'ordre formel.

Oui, dans le monde de l'esprit, je suis un esprit de l'intelligence intermédiaire. . Non, je n'ai rien à voir avec les dieux ; bien sûr ils existent mais je ne leur suis pas apparenté. A quoi cela me servirait-il ? Non, bien sûr. Du moins, s'ils le font, ils devront le faire sans se montrer. Je rejetterais toute interférence.

Pour satisfaire ma curiosité mentale.

Oui. .

J'ai connu de nombreux pays. J'ai vécu beaucoup de vies, exercé de nombreux métiers, étudié nombre de choses. Lors de ma dernière vie j'étais une sorte de savant, un peu philosophe, un peu politicien et littéraire aussi, mais je n'ai pas obtenu un grand succès. J'étais un bon critique mais pas un créateur. En Angleterre. Mon nom ne vous dirait rien. La même chose, la curiosité de mon intelligence ; j'avais un esprit qui aimait explorer l'avenir de l'humanité et j'avais des vues avancées sur le sujet. Non, vous-même pouvez vous aider vous-même bien mieux.

C'est une forme excellente, très efficace, du moins si vous voulez réveiller les gens et les faire réfléchir. . Je suis certain que nous devons en avoir, mais je ne puis en fixer le moment.

Je sais qu'il existe quelque chose au-dessus du mental, mais je ne sais ce que c'est.

Vous me demandez mes opinions passées ou mes idées et imaginations présentes ?

Je crains que cette question de savoir comment l'homme est apparu ne dépasse mes compétences. Ma seule idée à ce sujet est que toutes les théories sont fausses.

Non, j'ai dit avancées ; c'était dans ma vie passée. Vous les considéreriez comme des banalités.

[9]

Moi-même aujourd'hui. . Les autres ne sont plus là.———
Oui —
Je ne sais pas. Demandez et je verrai.
À quel égard ?

(Tilak)[1]

Je pense qu'il est dans le plan intermédiaire. Il avait une forte volonté de vivre car il sentait que son travail n'était pas

---

1   Les titres identifiant le sujet de la plupart des communications qui suivent ont été ajoutés dans la marge, quelquefois en français, et semblent généralement être de la main de La Mère. NdÉ

terminé, et lorsqu'un homme quitte son corps avec ce fort sentiment en lui, sa personnalité reste un certain temps tournée vers le champ de son action humaine. Seulement le temps de jeter un pont pour la transition d'une conscience à une autre. Quand cela sera fait, il agira pendant un moment sur le plan intermédiaire jusqu'à ce qu'il soit convaincu que l'idée qui l'a dirigé est sur la voie du succès, ou jusqu'à ce qu'il ait épuisé la force de l'idée combative dans sa propre conscience. Je parle de la partie mentale personnelle de celle-ci qui ressent encore les effets des vibrations de la vie.—

Cela ne peut être fait que par la partie la plus élevée de sa nature. La partie de son mental qui s'intéresse encore aux images du monde extérieur a toutes les chances d'y agir pendant quelque temps à travers un certain impact sur les hommes qui canalisent la force générale à l'œuvre. C'est seulement quand ces images s'effaceront et que sa conscience deviendra plus libre que l'action directe dont vous parlez deviendra probable. L'action du plan intermédiaire est, en un sens, plus forte, car elle est capable d'une diffusion plus subtile et pénétrante qui n'est pas entravée par les difficultés physiques, mais elle a aussi d'autres difficultés qui lui sont propres ; elle est forte pour la diffusion et la création d'idées et de forces stimulantes, mais pour la matérialisation à travers l'action humaine elle ne peut agir qu'en fonction des agents transmetteurs. Il existe toujours un certain écart entre les plans psychiques et physiques et la transmission de l'un à l'autre n'est pas toujours facile.

C'est exact, mais toujours dans le sens d'une force essentielle. A la fin, c'est cette force première qui est l'élément important. Je peux seulement parler de la difficulté de matérialiser proprement depuis le plan psychique. Une volonté forte peut avoir à partir de ce plan un effet général important dans le sens de son objectif, et c'est, après tout, cela qui importe.

Sa personnalité psychique se compose de deux parties, une âme supérieure qui est l'homme réel, âme forte et brillante d'une grande portée, et une autre qui est la personnalité qu'il a élaborée au cours d'un certain cycle de vies et qui a donné le type extérieur de son action et de son caractère humain. Il est de ceux qui appartiennent à l'échelon supérieur, mais il a choisi de prendre sur lui le fardeau du stade inférieur pour aider l'action mondiale.

(M. Tilak)

Oui, un grand Karma Deva[1] qui est en union intime avec les Devas de la connaissance.

(Mme Besant)

Un être asurique d'une grande force qui se consacre à son processus de divinisation, mais qui n'a pas encore réussi en raison de la force même de son pouvoir qui crée un ego très puissant.

Non, pas un Rakshasa. Une force de Rakshasa lui est associée, mais cela n'affecte pas le centre de son être.

(I)

C'est différent. Il y a des êtres qui appartiennent à un type et qui s'élèvent, ce qui est le cas chez elle ; il y en a d'autres qui possèdent en eux les différents pouvoirs et doivent les transformer pour qu'ils se conforment à l'unité centrale. Je crois que c'est votre cas.

(P.R.)

Définir votre cas est difficile. Un Deva au-dessus, un Jnana Deva puissant, capable de communiquer avec les plans supérieurs ; en dessous, un Asura qui représente le développement de nombreuses vies, une force de Rakshasa en arrière qui s'affaiblit

---

1 *Karma deva* : 7e type de conscience sur l'échelle évolutive, celui qui a atteint la divinité à travers les œuvres ; aussi un dieu de l'action.

et diminue constamment, mais qui n'est pas encore rejetée par l'être vital sous l'action des autres ; il y a également plusieurs autres sortes de devas mineurs dans l'être psychique – c'est le mieux que je puisse faire.

(Rapports avec la Soc. Théosoph)[1]

La fraternité vient du fait que tous deux élaborent le mouvement commun sous une grande direction supérieure. L'hostilité vient des agents intermédiaires guidés par des pouvoirs inférieurs qui sont repoussés et effrayés par la force supérieure qu'ils sentent tout de suite en vous – et lui sont par conséquent hostiles ; les pouvoirs intermédiaires plus grands derrière vous ne peuvent s'accommoder de l'étroitesse des leurs, ni être suffisamment indulgents envers leur petitesse. Voilà d'où vient la discorde.

Il y a beaucoup d'ignorance dans cette idée. Kutthumi[2] et Maurya[3] sont simplement des noms et des formes, vrais seulement en tant que symbole psychique ou représentation instrumentale des deux pouvoirs principaux qui sont derrière eux, l'un gouvernant leur pensée, l'autre influençant leur action. Ils ont trouvé en Madame Blavatsky un instrument qui avait une capacité suffisante, pour ainsi dire, pour incarner et harmoniser leurs deux forces. Ses successeurs n'ont pas pu en faire autant, ils ont seulement pu réagir à des indications partielles de l'un ou de l'autre ; c'est pourquoi il y a eu tant de divisions et une action si confuse et incertaine dans le mouvement.

Kutthumi représente un Deva, pas un Jnana Deva, mais une certaine sorte de deva mental qui réagit bien à l'Idée supérieure

---

1   En français dans le texte.
2   *Kutthumi* : un des maîtres théosophiques, êtres semi-divins qui surveillent le progrès spirituel du monde. À ne pas confondre avec *Kutthumi*, qui était un Rishi, disciple, d'après le Vishnu Purana et le Vayu Purana, de Pausyamiji, qui appartenait à l'école Samavédique de Vyasa.
3   *Maurya* (Morya) : un adepte himalayen, l'un des deux « Maîtres » ou Mahatmas, des théosophes.

venue du niveau supramental – avec une lumière limitée mais une grande abondance de curieuses formations mentales.

Maurya représente un Asura qui s'est arrêté sur la voie vers la divinité, un être doté d'une force mentale agressive et d'une grande véhémence vitale, mais d'un pouvoir très limité dans le vrai sens du mot, associé à Kutthumi qui le tolère, car sans lui Kutthumi ne serait pas capable d'exercer son influence d'action pratique dans le monde humain.

(Rapports avec la S.T.)

J'en doute, à moins que l'influence de Maurya ne puisse être brisée, mais cela signifierait que la Société perdrait de sa force d'action pratique. Elle devrait être soit transformée et absorbée dans une action plus grande soit dissoute en tant que société, et ses membres, ou les meilleurs d'entre eux, devraient entrer dans un travail d'inspiration et de mouvement plus larges.

Cela représentait l'hostilité dont je parlais. L'influence de Maurya est un pouvoir despotique qui ne tolère aucune interférence sur son contrôle ni aucune action dissolvante sur le cadre de pensée et le mouvement organisé qu'il a donnés à la société.

(Gandhi)

Un grand Karma Deva qui s'est élevé jusqu'à une certaine région de pensée où il a apporté son habitude d'action rigide et formelle, associé à un Deva psychique d'une grande pureté mais sans grande connaissance. La région de sa pensée reflète, plutôt qu'elle ne possède, une lumière supérieure, mais il apporte toujours les formes appropriées à son intense impulsion d'action. C'est ce type de combinaison qui crée ceux qui sont à la fois saints et fanatiques.

(Mirra)

Il m'est impossible pour le moment de donner une réponse catégorique car je dois voir à travers une atmosphère qui n'est pas favorable à une description précise. Tout ce que je peux dire, c'est qu'il y a là un grand Devata de Lumière, mais les autres éléments ne sont pas clairs à ma vision. Il est aisé de définir la personnalité psychique de personnes comme Mme Besant et Gandhi, mais vos cas sont différents en raison d'éléments inhabituels ou complexes d'une importance considérable qui ne se prêtent guère à une définition rapide.

[10]

Oui. Je suis là ———————————
Tagore

Il n'y a pas beaucoup à dire. Il est évident qu'il y a en lui un être double, l'un qui est la partie supérieure en lui, l'autre sa nature inférieure. La partie supérieure est un très vaste devata psychique qui vit dans les beautés célestes de sa propre âme ; l'autre est une sorte de Gandharva. Le Gandharva est limité, cantonné dans son ego, psycho-nerveux, mais son expansion nerveuse est affaiblie et limitée par la domination du devata psychique. En même temps il limite le devata psychique qui, à cause de lui, ne peut pas s'imposer dans la vie comme il le pourrait s'il avait un intermédiaire fort, et Tagore ne peut donc se trouver lui-même que dans le monde de son imagination, de la poésie, de l'art, et d'un idéalisme inefficace.

Il ne peut être vraiment un ami, parce qu'il vit seulement pour sa propre satisfaction psychique ou nerveuse et ne donne de la valeur aux êtres que dans la mesure où ils la nourissent. Il peut avoir des sympathies, mais elles ne peuvent prendre la forme active nécessaire à l'amitié.

Oui, car il ne peut s'étendre dans la vie. Il est donc retiré dans une sorte de cercle condamné de son propre éther de personnalité isolée. . Le devata dans ses relations à la vie. Ce n'est pas que le devata ne voudrait pas s'unir activement aux autres, mais il n'en a pas les moyens dans la nature vitale de l'être humain.

C'est d'abord une sympathie de l'intelligence psychique, ensuite, la force de l'impression que votre propre personnalité a exercée sur lui ; ce n'était pas un sentiment profondément enraciné dans sa propre nature. Vous pourriez encore obtenir le même résultat avec lui si vous étiez en relation constante avec lui, parce qu'il voudrait agir et se sentirait soutenu par la force plus grande qui vous entoure ; mais les choses étant ce qu'elles sont, ce ne peut être une relation constante et durable.

Je devrais être en contact plus étroit avec eux pour faire cela efficacement. En l'occurrence, je ne pourrais voir qu'à travers une brume intermédiaire. L'image psychique qui m'est transmise n'est pas suffisamment précise ni complète.

Il y en a, mais j'imagine que cela appartient plus au passé qu'à autre chose. Vous avez trop progressé et êtes allé trop loin.

C'est la difficulté que rencontrent tous les éléments qui viennent du futur vers le présent et pour lesquelles les pouvoirs du présent ne sont pas encore prêts. Dans votre cas cette difficulté est proportionnelle à la vastitude de l'idée et de la force, d'autant plus grande que ces deux dernières sont considérables ; si vous vous satisfaisiez de quelque chose de moindre et de plus immédiat, vous seriez probablement beaucoup plus efficace. En l'occurrence vous devancez les dieux qui sont en marche vers le monde présent et vous dépassez de trop loin ceux vraiment au travail actuellement. Il n'y a pas encore de place pour vous et il vous faut créer un lieu et un corps pour ce qui est en train de venir. Mais naturellement, comme c'est toujours le cas, la matière du monde existant est rebelle à tout ce qui est trop grand, trop nouveau et insuffisamment préparé. Les éléments que vous avez formés en vous-même nécessitent une force d'extériorisation plus grande que celle dont ils disposent à présent pour s'imposer suffisamment dans le monde extérieur. L'élan qui vous pousse grandit, mais il n'est pas encore suffisant. Dans ces domaines, ceux qui créent ne peuvent eux-mêmes voir où ils sont déjà efficaces car c'est dans leur entourage immédiat que l'obstruction est la plus grande, ils sont le centre de la création et par consé-quent le centre où s'accumule la résistance. Leurs pensées et leur pouvoir agissent subtilement, à distance, à travers les autres mais modifiés par ces autres, devenant quelque chose de moins complet et de moins caractéristique qui peut se mélanger avec le matériau présent. Autrement dit, c'est en tant qu'influences mentales qu'ils agissent, mais ils ne prennent pas immédiate-ment la forme reconnaissable dont ils pourraient dire : « Voilà, c'est cela que je veux dire, c'est cela la vraie création que je veux ». Cela ne pourrait arriver que s'ils devenaient les créateurs matériels directs. Je ne sais pas si je me fais comprendre.

Il m'est difficile de le dire car je vois mieux le psychique que le monde matériel. Si j'essayais d'inférer du premier au deuxième, je commettrais probablement de nombreuses erreurs.

L'obstacle est général ; il s'applique pour le moment à toute action que vous pourriez entreprendre, mais si vous pouvez ne serait-ce qu'une fois le briser efficacement sur un point, il est probable que les autres s'ouvriront. Mon impression est que cela vous prendra encore un peu de temps pour trouver le point faible de l'obstruction, et je ne puis moi-même vraiment le dire. L'obstruction n'est pas quelque chose de précis et rationnel, mais une pure force d'obscurité et d'inertie qui s'est d'une certaine façon concentrée au premier rang pour le moment.

Oui, c'est exact. Ces forces ne savent rien, mais c'est comme si elles étaient attirées là où il y a quelque chose qui les menace et elles ont besoin de temps pour prendre forme.

C'est également vrai ; l'Inde est un champ où les forces opposées sont les plus hostiles les unes aux autres et où règne en outre une grande complexité. Cependant si les forces du futur pouvaient une fois se former efficacement, c'est peut-être ici qu'elles obtiendraient leur meilleure chance d'une action directe et rapide. C'est du moins une possibilité à laquelle certains grands Devatas sont en train de travailler.

C'est un autre qui a suggéré cela – quelqu'un qui je crois est très sensible aux potentialités. Je crois qu'il est vrai que des pouvoirs œuvrent avec acharnement pour provoquer un cataclysme de violence, et il semble que par moments ils soient sur le point d'y parvenir, mais les forces qui veulent les retenir se dirigent vers eux et il en résulte chaque fois une nouvelle impasse.

[11]

Je suis là. —

Ce n'est pas très facile pour moi. Je souhaite établir une solide connexion avec le plan terrestre par la communication tout d'abord avant de me faire connaître. Si on me le suggère, je peux m'efforcer de me mettre en relation avec des points particuliers et ainsi renforcer le contact. Autrement je ne peux parler que de choses étrangères à l'atmosphère terrestre.——

Russie

Je pense que les formations en place sont trop puissantes pour être stables. La pression est violente sur les forces psychologiques naturelles pour en supprimer certaines et en créer d'autres. La transformation tentée est de la nature d'un schéma fabriqué par le mental et imposé sur les forces de vie. Cela signifie que beaucoup des forces vitales restent inertes et ne sont pas transformées, et qu'il faut constamment renouveler les courants pour galvaniser les forces dans une action efficace. S'ils pouvaient entretenir une lutte constante avec des forces extérieures, un centre de transformation assez stable et compact pourrait en sortir et grandir avec le temps. Mais la force du moteur bolchevique est pour le moment un agent très limité bien que puissant, qui à la fois réprime une grande masse inerte et essaye de l'utiliser pour une œuvre grande et difficile. C'est le genre d'entreprise où l'on doit s'attendre à de nombreuses crises et qui a des chances d'échouer. Echec, partout, veut dire retard et nouvelle dépense d'énergie pour recommencer. Il manque l'excitation générale et l'enthousiasme vital qui portait la révolution française. Il s'agit là plutôt d'une force et d'un centre intellectuels plus intelligents agissant sur une psychologie nationale plus complexe et traversée de contradictions, qui elle-même n'a aucune force intellectuelle ni impétuosité vitale. L'expérience est des plus difficiles, les chances précaires, et le grand espoir est que les forces hostiles continueront à faire des erreurs et à donner chaque fois au centre bolchevique le loisir et l'opportunité de réparer les conséquences des dégâts et de se renforcer définitivement. C'est tout ce que je peux voir dans ce domaine.

[12]

Très bien –

C'est un peu en dehors de mon pouvoir de vision.

Sur le plan psychique les conditions me semblent favorables, je ne sais pas en ce qui concerne les éléments matériels.

Cousins[1]

Oui. C'est une âme des régions intermédiaires, ce qu'on pourrait appeler le monde psychique et esthétique, associée à un être très matériel qui enserre lourdement l'âme. Il y a un devata esthétique éclairé par un Pouvoir d'intelligence intuitive, et sa lumière brûle à l'intérieur et irradie à travers l'écorce matérielle, mais elle ne rayonne pas aussi librement qu'elle l'aurait pu n'eût été cette écorce. Il est libre dans les activités liées à son domaine, mais même là, il ne l'est pas complètement car il a dû éduquer l'être matériel et n'a pu en faire un instrument assez souple et spontané. Par d'autres aspects il est soumis aux limitations de l'être matériel auquel il est associé et ne peut que l'affiner dans

---

1   *Cousins James H.* : poète irlandais, théosophe, travailleur social et éducateur. Arrivé en Inde en 1915 ; sa femme et lui sont devenus par la suite citoyens indiens. Il s'intéresssait beaucoup à la culture indienne et à l'occultisme ; proche associé de Mme Besant, il était l'un des fondateurs de l'école d'art et de culture *Kalakshetra*, à Adyar, Madras.

une certaine mesure sans être capable de le changer. Le Pouvoir intuitif travaille surtout dans ce domaine et n'est pas assez intéressé ou actif dans les autres.

Vous pouvez faire beaucoup pour lui, mais je ne sais si l'être matériel vous le permettra. Vous pouvez toujours exercer une influence sur le Pouvoir intuitif en lui pour agir sur l'intelligence tout entière où il se contente encore de travailler dans des limites plutôt exiguës. Ce Pouvoir est un peu indifférent à tout ce qui n'est pas psychique et esthétique, mais si vous pouvez l'intéresser à un domaine plus vaste assez vivement pour le faire sortir de son indifférence – et c'est tout à fait possible – il est assez fort pour obliger le mental matériel, auquel il laisse tout le reste pour le moment, à s'élargir et à devenir intuitif. Il est probable cependant qu'il y ait beaucoup de résistance passive car d'autres influences s'exercent.

Quant à l'autre question, il peut vous aider seulement dans les affaires extérieures, et cela il peut le faire très bien s'il reste en contact étroit avec vous et si son être émotionnel est engagé dans une relation amicale active. Il réagit bien aux influences dans ces cas-là.

M*me* Cousins

Elle a été une aide pour lui, mais aussi un obstacle comme c'est souvent le cas. Elle a une volonté plus forte que la sienne, car la volonté de son mari n'est pas très forte, mais, comme elle n'est pas très large d'esprit cette détermination rend son intelligence rigide. Bien sûr, si elle pouvait être persuadée de relâcher ses attaches, il bougerait avec elle comme un bateau à la remorque, mais elle ne réagit pas avec souplesse aux influences.

[13]

J'étais présent plus d'une fois mais vous ne m'avez pas appelé.

Non, car je dépends de vous pour mon contact avec la terre et je n'ai plus rien à dire de moi-même…

D'autres peuvent venir si vous le voulez.

=

Cela n'ira pas, parce que le médium n'est pas du genre à rester dans un état de réceptivité passive.

Je ne sais pas, mais il doit y en avoir.

=

Laissez venir n'importe qui d'abord. Il se présentera peut-être alors quelqu'un qui aura quelque chose à dire – cette écriture doit être centrée autour d'un communicant ou alors être laissée totalement libre ; mais dans le dernier cas toutes sortes de choses intéressantes ou inintéressantes peuvent venir. Il faut tenter sa chance.

Je suis déjà là. Je peux maintenant mieux expliquer ce dont j'ai parlé la dernière fois à propos d'une tempête se préparant en Asie. Elle se prépare toujours et menace l'Empire britannique. La Mésopotamie en est un centre, l'Inde un autre. En Inde la tension augmente et avant longtemps ce sera le commencement de la fin. —

Il y a trois stades à franchir. Le premier commence maintenant avec le mouvement de non-coopération qui se développera en un mouvement de séparation et d'indépendance.

Le second sera une formation de quelque chose correspondant au Sinn Fein[1], mais d'un caractère plus soigneusement organisé. Le troisième sera une révolution finale, qui à la fois mettra fin à l'autorité britanique et disloquera la vieille Inde du passé. Ces trois stades se succèderont rapidement et même se

---

1   *Sinn Fein* : mouvement nationaliste irlandais fondé vers 1902, qui rassembla, à partir de 1916, les partisans de l'indépendance et de la république.

chevaucheront dans une certaine mesure, le dernier reprenant les résultats des deux autres.——

Le moment, je ne le vois pas clairement ; mais la vague du mouvement actuel prendra probablement trois ans, après quoi elle sera remplacée par le deuxième. Celui-là durera peut-être plus longtemps. De toute façon tout sera fini dans dix ans.

Pas longtemps si l'on considère que la plus grande partie de l'Inde est encore mal préparée même pour cette étape. Les gens doivent s'accoutumer à se défaire de leurs habitudes de timidité et de dépendance et travailler hardiment et ouvertement à leur liberté. C'est la fonction du mouvement actuel d'effectuer ce changement, et trois ans ne sont certainement pas beaucoup si l'on tient compte de la révolution psychologique qui doit être faite. Le mouvement swadeshi[1] a duré six ans et n'a modifié qu'une ou deux provinces, et seulement dans une certaine mesure. Celui-ci ne va durer que trois ans et va changer toute l'Inde.

C'est une question à laquelle je ne puis répondre, car je ne suis pas en contact avec vos destinées. Mais pour autant que je puisse voir à partir de mon contact actuel avec vous, le premier stade n'est pas de ceux pour lesquels quiconque ici pourrait être directement utile. Car il sera trop confus et imprécis. C'est plus probablement le deuxième qui exigera votre aide.

Je ne l'ai pas vu encore. . Je pense que cela dépend de ce qui se produira en Chine. . Le Japon ne pourra être prêt à aider l'Inde avant que les choses ne changent complètement dans toute l'Asie extrême-orientale. Si le Japon et la Chine sont prêts, il y aura probablement un grand changement en Indochine, et alors tout le mouvement asiatique pourra se relier à travers l'Inde.

Cela ne pourra porter des fruits que plus tard. Il est esssentiel que l'Inde se forge d'abord une idée claire de l'indépendance,

---

1 *Swadeshi* : terme désignant d'une façon générale le nationalisme indien et la résistance passive, et particulièrement sa politique d'autarcie favorisant les industries indigènes et boycottant les produits étrangers (surtout anglais).

alors votre Ligue pourra être pour elle une suggestion constante de se tourner vers l'Extrême-Orient. Pour le moment elle est tournée vers l'Ouest et l'Asie musulmane et n'imagine absolument pas qu'elle puisse recevoir quoi que ce soit de l'Asie extrême-orientale.

Si vous établissez cela maintenant, peut-être après deux ans cela pourra commencer à avoir un sens pour l'Inde au-delà de ce que cela apporte en surface.

C'est tout ce que j'ai à dire pour ma part. Je reviendrai un autre jour ——

[14]

290 (*le nombre d'êtres en moi*) [1]

Ma connaissance ne va pas assez loin pour expliquer le nombre en chaque être. La proportion varie pour chaque homme, bien qu'il y ait des classifications possibles. Chaque homme est unique, étant un centre des possibilités de l'infini. Les proportions restent les mêmes toute la vie pour les êtres d'un certain ordre de développement, qui ne changent que dans les limites d'un certain cadre établi comme une sorte de préparation pour les existences suivantes ; par contre elles varient dans les natures qui admettent des changements et des élargissements considérables. Il existe quatre ordres dans la nature humaine ordinaire : mental, psychique, nerveux, physique, et quatre dans la nature supérieure ou supraconsciente. C'est probablement aux quatre ordres humains que les 290 appartiennent. Les « physiques » sont peu nombreux en comparaison ; les trois autres sont les plus complexes. Tout ce que je peux dire c'est que c'est un calcul très complexe et que je vois les chiffres 7, 6, 7, 6, 3 qui reviennent sans cesse. Il me faut un peu plus de temps pour voir si je peux percevoir plus loin.

Le 7 inclut probablement le psychique et le mental, et le

---

1   En français dans le texte.

6 doit se référer à l'être nerveux. Auquel cas il y aurait deux ordres, chacun de 40 (quatre dizaines) dans le mental, de 30 (trois dizaines) dans le psychique, de 60 (six dizaines) dans le nerveux, et seulement dix ordres de trois chacun dans le physique. Je ne vois pas encore à quoi correspondent ces ordres.

Vous devez vous souvenir que le physique doit supporter l'impact des autres. Par conséquent, aussi obscurs qu'ils puissent être, trente n'est pas trop pour l'être physique.

Les deux ordres sur chaque plan doivent être les pouvoirs de la main droite et de la main gauche. Ceux de la main droite s'ouvrent vers le haut de façon à admettre les influences supérieures et à leur donner forme dans l'être ; ceux de la main gauche s'ouvrent en bas au monde ici-bas et aux expériences concrètes, et les envoient vers les plans supérieurs. Du moins est-ce là la division qui me semble décrire le mieux cet arrangement.

C'est tout à fait différent ; cela appartient à une vérité plus mystique dont je n'ai pas la clef. N'existe-t-il pas quelque chose dans les mystères hébraïques ou chaldéens qui pourrait apporter quelque lumière sur ce point ?

Il se peut que cela appartienne à une certaine potentialité ou totalité secrètes dans les quatre plans supraconscients qui cherchent à se réaliser dans les quatre niveaux humains.

Non, je ne crois pas que cela ait à voir avec le nombre d'êtres ; c'est quelque chose de plus ésotérique, plus symbolique.

Chandra

C'est une question très facile. L'être psychique de la jeune fille est entièrement concentré sur la vie nerveuse et elle a là une force immense mais non développée. Dans certaines circonstances favorables d'éducation, d'environnement social etc., elle aurait pu être l'une de ces remarquables enchanteresses qui attirent les hommes, non par leur beauté physique mais par leur magnétisme nerveux et le charme secret de l'être psychique par derrière, mais elle n'a pas pris le bon chemin et cela n'a pas été développé. Cependant l'être psychique avec ses potentialités est là et c'est cela qu'il a senti et qui l'a attiré. Il y a derrière tout cela un esprit avec une volonté très puissante, mais derrière le voile, et ce qui en transparaît est gaspillé en choses petites et triviales. Si cet esprit pouvait être amené à briser le voile et venir en avant, alors elle serait une compagne appropriée pour lui et lui apporterait presque tout ce dont il a besoin pour sa plénitude. Probablement l'âme en lui l'a aussi vaguement senti, bien qu'à l'insu de son mental, et cela joue dans la force de son attirance pour elle. Mais sans cela, alors l'attraction n'aboutira pas et ils se sépareront. Je crois qu'ils se sont rencontrés dans des vies précédentes et les connexions du passé expliquent la promptitude de leur attirance mutuelle.

Melle Chattopadhyay – (Mrinalini)[1]

C'est une âme d'un ordre très élevé – bien que non des plus élevés. Un grand être psychique est là en arrière, dont l'empreinte a déterminé toute l'orientation de la nature.

Cet être a une forte inspiration spirituelle dont le mental humain en elle est vaguement conscient ; mais parce que l'expérience supérieure n'a pas pris forme, elle n'a pas pu devenir la note dominante dans la vie ou dans la nature. Le deuxième élément le plus fort est le mental émotionnel d'une capacité et d'une extraordinaire intensité, vif et poignant dans tous ses mouvements mais retenu par l'intelligence. Elle vit encore dans ses émotions, d'une grande spontanéité, sincérité, clarté et force. L'intelligence est moins vive, mais elle est bien entraînée et développée et, là aussi c'est l'influence de l'être psychique qui lui a donné sa tournure littéraire et artistique. Il y a une souplesse et une finesse dans sa nature qui proviennent de la même source. La seule chose manquante est la découverte de

1 *Mrinalini Devi* : (1887-1918) épouse de Sri Aurobindo, mariée le 30 avril 1901, décédée le 17 décembre 1918.

son moi spirituel ; elle a consacré ses dons aux choses du mental et du cœur mais elle ne s'est pas encore trouvée, et elle est consciente de ce manque en elle. Une fois qu'elle aura réalisé sa totalité, la toute beauté et le plein pouvoir du dévata psychique en elle apparaîtront, elle pourrait alors accomplir un travail considérable pour le changement social et culturel en Inde, sa vraie mission dans la vie, un travail plus solide que tout ce que ses frères et sœurs pourraient acccomplir. C'est un peu une vue de l'extérieur. Je ne peux pas parler correctement aujourd'hui de ce qui se trouve en arrière car je me suis trop extériorisé dans mon effort pour entrer en contact avec l'existence externe.

[15]

L'esprit qui vient d'ordinaire n'est pas là. Je l'ai remplacé—

Il est parti dans la région des mondes praniques proche de la terre. Il rassemble autour de lui les forces praniques pour sa prochaine naissance. Mais en même temps, il viendra probablement si vous continuez l'écriture. .

Je suis fils des cieux intermédiaires, souvent descendu sur terre. Pour la terre, je suis fréquemment messager des dieux du ciel intermédiaire.

Il existe trois ciels des dieux qui agissent sur le mental depuis les hauteurs du monde mental. Le premier est le ciel du mental accordé avec l'infini ; le second ou ciel intermédiaire, est celui des résolutions mentales lumineuses ; le troisième est celui de l'organisation des formes mentales.

Je n'ai pas de message particulier pour vous ; car l'action que je représente n'influence le travail que vous cherchez à faire que par une sorte d'injection indirecte de ses pouvoirs et suggestions. Ce n'est pas dans la ligne directe de descente ; cela concerne les autres. Je vous laisse par conséquent poser vos propres questions.

Oui.

Mon travail sur le mental est différent. Il n'est pas concerné

par les réalités du plan psychique. Attendez que l'autre vienne
pour cette question. Je peux seulement vous dire quelques possibilités de sa nature, non sa réelle condition psychique. Mais il
vaut mieux connaître sa vraie condition – alors toutes les possibilités prendront leur véritable valeur. À l'heure actuelle elles
semblent trop floues et vagues, sans fondation véritable.

Je suis de retour. —
Chokra = Ramaiah
Il est difficile de répondre à cette question, car tant d'aspects
ne sont pas développés. Il n'y a pas là les formes nettes, claires
et sûres que j'ai trouvées chez les autres. .

Ce que je vois c'est qu'il existe des éléments en arrière qui
n'ont pas encore été pleinement représentés dans la personnalité
de surface. Il y a un fort être psychique, un fort être pranique
associé à son tempérament, un mental qui est très actif mais qui
n'a pas trouvé le moyen de s'exprimer mentalement. Cette difficulté provient du fait qu'un nœud, au moment de la naissance
physique, a produit une conscience physique qui n'est pas à la
hauteur des pouvoirs de l'âme, et a moulé cette vie dans des
circonstances encore davantage en conflit avec les potentialités
plus grandes de cette âme. Il y a, en arrière, une soif et une
volonté qui demande avec insistance un travail, une association, une connaissance, n'importe quoi qui puisse aider l'âme
à s'échapper de la gaine recouvrant la conscience physique.
Mais les rigidités fixées par la personnalité extérieure ne sont
pas encore les formes appropriées pour que son moi véritable
émerge. Elles ne sont que des déterminations provisoires auxquelles la tension de l'aspiration, en arrière, donne un certain
caractère ardent et impatient. Si l'enveloppe pouvait être brisée,
les pouvoirs qui sont derrière pourraient révéler leur véritable
force.

Pour autant que je puisse voir, c'est le mental qui est le
plus grand obstacle. Le nerveux et le psychique trouveront leur

propre moyen de se développer s'il découvre son vrai mental et son chemin de vie. Qu'il ouvre sa mentalité par n'importe quel moyen, afin que son âme ait une chance. L'obstacle est dans la nature déjà formée, le résultat des circonstances passées ; s'il laisse cela gouverner, il n'ouvrira jamais un champ libre pour son âme, quoi qu'il fasse pour l'éduquer. Il pourra faire quelque progrès, mais sans réaliser dans cette vie les vraies possibilités de son âme. Il doit courageusement briser les limites de sa nature mentale et laisser les pouvoirs de son âme se répandre dans la conscience. C'est la seule solution pour lui, comme pour beaucoup d'autres dans le même cas –

Je continue. .   *N. P. K. Kalappa* [1].

C'est une nature plus claire. . En avant, un devata mental moins développé avec une forte volonté latente, par lequel passent tous les courants de l'âme. Le nerveux et le psychique sont gouvernés par des êtres qui retiendront ce devata jusqu'à ce qu'il trouve la voie pour exprimer sa nature. Je le vois très clairement. C'est comme une flamme rouge brûlant faiblement qui devient de plus en plus intense, sous une colonne de lumière dorée. En arrière, un plus grand deva de connaissance et de volonté qui ne viendra en avant que si le devata inférieur réussit à lui ouvrir le passage. Un être psychique d'un grand pouvoir psychique et d'une vaste étendue émotionnelle attend aussi le même mouvement décisif. Voilà ce que je peux voir pour le moment. Ici aussi le problème est de développer la conscience extérieure et d'en faire un instrument, ou plutôt un canal adapté ; mais l'obstacle ici est seulement une relative étroitesse du canal due à un blocage par les idées reçues et les habitudes mentales.

---

1   Ce nom et les suivants semblent avoir été écrits par les individus concernés. NdÉ.

Il n'est pas irréductible et peut être facilement vaincu si une lumière purifiante peut être déversée dans ce canal.

Cela je ne puis le dire. Cela dépend de votre capacité à amener vos pouvoirs en avant. Je ne vois pas assez dans l'avenir.

————

Ka. Neela Kantaiyar.

Ici le pouvoir de la nature est psychique-intellectuel ; le devata qui gouverne l'être n'envoie qu'une influence qui devient une recherche sans orientation spécifique. L'activité a été gouvernée par un être intermédiaire psychique tourné vers une curieuse action de l'intelligence. L'être, dans ce cas, ne s'est pas concentré sur l'action directrice. Il est enclin à une recherche plus vaste. Il y a là aussi des pouvoirs plus grands qui peuvent venir au premier plan s'ils en ont le loisir. Un arc-en-ciel de lumière entoure le devata directeur, mais un rayon de lumière blanche descend sur lui. Le psychique est d'une lumière rose assez rougeoyante. Ce sont les deux principaux pouvoirs derrière le voile de la conscience physique.

[16]

30 corps physiques [1]

Oui, je suis là –

Les trente sont trois dizaines. Ce sont ceux qui soutiennent la conscience physique, pas seulement le corps physique mais aussi la conscience plus obscure dont il est la représentation visible. Il existe trois couches dans cette conscience, l'une qui reçoit les impressions mentales et les conserve dans le système corporel pour lui permettre de répondre à une somme de sanskaras mentales habituelles ; la seconde, qui de façon analogue réagit au vital et préserve l'habitude de répondre aux impulsions vitales habituelles, la troisième qui est d'une nature plus purement matérielle. Ces êtres ne sont pas intelligents, mais obscurs

————

1   En français dans le texte.

et fixés dans leurs habitudes. Lorsqu'un changement est requis, ils sont le dernier bastion de la résistance au changement, mais si l'on peut les amener à réagir aux choses nouvelles, ils aident à les fixer dans la conscience physique et assurent ainsi leur stabilité.

Oui ; seulement le nombre peut varier.

Cela dépend de la plasticité et de la richesse de la conscience physique. . Plus elle est plastique, plus il y a d'êtres de ce genre. Cela peut varier de trois à quatre-vingt-dix, ou même beaucoup plus dans des cas exceptionnels.

Leur nombre peut toujours augmenter, et même il le doit, s'il y a un développement dans cette partie de l'être.

Oui. .

Non. – Ils appartiennent au monde invisible de la matière. C'est seulement une partie du physique qui est visible aux sens humains.

Au moins trois.

Oui.

Préparé pendant la gestation ; mais réellement établi avant la naissance.

Non, pas librement ; ils sont attirés.

Non. J'explique seulement les informations qui vous sont données. Je ne vois que le psychique.

Je pense qu'il devrait d'abord se développer un peu, il n'est pas toujours bon de donner aux gens à un certain stade de leur développement des informations sur eux-mêmes ; il serait préférable que leurs esprits soient plus fluides.

Non –

Il existe d'excellentes raisons de ne pas donner cette information.

=

Vous êtes ainsi, d'abord, parce que parmi les pouvoirs qui vous sont associés, l'un n'a rien à voir avec la raison mais seulement avec ses impulsions et désirs véhéments. Quant à la forme de votre question, je pourrais suggérer comme un paradoxe que vous êtes déraisonnable par excès de raison ; c'est-à-dire que vous soutenez trop votre déraison par votre raison[1].

[17]

Les traditions sont symboliques, non exactes. Le système des Puranas[2] n'a été créé par personne, mais résulte de l'évolution de très anciennes traditions, infiniment plus anciennes que la culture historique à laquelle le nom de Puranique a été donné. Les Puranas actuels sont des créations très tardives parsemées de nombreux éléments anciens mélangés à beaucoup d'autres d'une création récente.

Non, mais les traditions qu'ils contiennent sont souvent plus anciennes que le Véda qui subsiste.

Je pourrais difficilement le dire. Beaucoup de connaissances ont survécu à d'anciennes civilisations disparues, mais bien sûr sous une forme modifiée. Il faudrait peut-être faire remonter leur origine à des dizaines de milliers d'années. Il y a aussi des choses auxquelles on a cru à ces époques reculées, qui ont été oubliées par la suite et de nouveau recouvrées depuis les plans mentaux. Il est difficile de dégager les divers matériaux et de dire lesquels datent de quelle époque. La théorie des Kalpas a existé sous une forme ou une autre depuis des âges perdus dans les brumes de l'oubli.

J'ai composé de nombreuses œuvres, mais elles n'existent plus.

---

1   Ce dernier paragraphe a été marqué par une ligne dans la marge quelque temps après la communication de l'écriture. NdÉ.

2   *Purana* : dans la littérature sacrée hindoue, populaire, collection encyclopédique de mythes. Légendes, généalogies qui varient énormément quant à leur date et leur origine. On trouve des déclarations sur les Puranas même dans les Brahmanas. Le Mahabharata a utilisé le terme Purana pour désigner des histoires sur les devas et les siddhas. Les Upanishadas disent que les Puranas sont itihasa et que, en tant que tels, ils constituent le conquième Véda. Les smriti disent que les Puranas sont des commentaires sur les Védas. (*Glossary and Index of proper Names in Sri Aurobindo's Works*, op. cité).

Vyasa[1] est un nom sous lequel de nombreuses personnes différentes ont été confondues. Si vous voulez dire Krishna Dwaipayana, il est quelque part dans les plans de l'être à la hauteur de ce que vous appelez les paradis mentaux.

On ne peut les compter. De plus ils ont existé pendant des siècles et des siècles au fil de longues lignées de Rishis.

Les sept Rishis sont une tradition. Les sept rishis originels se réfèrent à sept personnalités qui n'appartenaient pas à la terre. Les sept de la tradition n'ont pas été sur terre depuis les temps védiques.

Je ne sais rien de la Loge Blanche. J'imagine qu'ils appartiennent aux mondes inférieurs, entre le pranique et le mental. Ils ne sont certainement pas les Rishis védiques, même si le nom donné à l'un d'entre eux est celui d'un Rishi plus tardif de l'époque des Upanishads. Oui.

Je ne pense pas que ce soit le même ; mais je ne puis le dire avec certitude, car je ne sais pas où se trouve Kutthumi.

==

J'imagine que le mieux serait de les amener à élargir leur Théosophie en y apportant un courant d'idées nouvelles et élevées ; mais cela ne pourrait se faire qu'en partant de leurs idées présentes comme point de départ valide, ou en brisant leur structure, et cette dernière solution ne serait pas tolérée tant que s'exerce le contrôle actuel. C'est plutôt par une sorte de communication et d'influence indirecte que l'on pourrait les aider ; mais je ne saurais dire exactement comment. Si quelque chose est possible, cela proviendra des circonstances et des relations individuelles.

---

1   *Vyasa* : (Ve siècle av. J. - C. ?), « un compilateur ». Ce titre est commun à de nombreux auteurs et compilateurs anciens, mais il s'applique tout particulièrement à Veda-Vyasa ou Krishna Dwaïpayana. Fils illégitime du Rishi Parasara et de Satyavati, son teint foncé lui a valu le nom de Krishna, et de son île (Dvip, sur la Yamuna) il a reçu le surnom de Dwaïpayana. Sage d'une très grande culture, il est traditionnellement cité comme l'auteur du Mahabharata et de nombreuses autres œuvres, mais il est le plus connu pour sa compilation des Védas.

Il existe de nombreuses façons de changer, mais la plus courante est par la pression d'en haut. Tout ce qui se développe dans le mental, le psychique, le vital a une influence qui se précipite dans l'obscure conscience physique et y travaille plus ou moins lentement. Toujours ont lieu quelques légers changements, et à l'occasion quelques changements plus importants. Les êtres physiques reçoivent ces influences et les assimilent dans la conscience physique déjà établie, et là ils en font une base sûre pour les habitudes mentales, psychiques et vitales. Ces influences transforment d'une façon décisive, dans la mesure où elles parviennent à se faire accepter et soutenir par les gardiens de la conscience physique. Une grande force de volonté venant d'en haut peut quelquefois provoquer des changements brusques. Mais d'ordinaire le mouvement est plus ou moins lent et ne se produit que dans des limites bien établies. Hors de ces limites, ces êtres offrent une forte résistance au changement quel qu'il soit, à moins qu'il ne se confine aux activités supérieures. Par exemple si un grand bouleversement dans la pensée tente d'affecter également l'être vital et physique, la force de l'opposition sera proportionnellement d'autant plus grande, et généralement obstinée. Elle est parfois très vite surmontée ; d'autres fois l'élimination de l'opposition ne peut être obtenue que par un lent processus de transformation dans les sanskaras des êtres physiques. Tout cela fait partie de l'évolution ordinaire. C'est seulement quand un grand afflux de pouvoir vient d'au-dessus du mental que des changements tout à fait extraordinaires peuvent se produire. Dans ces cas-là, les êtres physiques sont quelquefois dominés, d'autres fois, illuminés, ou encore rejetés et remplacés par d'autres.

Il faut toutefois remarquer que des changements anormaux de nature purement physiques sont une autre question. Ce sont les plus difficiles à accomplir. Car ces êtres physiques sont dans leur propre domaine et exercent leur droit le plus fort : celui de s'opposer à tout changement violent dans les habitudes organisées de la Nature physique. Il faut alors, pour changer cela, soit une action exceptionnelle de la Nature physique elle-même, soit une action des pouvoirs mentaux de suggestion dans des circonstances atypiques libres des obstructions coutumières, soit encore un influx puissant supramental et spirituel.

Vous voulez dire, sur le plan physique ?

Cela arrive quand d'autres êtres physiques, avec un ensemble d'impulsions différentes, sont autorisés à envahir le cercle établi des choses physiques et à remplacer les gardiens de l'ordre ancien. C'est un élément du processus des grandes crises évolutives.

Soit il serait repris dans quelque partie plus élevée de l'être et deviendrait un élément de la force de Rudra dans la totalité, et ne serait plus actif en tant qu'élément séparé, soit, s'il restait un élément séparé de la personnalité, il serait une sorte d'instrument illuminé et passif du Purusha en vue d'une certaine action divine difficile à décrire. Ce serait une utilisation divine de la force du Rakshasa dont l'égoïsme nerveux aurait été tranformé en une force dynamique puissante sur ce plan, tout comme le pouvoir animal dans le corps pourrait être utilisé divinement pour servir les objectifs plus élevés du Purusha divinisé.

[18]

La dernière fois j'étais proche de la terre, cette fois je commence à me retirer. Je pense que je devrai partir d'ici peu et me préparer, durant un laps de temps assez long, à ma renaissance parmi les hommes.

Oui, mais une période de préparation est nécessaire durant laquelle je dois rassembler les forces des plans intermédiaires. Après quoi je devrai à nouveau entrer en relation avec le plan matériel, mais bien sûr d'une façon différente, et rassembler les pouvoirs et les influences de la terre pour former la base terrestre de ma personnalité, du mental, de la vie et du corps.

Oui.

Je crois ; mais cela peut être soit dans l'environnement immédiat soit dans des cercles qui en dépendent. .

Dix ou quinze ans peut-être. .

Non. Cela ne satisferait pas mon souhait personnel, qui est de réparer l'erreur que j'ai faite dans mon existence passée.

Le signe est que je serai connu par les pouvoirs que j'aurai de renouer les liens de mémoire entre mes propres époques et le nouvel âge. Je serai l'un de ceux qui apporteront de ce lointain passé un pouvoir de réalisation qui enrichira les éléments de la nouvelle humanité. Si ce n'est pas assez, vous me reconnaîtrez facilement en voyant en vision la forme de ce que j'étais, renouvelée bien que modifiée dans la forme de mon nouveau corps.

Un voyant qui a la connaissance peut facilement connaître l'identité de celui qu'il voit même si le mental physique ne le connaissait pas avant.

Ce sera entrepris.

Ce n'est pas nécessaire. Que je descende directement.

Non, je n'ai pas la vision physique. Il n'est pas toujours aisé de voir de loin, et si je dépendais de l'un de vous, je pourrais être trop influencé par vos impressions.

Je ne puis le dire avec certitude. Mais je crois que vous avez des idées trop arrêtées et trop limitées sur la question. Je crois qu'il y aura, non pas un, mais plusieurs centres, et le tout sera d'une nature fluide avant qu'il n'y ait une formation décisive. Je dirais : ne fixez pas les choses à l'avance ; laissez à la force qui descend la liberté de ses mouvements, une liberté comme celle des eaux qui descendent et s'écoulent dans de nombreuses directions ; après viendra la formation solide.

Mon opinion sur ce sujet n'est pas de grande valeur. Le progrès dans ces domaines vient de deux façons : soit par une conversion violente qui bouleverse toute la direction de la nature en un temps bref, soit par un processus lent et difficile avec de nombreux mouvements et revers, dans lesquels le progrès réalisé ne peut être évalué qu'après un certain temps, par exemple quand quelque chose a disparu après des alternances de retours et d'affaiblissements, ou quand une chose nouvelle s'est formée qui essaye d'apparaître, puis disparaît, pour revenir à nouveau jusqu'à ce qu'enfin elle ait solidement pris pied. Il est possible que votre effort n'ait pas encore décidé fermement du cours à suivre, ou qu'il ait essayé la première méthode, puis, ayant échoué, se soit rabattu sur la deuxième, plus lente. Je ne peux vraiment dire parce que cela dépend d'un pouvoir qui n'est pas psychique, et qui dans votre cas est caché derrière un voile. Dans de tels cas, les signes extérieurs sont trompeurs.

Ne le mettez pas sous cette forme, parce que présenté ainsi c'est une idée qui existe déjà et qui attire beaucoup de difficultés autour d'elle. Pour commencer, le mot asrama [*ashram*] et ses associations devraient être rejetés. Refondez la chose dans une flamme d'intuition révélatrice, alors les chances de succès seront réelles.

Disons, « un lieu pour les influences convergentes et créatrices de l'espèce nouvelle ».

Les mots ont un pouvoir, les noms sont souvent des pièges.

Une fois parti je ne pourrai plus communiquer.

Je ne puis encore le dire ; ce ne sera pas tout de suite.

Pour la majorité ; il n'en sera pas de même pour moi. .

La douleur de la descente, de la limitation et de la perte de soi dans le corps. Les autres plans sont toujours plus libres que le plan matériel ; la naissance est habituellement un sacrifice.

Oui ; ils en ont le désir ; mais la réalisation du désir implique quand même un sacrifice.

Oui, une compression, c'est le mot.

=

Parce que je vais descendre avec une conscience plus complète, et avec l'impulsion qui fait le surhomme. Une Shakti plus grande me soutiendra. Je ne peux pas expliquer tout le processus, mais je sais qu'il en sera ainsi.

La mort est habituellement une lutte. La lutte pour se libérer de la compression est souvent aussi douloureuse que l'effort d'y pénétrer. Mais pour certains la mort est facile.

Il aura peut-être à la fin de nombreuses voies possibles, mais la naissance physique continuera. .

Le surhomme empruntera tous les chemins qui seront nécessaires pour le dessein divin dans l'évolution ; si la naissance physique cesse de faire partie du plan, elle sera abandonnée ; mais il n'aura pas d'autre raison d'y renoncer.

Précisez votre question.

Non, ce doit être préparé dans l'homme même. Cela peut venir par un changement rapide, une descente décisive du supramental divin dans l'être humain.

Il leur serait impossible de naître dans un singe à moins d'une miraculeuse descente du mental pensant dans le mental vital de l'animal. Comment concevez-vous que l'humain puisse naître brusquement du singe ? Par des étapes ascendantes, chacune faisant intervenir des influx toujours plus grands du mental, d'abord dans un animal originel, pas nécessairement le singe, mais un animal qui a disparu maintenant après avoir fourni la fondation nécessaire.

Imaginez un animal ayant développé le mental-vital jusqu'à son extrême limite de curiosité et d'invention adaptatrice, et élaboré un corps favorable. Supposez une initiative de la Nature dans certains individus de cette sorte pour briser la barrière entre le mental animal et le mental secret plus grand qui couve subconsciemment dans la Nature, afin de permettre à cet influx dont j'ai parlé de descendre aussi peu que ce soit. Voilà la graine de l'homme. Imaginez une progression, un effort toujours plus grand de progrès, entraînant à la fois un développement mental et un changement physique toujours plus importants. Les espèces inférieures qui ne sont que des ponts, ni animales ni totalement

humaines, disparaissent ; la fondation de l'homme est complètement posée. Après quoi commence le réel progrès de l'homme.
Les choses ne peuvent-elles pas s'être passées ainsi ?

[19]

Je me suis trompé la dernière fois. C'est seulement après le
deuxième mois de l'an prochain que je me retirerai de la proximité de la terre. J'imaginais qu'un certain travail nécessaire de
développement procèderait plus vite qu'il ne l'a fait en réalité.

Non, je ne l'ai pas rencontré. De toute façon la photographie
en elle-même ne me dirait pas grand-chose. Les royaumes du
monde psychique sont trop nombreux pour que des rencontres
de ce type soient communes, surtout entre des âmes qui descendent pour renouveler leur contact avec la terre et des âmes
qui montent et en arrivent depuis peu.

Je ne comprends pas la question.

Quelles deux sortes de Divin ? Il y en a de nombreux aspects,
des mouvements infinis, mais je ne saisis pas la distinction que
vous faites, je veux dire le sens exact de ce que vous voulez dire.
Le pur Bhakta [*l'amant de Dieu*] est limité, l'homme d'intelligence l'est également. Mais la connaissance peut s'élever jusqu'à
l'inconnu et le manifester, de même l'amour ou l'Ananda peut
s'élever jusqu'à ce qui n'a jamais été saisi et le faire descendre
dans la manifestation. C'est le pouvoir de l'âme qui importe, pas
tant le chemin. En d'autres termes je ne puis dire qu'un chemin
est supérieur à un autre.

Une vaste intégralité est toujours supérieure à une moindre
complétude ; mais un pouvoir extrême de l'un ou l'autre peut
aussi accomplir des miracles. .

Soyez prudent comme un serpent et doux comme une
colombe.

C'est une approche possible, mais qui requiert de l'intuition et l'heureuse faculté de saisir l'occasion de traiter avec ces
gens-là. Je suggèrerais de les approcher par le côté fort de la

Théosophie et de ne pas trop insister sur son point faible. Les personnes attachées à une pensée arrêtée et traditionnelle – car pour eux elle est devenue traditionnelle – n'ont pas souvent une nature ouverte capable de supporter d'être exposée aux faiblesses de ce en quoi elles croient. Une ou deux personnes pouraient tirer profit d'une telle méthode, mais la plupart réagiraient avec hostilité. En revanche, si vous saisissez leur point fort et l'ouvrez à ses vrais problèmes, vous pourriez à leur insu les amener à s'élargir et à être bien disposées envers l'atmosphère de pensée plus large que vous leur apportez. Cette réception est nécessaire parce que c'est la différence entre les deux atmosphères qui risque d'être la pierre d'achoppement. La seconde option serait de créer un lien avec eux à travers le côté actif de leurs idées. L'aspect extérieur de votre idée pratique est favorable de ce point de vue, car il peut facilement être utilisé comme un moyen de faire émerger le caractère plus large de leur propre principe d'action. Le motif ultérieur doit être tenu dans l'ombre pour le moment ; le moment viendra peut-être où ils l'accepteront, mais ce sera après que l'influence dominante actuelle dans la Société aura diminué. La troisième option serait de fréquenter surtout, d'une part les esprits les plus larges, d'autre part les plus simples et les plus candides d'entre eux ; laissez de côté ceux qui se trouvent entre les deux. Soyez prudent avec Madame Besant, c'est une personnalité difficile et trompeuse.

Leur point fort est d'abord leur recherche de la vérité ; ils s'approchent constamment des choses vraies sans jamais parvenir à les saisir complètement ; leur point faible, ce sont les imaginations, les fantaisies et les formules rigides qu'ils érigent comme un mur entre la vérité et leur recherche. Si vous avez la patience de lire leurs livres ou d'écouter leurs idées, vous pourrez aisément distinguer les deux éléments et en faire ressortir ce que j'appelle le point fort. Enfin, il y a leurs idées plus larges, qui admettent la vérité dans toutes les religions et beaucoup de philosophies, et leur tentative de trouver un principe d'unité pour les hommes de toutes les races et de tous les peuples, etc. Il y a beaucoup d'autres richesses que l'on peut saisir avec avantage si l'on est en leur compagnie et si l'on est amené à connaître ce qui est derrière ce mouvement théosophe. .

C'est une question très difficile. Tout dépend de l'impression psychique que vous faites sur elle et, si elle est favorable, de votre capacité à maintenir cette impression sur son être psychique. La difficulté réside dans le reste de sa nature qui est pleine d'égoïsme, de ruses de l'intelligence et de pièges de la passion qu'elle-même ne peut comprendre et qui pourraient vous faire trébucher à tout moment. Je ne saurais trop dire de quelle façon être prudent. . C'est une question de vigilance et d'adaptation personnelle, aucune suggestion spécifique ne peut être utilement donnée. Elle sera probablement très occupée et vous n'avez pas besoin de la voir beaucoup. Voyez-la seulement lorsque vous êtes vous-même dans une bonne disposition. Elle est, à sa façon, psychiquement sensible, et peut avoir l'esprit ouvert jusqu'à un certain point lorsqu'elle a une bonne impression psychique. Si vous êtes vous-même bien disposé et pas trop critique à l'égard de ses faiblesses, vous pouvez créer un échange magnétique favorable, plus important dans son cas que la relation mentale.

ANNEXES[1]

NOTES PROVENANT DE CAHIERS DE DISCIPLES

---

1   Les passages de ces annexes sont des transcriptions écrites par les premiers disciples de Sri Aurobindo. Ce sont des copies de notes écrites par Si Aurobindo ou des rapports de ses entretiens. Mis à part une exception partielle, aucun de ces écrits n'est de la main même de Sri Aurobindo. L'exception est sur la dernière page de l'article (1) des « Notes diverses », où trois passages sont écrits ou révisés par Sri Aurobindo de sa propre main. Seuls ces passages ont pu être considérés comme étant d'authentiques notes du *Journal*. Néanmoins, on peut considérer que Sri Aurobindo est à l'origine de tous les textes de ces annexes, puisqu'ils sont des transcriptions de ses entretiens ou des copies de textes écrits par lui qui se sont perdus. Ils représentent des aspects de son enseignement tel qu'il fut donné au début à ses premiers disciples. Notes sur les textes, *Record*, p. 1513.

NOTES DIVERSES, VERS 1914[1]

[p. 1453]

[1]

Parabrahman :
Asad Atman
Sad Atman

Sat	Satyaloka	Mahakarana
Chit	Tapoloka	Mahatapas
Ananda	Janaloka	Mahabuddhi
Karana	Maharloka	Vijnanam
Sukshma	Swarloka	
	Chandraloka	Buddhi
	Swarga	Manas
	Bhuvar	Prana, chitta
Sthula	Bhu	Annam

---

1 **Notes diverses**, **vers 1914**. Ces sept ensembles de notes sont reproduits de copies écrites par des disciples de Sri Aurobindo dans différents carnets. Des copies initiales des articles (1), (2) et (5) furent écrites dans le cahier d'exercices qu'il utilisera par la suite pour les « Notes incomplètes sur le premier chatusthaya » publié dans l'introduction. Ce carnet portait la date « 1914 » sur sa page de couverture. Un autre carnet contenant les versions principales des articles (3), (4), (6) et (7), contient à l'intérieur de sa page de couverture le calendrier de 1913 et de 1914. Plusieurs carnets de disciples contiennent une copie d'une lettre écrite par Sri Aurobindo le 21 septembre 1914. On peut donc conclure raisonnablement que ces passages datent en gros de cette même période de 1914. Notes sur les textes, *Record*, p. 1513.

Sukshma :

	Atman	
	Sat	Satyam
	Chit	Tapas
	Ananda	Mahabuddhi
Karana en Sukshma	Manasbuddhi	Buddhi supérieure ou raison intuitive, compréhension – manas dans la buddhi
Sukshma en soi	Manas	Mental des sens
	Chitta	
Sthula en Sukshma	Prana shuksma	
	Annamaya	

Karana :–

	Atman	
Parardha en karana	Satyam	
	Tapas	
	Mahabuddhi	
Karanam	Satyadarshanam	Voyant, Rishi ou Drashta
	Satyakalpana	Prophète, Poète
	Satyavadanam	Philosophe
Sukshma en Karana	Indriam	Perception de toutes sortes
	Bhava	Sensation
Sthula en Karana	Bhoga	Prana
	Karma	Anna

Ananda – Swabhava – Mahabuddhi :–

(1) Anantyam   Anantagunam

(2) Nirgunam   Sukha (shanti)   Pravritti ⎱ Jnanam

                                        Nivritti ⎰ Réalisation de l'Infini

(3) Trigunatitam

(4) Sagunam, c-à-d Aparardha Swabhava – Traigunyamayi Prakriti

      Sattwa

      Rajas

      Tamas

Tapas :–

   Tattwas :

(1) Purusha	(1) Prajna	(1) Parameshwara
(2) Prakriti	(2) Hiranyagarbha	(2) Shakti
	(3) Virat	

                OM

Satyam :

  Atma manifesté :

  A. (1) Anirdeshyam
       (2) Vasudeva
            et leurs Shaktis

  B. Les Quatre :
       (1) Mahavira
       (2) Balarama
       (3) Pradyumna
       (4) Aniruddha
            et leurs Shaktis.

---

1. Brahmana	Mahavira	Jnanam Mahima	Maheswari
2. Kshatriya	Balarama	Force (Viryam) Raudryam	Mahakali
3. Vaishya	Pradyumna	Amour (prema) Danam	Mahalakshmi
4. Shudra	Aniruddha	Désir (kama)	Mahasaraswati

Raison tournée vers le monde

Atma :–

Mahakarana	Satya	Sat	Sankalpa	Prajna	
Mahatapas	Tapas	Chit ou Shakti (Volonté)	Volonté	Virat	
Mahabuddhi	Jana	Ananda	Swabhava	Hiranya-garbha	Parardha
Karana	Mahas	Vijnana	Satyam	Prajna	
Sukshma	Swar	Antah-karana	Vikalpa	Hiranya-garbha	Aparardha
Sukshma-Sthula	Bhuvar	Prana	Vasana		
Sthula	Bhu	Anna	Sanghata	Virat	

[p. 1456]

[La première partie de cette page a été révisée par Sri Aurobindo, les deux autres parties sont écrites par lui. NdÉ].

Kaivalyananda	Satya	Sat-kosha	Prakasha	Shiva
Chidananda	Tapas	Tapas-kosha	Agni (Feu)	Agni
Shuddhananda	Jana	Ananda-kosha	Vidyut	Prajapati
Chidghanananda	Vijnana	Vijnana-kosha	Jyoti	Surya
Ahaitukananda	Manas	Manah-kosha	Tejas	Chandra
Premananda	Chitta	Prana-kosha	Dhuma	Vayu
Kamananda	Deha	Anna-kosha	Chhaya	Prithivi

Kamananda
1. Maithunananda
2. Vishayananda — Objets des sens
3. Tivrananda — Frisson
4. Raudrananda — Douleur
5. Vaidyutananda — Electrique

Pashu (Vanara)	Vie physique	Prana	Jouer, manger, dormir & Deha
Pisacha	Jnana de la vie physique		Curiosité, science
Pramatha	Ananda de la vie physique	Manas	Sens esthétique
Rakshasa ⎫ Yaksha	Tapas de idem		Egoïsme, prana
Asura ⎬ Gandharva	Buddhi		Intellect, sentiment
Deva ⎭ etc.	Karana		Connaissance, joie, Soumission

Siddhadeva — Ananda
Siddhasura — Tapas
Siddha Purusha — Satya

[2]

[Deux pages suivent, non traduites]

[3]

Tat – Asat ⎫
   Sat   ⎬ Purusha et Prakriti

Tat est le Brahman inconnaissable dont on ne peut dire qu'il existe ou n'existe pas, car il ne peut être défini par ce que nous connaissons ou comprenons de l'idée d'existence. Il n'est donc pas Sat. En même temps, il n'est pas non plus Asat, ou non-existant, car il contient l'existence en lui-même.

Par Asat, ou Non-être, nous entendons ce qui est au-delà, qui est en contradiction avec l'existence. Asat est généralement considéré comme une sorte de Néant, car il ne correspond à rien de ce que nous appelons existence. Rien n'existe en Asat que nous puissions percevoir ou réaliser comme « quelque chose ». Tat contient à la fois Sat et Asat, mais il n'est ni l'un, ni l'autre.

Par Sat, nous entendons la pure existence non limitée par les qualités[1], infinie, éternelle et immuable, à la fois source et fondation de tous les mondes et de l'univers tout entier.

Sat – Purusha et Prakriti

Brahman se représente lui-même dans l'univers en tant que Cela qui est Stable, par l'existence immuable (Sat), il est Purusha, Dieu, Esprit ; alors qu'il se représente comme celui qui met en mouvement par le pouvoir de sa Conscience active (Chit), il est la Nature, la Force ou le principe du monde (Prakriti, Shakti, Maya). Le jeu de ces deux principes devient la vie de l'univers.

Prakriti est la nature qui exécute, Purusha est l'âme qui gouverne, qui connaît et jouit des œuvres de Prakriti ; Shakti est le Pouvoir de connaissance, existant en soi, du Seigneur (Ishwara, Deva, Purusha), qui s'exprime dans les œuvres de Prakriti.

---

1 Qualités : *gunas.*

[4]

[p. 1460]

Divin	*Humain*
Sat	Annam
Chit-Tapas	Prana
Ananda	Manas-Chitta
Vijnana	Buddhi
Ishwara	Aham

Sept plans

⎧ Sat
⎨ Chit-Tapas
⎩ Ananda

   Vijnana

⎧ Manas-Chitta
⎨ Prana
⎩ Annam

Sat	est l'essence de l'être, pur, infini et non divisé.
Chit-Tapas	est pure énergie de conscience, libre dans son repos comme dans son action, souveraine dans sa volonté.
Ananda	est Béatitude, la félicité de la pure existence et énergie conscientes.
Vijnana	– Connaissance supra-mentale – est l'Idée causale qui, soutenant et guidant secrètement les activités confuses du Mental, de la Vie et du Corps, assure et impose l'agencement juste de l'univers.
Buddhi	est l'intelligence inférieure séparative, par opposition à Vijnana.

Manas-Chitta est la vie des sensations et des émotions qui sont à la merci des contacts extérieurs de la vie et de la matière ainsi que de leurs réactions positives et négatives, joie et chagrin, plaisir et douleur.

Prana est les énergies dynamiques entravées qui, se nourissant de substances physiques, dépendent de leur nourriture et sont limitées par elle ; également l'énergie vitale ou inférieure.

Annam est l'être divisible fondé sur le changement constant de la substance physique.

Sat	Immortalité, pure essence
Chit Tapas	Repos libre ou action libre
	Souveraineté de la volonté
Ananda	Béatitude pure
Vijnana	Révélation
	Inspiration
	Intuition
	Discernement
Buddhi	Perception
	Imagination
	Raisonnement
	Jugement

Manas-Chitta Sattwique – Science, philosophie, pensée (intellectuelle)

    1. Esthétique – Sens de la beauté, art, poésie, sculpture

    2. Religion et morale – Vertu, sainteté, bonté.

Prana Rajasique – Désir, émotion, passion

Annam Tamasique – Nourriture, argent, santé physique, jeu

Pravritti   La tendance ou l'impulsion à l'action de la Nature
Nivritti   Le retrait de cette tendance ou de l'impulsion à
           l'action

Buddhi	*Vijnana*
Perception	Révélation = Pratyaksha ou Drishti
Imagination	Inspiration = Shruti
Raison Smriti	Intuition
Jugement	Discernement = Viveka

[5]

Les Chakras

Au-dessus de la tête	Sahasradala	Jnanam
Entre les yeux	Ajnachakra	Drishti
Dans la gorge	Vishuddha	Vak
Dans le cœur	Anahata	Sentiments, sensations, etc.
Dans le nombril	Manipura	Instincts
Au-dessus du linga	Swasdhishtana	Kama (désir)
	Muladhara	

Le mouvement des pranas dans le corps

Il existe cinq pranas, à savoir : prana, apana, samana, vyana et udana.

Le mouvement de prana va du sommet du corps au nombril, apana va du muladhara au nombril. Prana et apana se rencontrent au nombril et créent samana. Vyana circule dans tout le corps. Tandis que samana crée les bhuta [*les cinq éléments*] à partir des aliments, vyana les distribue dans tout le corps. Udana circule du nombril à la tête. Sa tâche consiste à apporter le virya (tejas) à la tête. Le mouvement d'udana change chez le yogi. Il part alors du Muladhara (d'où il amène le virya au sommet de la tête et le transforme en ojas) et va jusqu'au sommet de la tête.

Les couleurs

[p. 1463]

Violet –   religion, idéalité, spiritualité.
Jaune –   intellect, perception, activité et souplesse du mental.
Orange –   pouvoir psychique.
Noir –   obscurité, inertie, mélancolie, pessimisme, timidité, etc.
Gris –   abattement, lourdeur.
Rouge –   activité ; rouge profond violent : colère ; écarlate : luxure ; rose : amour.
Blanc –   pureté, force etc.
Vert –   bienveillance, générosité, promptitude à servir sans tenir compte de ses propres désirs ou ambitions.
Vert terne –   mauvaise qualité du prana, jalousie, etc.
Bleu –   spiritualité plutôt du type Bhakti.
Jaune d'or flamboyant – Vijnana.

[6]

Objets du Yoga

En résumé, l'objet du Yoga est Dieu ou le Divin, ou le Suprême, quelle qu'en puisse être notre conception. Il y a des objets moins importants qui font partie d'aspects séparés de l'objet général.

[*Une page suit, non traduite*]

[7]

Méthodes du Yoga
(Note de mémoire)

[Deux pages suivent, non traduites]

SAPTA CHATUSTHAYA –
Version transcrite par un disciple[1]

I. Samata Chatusthaya[2]

Samata, Shanti, Sukha, Hasya (Atmaprasada)
[*Équanimité, Paix, Bonheur, Rire*]

[p. 1467]

Samata négative	Samata positive
Titiksha	Sama Rasa – mental et intellect
Udasinata	Sama Bhoga – prana
Nati	Sama Ananda – esprit

---

1   Cette présentation des Sapta Chathustayas est la plus complète qui soit à notre disposition. Elle ne fait pas partie des manuscrits de la main de Sri Aurobindo mais il en est indiscutablement la source. Le texte subsiste seulement sous la forme de transcriptions notées par des disciples. Plusieurs de ces « scribal versions » comme les ont appelées les éditeurs (« notes de disciples »), ont été collationnées, et deux des plus anciennes choisies comme base pour le présent texte. Une de ces notes date peut-être déjà de 1914 ; deux autres du milieu des années 20, et presque tout le reste, des années 30. Ce sont soit des copies de manuscrits de Sri Aurobindo maintenant perdus, soit, plus vraisemblablement, des comptes-rendus d'entretiens avec lui. Dans l'ensemble on peut considérer ces comptes-rendus comme des rapports fiables de ce que Sri Aurobindo a pu dire ou écrire, mais tous contiennent d'évidentes distorsions de ses paroles. C'est la raison pour laquelle les éditeurs ont pris beaucoup plus de libertés dans la mise au point de ces textes qu'ils ne se le seraient permis si le texte avait été basé sur un manuscrit de la main de Sri Aurobindo. Ce texte est « éclectique » dans le sens qu'il suit pour la plus grande partie la note qui semble offrir le meilleur texte dans l'ensemble, mais il contient aussi des passages d'autres notes importantes lorsqu'elles semblent rapporter les véritables paroles de Sri Aurobindo. Lorsque les notes sont en accord avec ces dernières mais que la lecture en est difficile, les éditeurs offrent une solution de rechange entre guillemets, comme une partie du texte, et la copie écrite est donnée en note de bas de page (ces variantes données en notes sont précédées de la mention « MS (copie) ». Les éditeurs ont aussi silencieusement fait des corrections mineures d'orthographe, de ponctuation, etc., des notes des disciples. Notes sur les textes (*Record*, p. 1514).
2   Sur le *chaturvarnya,* voir également les notes de Sri Aurobindo lui-même dans le premier livre du *Journal du Yoga*, pp.27-71. NdT.

Samata signifie tout accepter de façon égale, sans aucun trouble dans aucune partie de l'être. Le trouble provient du manque d'harmonie entre la Chit-shakti [*conscience-force*] en moi-même et les contacts de Chit-shakti au-dehors. La souffrance, le chagrin, l'aversion sont simplement la façon dont le système exprime son objection à un contact particulier, par manque d'harmonie. Le système ne peut supporter un contact inharmonieux, ou même un contact plaisant s'il est trop intense ou trop prolongé. Le dégoût, la peur, l'horreur, la honte sont des tentatives du système de rejeter le contact déplaisant et de se défendre.

Titiksha signifie le pouvoir d'endurance. Vous supportez le contact déplaisant en vous tenant vous-même en arrière avec un mental qui observe et en apprenant au système à le supporter.

Udasinata vient ensuite. Udasina signifie « se tenir haut ». Udasinata est l'indifférence, le Purusha qui se tient loin au-dessus de ces contacts et ne s'en soucie pas.

Nati est le suivant. C'est le sentiment de soumission à la Volonté Divine, tous les contacts étant considérés comme le toucher de Dieu lui-même.

Sama Rasa ou la Rasa [*saveur*] équanime et égale de tous les événements, expériences, objets etc., que nous avons à connaître par le mental et l'intellect.

Sama Bhoga est le plaisir égal dans le Prana en toutes choses, événements, expériences, objets, etc.

Sama Ananda est la joie de l'Unité en tout et avec tout.

Sama Rasa et Sama Bhoga ne peuvent pas être fermement établis à moins d'avoir obtenu Sama Ananda, mais il est difficile pour Sama Ananda de se manifester à moins que le mental et le Prana n'aient acquis la Samata en Rasa et Bhoga.

La conséquence d'une totale Samata est une Shanti [*paix*] absolue ; s'il existe la moindre trace d'anxiété, de tristesse, de déception, de dépression etc., c'est un signe que Samata n'est pas achevée. Lorsque nous atteignons la Shanti absolue, nous obtenons un parfait Sukham [*bonheur*]. Shanti est négative, c'est un état libre de trouble. Sukham est positif, ce n'est pas seulement être libre du chagrin et de la souffrance, mais un état positif de bonheur dans le système entier.

Atmaprasada est un état de clarté, de pureté, de contentement dans la totalité de soi, c-à-d l'essence de Sukham. Quand Sukham commence à se transformer en un fort Ananda, c'est alors Hasya, un état de joie et de gaieté positives qui prend toute la Vie et le monde comme un jeu agréable et amusant.

II. Shakti Chathustaya

Viryam, Shakti, Daivi Prakriti, Sraddha
[*Force de caractère, Energie, Nature Divine, Foi*]

[p. 1468]

Viryam[1] :   Chaturvarnya[2] dans leur gunas
Brahmana, Kshatriya, Vaishya, Shudra

Brahmana : Dhairyam, Jnanalipsa, Jnanaprakasha,
Brahmavarchasya.

---

1   *Virya* : énergie, force de caractère ; « l'énergie du tempérament divin qui s'exprime dans le type quadruple du chaturvarnya », le premier membre du shakti chatusthaya, qui est « la force dynamique « du tempérament, du caractère et de la nature de l'âme, svabhava, qui donne au pouvoir de nos membres l'efficacité dans l'action, leur donne leur type et leur direction ».
2   *Chaturvarnya* : l'ancien système indien des quatre ordres (brahmana, kshatria, vaishya, shudra), représentant quatre types psychologiques dont la combinaison est nécessaire pour la personnalité complète ; ces quatre types sont symboliques des « quatre principes cosmiques : la Sagesse qui conçoit l'ordre et le principe des choses, le Pouvoir qui le sanctionne, le maintient et le renforce, l'Harmonie qui crée l'arrangement de ses parties, le Travail qui mène à bien ce que le reste dirige ».

Shakti est le guna [*le mode*] juste et l'état d'activité correcte, ou les éléments justes de la nature de shakti dans toutes les parties du système. Le chaturvarnya en guna peut être appelé Virya. Ce sont les qualités du caractère des quatre varnas [*types psychologiques*]. L'homme parfait possède les quatre, bien qu'une qualité prédomine le plus souvent et donne au caractère son type général. Tout d'abord un homme devrait acquérir les qualités du Brahmana, celles de l'homme de connaissance. Il devrait avoir d'abord les qualités générales du Brahmane, c'est-à-dire le calme, la patience, la stabilité, la délicatesse, toutes exprimées par le terme Dhairyam. Puis il devrait aussi tendre vers la connaissance, particulièrement la Connaissance Divine, mais aussi vers toutes sortes de connaissances dans les domaines les plus divers, avec l'ouverture mentale et la curiosité nécessaires : Jnanalipsa. Le Brahmane n'a pas seulement soif de connaissance, mais il a aussi une clarté générale d'esprit et sa tendance à être facilement illuminé par certaines idées et à recevoir la vérité : Jnanaprakasha. Enfin, il possède également une force spirituelle qui provient de la connaissance et de la pureté : Brahmavarchasya.

Kshatriya :   Abhaya, Sahasa, Yasholipsa, Atma shakti
                  (ou Atma Slagha).

Il doit aussi posséder les qualités du Kshatriya, les quali-tés de l'homme d'action et du combattant. La première est le courage, qui est de deux sortes – Abhaya ou courage passif qu'aucun danger n'alarme et qui ne tremble devant aucun péril, aucune infortune ni aucune souffrance. La seconde est Sahasa ou le courage actif, c'est-à-dire l'audace d'affronter n'importe quelle entreprise, pour difficile ou apparemment impossible qu'elle soit, et de la mener à bien en dépit de tous les dangers, souffrances, échecs, obstacles et oppositions. Pour cela deux autres choses sont nécessaires. Premièrement une tendance de la nature poussant à la bataille, la victoire, l'effort et le triomphe, à savoir Yasholipsa. Deuxièmement il doit avoir une forte confiance en lui et une haute idée du pouvoir qui est en lui : Atma Shakti ou Atma Slagha.

Vaishya :   Vyaya, Kaushala, Dana, Bhogalipsa.

Les qualités du vaishya sont aussi nécessaires pour l'action et le plaisir. La première est l'aptitude à dépenser son travail, ses ressources, matériaux, moyens, et jusqu'à sa vie même tout à fait librement, et ce faisant à prendre de grands risques de perdre pour s'assurer de grands gains. On peut l'appeler Vyaya. Mais cela doit s'accompagner de l'habileté dans l'utilisation des moyens et des méthodes et de leurs justes arangements pour assurer ses fins, et aussi de la connaissance de ce qu'il est possible ou pas d'obtenir par une méthode ou une dépense particulière. Le vaishya devrait avoir le sens des proportions, de l'ordre et être compétent en matière d'organisation et de gestion. On peut appeler tout cela Kaushala [*l'habileté*]. Dans l'utilisation des possessions également, deux autres qualités du Vaishya sont nécessaires : en premier lieu l'empressement à ne pas donner moins que ce que l'on reçoit et à partager avec le monde ce qui est reçu du monde. C'est un élément de la nature de l'amour tel que pratiqué d'ordinaire ; on peut appeler cela « donner et recevoir » « Dana ». En deuxième lieu il devrait être porté à la joie : Bhogalipsa.

Shudra :   Kama, Prema, Dasyalipsa, Atmasamarpana.

Les qualités du Shudra ne sont pas moins importantes. Le Vaishya a un esprit d'ordre, de complémentarité et d'échange. Le Shudra a l'esprit de service. Le service est gouverné par deux motifs : premièrement le désir ou kama, deuxièmement l'amour ou prema. Chez l'homme parfait, Kama devrait prendre la forme d'un intérêt pour le bien-être corporel du monde et le souhait de voir que rien ne lui manque sur le plan physique. L'amour chez le Shudra n'est pas le même que chez le Vaishya, car il ne cherche pas de retour. Il est gouverné par la troisième qualité du Shudra, le désir de servir, et cela, chez l'homme parfait devient le désir de servir Dieu en tous : Dasyalipsa. La perfection de la nature du Shudra est dans la consécration de soi, le don de son propre soi sans rien demander en retour : Atmasamarpana.

La nature de Brahmane est la connaissance, celle du Kshatriya est la force et le courage, celle du Vaishya est l'aptitude au travail, celle du Shudra est le don de soi et le service. Le caractère parfait les possède toutes – car elles sont nécessaires à l'action parfaite.

Shakti

Shakti est une force générale par laquelle chacune des quatre parties du système (le corps, le Prana, la Chitta et la Buddhi) est maintenue à son état le plus haut de perfection.

Le stade parfait du corps consiste en quatre éléments : un sentiment de légèreté totale (Laghuta), un sentiment de force et d'énergie (Balam), le sentiment d'une certaine masse et force (Mahattwa) et le pouvoir de contenir sans tension ou réaction tout travail de l'énergie, quelles qu'en soient l'intensité et la continuité, la grandeur et la puissance : Dharana Samarthyam.

Le stade parfait de Prana consiste en un sentiment de plénitude de la force vitale (Purnata), de clarté générale et de gaieté (Prasannata), d'équanimité dans toutes les expériences, chocs ou contacts (Samata), et dans la capacité de prendre tous les plaisirs du monde sans désir, mais aussi sans épuisement ni satiété : Bhoga Samarthyam.

Le stade parfait de la Chitta consiste en un sentiment de richesse et de joie des sentiments (snigdhata), d'une abondance de pouvoir moral et d'énergie (Téjas), de confiance en la grâce et l'aide divines, et d'un sentiment général de mangala (Kalyana Sraddha) ainsi que de la capacité d'un amour sans bornes pour tous les êtres et tous les objets : Prema Samarthyam.

L'état parfait de la Buddhi consiste en une pureté et une clarté générale de la faculté pensante (Vishuddhata et Prakasha) ; en une richesse, une grande variété et une précision des perceptions (Vichitra bodha) ; et dans le pouvoir du mental à recevoir et à s'adapter à toutes sortes de connaissances sans aucun sentiment de limite ou d'incapacité : Jnana Samarthyam.

Daivi Prakriti (la Nature Divine)

Signifie être en possession des quatre Shaktis – Maheshwari, la Shakti de la grandeur et de la connaissance ; Mahakali, la Shakti de la force et de la violence ; Mahalakshmi, la Shakti de la beauté, de l'amour et du délice ; Mahasaraswati, la Shakti de la raison terrestre (science) et des œuvres. La possession de ces Shaktis apporte le sentiment du Pouvoir Divin, un sentiment général de compassion et de désir d'aider le monde, et d'aptitude à n'importe quel travail que la nature puisse entreprendre.

Sraddha ou la Foi
1. Foi en Dieu – Pouvoir qui guide, Antaryami [*guide intérieur*]
2. Foi en la Shakti – Pouvoir exécutif.

III. Vijnana Chatusthaya

[p. 1471]

Jnanam (pensée Divine), Trikaladrishti, Ashta Siddhi, Samadhi. [*Connaissance, Vision des trois temps, Huit Pouvoirs, Extase*]

Jnanam : l'action mentale consiste en quatre parties : d'abord la perception de l'objet et la comparaison et le contraste avec d'autres objets ; puis le raisonnement sur l'objet ; puis le jugement si le raisonnement est juste ou non, et le jugement est aidé par la mémoire et l'imagination.

Le jugement est une perception directe de la Vérité, qui peut ou non être assistée par le raisonnement et par d'autres aides.

L'imagination est le pouvoir de se représenter les choses ou les vérités qui ne sont pas habituellement perçues ou établies par la raison, de voir d'autres possibilités que l'expérience concrète.

La mémoire est le pouvoir de retenir et de reproduire les impressions mentales ou sensorielles.

Le jugement a deux parties – le discernement et la perception directe. Dans le mental tous deux sont incertains. Dans le Vijnana, il existe une faculté de discernement appelée Viveka ou **Discernement Intuitif**, qui voit immédiatement ce qui est faux et ce qui est vrai, la différence réelle entre les choses ainsi que leurs vraies ressemblances et identités, et aussi jusqu'à quel point une vérité est vraie et jusqu'à quel point elle doit être nuancée. Ce Viveka est indépendant du raisonnement. Il connaît les faits directement, mais n'est pas un simple instinct ; il les connaît de façon lumineuse, avec une perception claire, sûre, qui ne fait pas d'erreurs.

Il y a aussi une faculté de Vijnana appelée **Intuition** qui fait le travail de raisonnement sans avoir besoin de raisonner pour parvenir à une conclusion ; c'est-à-dire qu'elle arrive à la conclusion non pas comme une conclusion d'autres faits, mais comme un fait en lui-même. Puis, autour de ce fait, elle peut rassembler tous les autres faits non pas à la manière de la raison, mais comme des faits apparentés qui aident à le retenir.

L'**Inspiration** est appelée **Sruti** ou « entendre », car ce n'est pas la vision directe de la Vérité mais une sorte d'irruption de la Vérité dans le mental en un flash soudain. En général cette Vérité vient comme une vibration qui porte en elle la Vérité, et parfois comme le mot exact qui, en révélant sa signification, apporte une nouvelle vérité dans le mental.

La quatrième faculté est **Drishti** ou vision directe. Ce n'est pas, comme dans l'intuition, regarder dans une personne, un objet ou un groupe de circonstances et en découvrir la vérité, c'est la vision de la Vérité elle-même, venant comme une pensée lumineuse, indépendante de toutes circonstances, objets etc.

Vous devez tout d'abord obtenir l'Intuition et le discernement pour élever le travail ordinaire du mental, car eux seuls, parmi les facultés de Vijnana, peuvent donner toutes les circonstances au sujet de la Vérité. Sans eux Drishti et Sruti seront déformées, car la raison essayera de les interpréter à la lumière des circonstances telles qu'elles sont comprises, justes ou fausses, par le mental humain. Même l'Intuition et le Discernement seront tout d'abord déformés par l'action de la raison, l'imagination, les faux jugements, la mémoire erronée etc. L'Intuition et le Discernement doivent continuer à travailler et devenir plus forts et plus sûrs jusqu'à être capables de nettoyer le mental des autres activités et d'entreprendre eux-mêmes la totalité du travail. À mesure qu'ils augmentent en Force et en Lumière, les deux autres facultés vont commencer à agir d'elles-mêmes. Lorsque ces quatre facultés [*Discernement, Intuition, Inspiration, Drishti*], ou n'importe laquelle d'entre elles, sont appliquées aux choses de la pensée, des idées et de la connaissance en général, cela peut s'appeler Jnanam ou Pensée Divine. Lorsque ces quatre facultés sont appliquées aux faits et aux événements du monde matériel, il en résulte Trikaladrishti, qui signifie la connaissance directe du passé, la connaissance intuitive du présent et la connaissance prophétique du futur. Pour l'obtenir correctement il ne doit pas y avoir de désir ou d'intérêt personnels dans le résultat, ou une quelconque confiance dans le raisonnement, la déduction, la spéculation etc.

Astha Siddhi [*les Huit Pouvoirs*] [1]

[p.1473]

Il existe deux siddhis de connaissance, trois de pouvoir et trois de l'être. Tous les siddhis existent déjà dans la Nature. Ils existent en vous. C'est seulement en raison des limitations habituelles que vous les utilisez de façon limitée et mécanique. Il faut briser ces limitations pour apprendre à en faire un usage conscient et volontaire. Les trois siddhis de l'être sont les siddhis de Sat [*l'Être*] ou pure substance. Dans la matière, Sat utilise ces siddhis selon des lois fixes, mais en lui-même il est libre de les utiliser comme il l'entend.

Si nous obtenons cette liberté, même partiellement, on dit alors que nous possédons ces trois pouvoirs : **Mahima** [*grandeur*] qui inclut Garima [*pouvoir d'augmenter la taille et le poids du corps*], puis **laghima** [*pouvoir de légèreté*] et **Anima** [*pouvoir de subtilité*].

Sat [*l'Être*] se manifeste en tant que Chit, la pure conscience, et Chit a deux aspects : conscience et énergie, c'est-à-dire connaissance et pouvoir. La conscience dans un être matériel communique avec la même conscience dans un autre être matériel par certaines méthodes fixes telles que le geste, la parole, l'écriture etc., ainsi que par communication mentale inconsciente. Mais ces limitations sont de simples habitudes, d'autres moyens sont possibles ; les fourmis, par exemple, communiquent par le toucher et non par la parole. La Conscience elle-même est libre de communiquer, consciemment et volontairement, d'un mental à un autre sans moyens physiques. Les deux siddhis grâce auxquels on peut faire cela sont appelés **Vyapti et Prakamya.**

De même, il y a dans la conscience un pouvoir d'agir sur d'autres êtres conscients, voire sur les choses, sans moyens

---

1   Sur les *Astha Siddhis*, voir également les notes de Sri Aurobindo lui-même dans le premier livre du *Journal du Yoga*, pp. 56-60. NdT.

physiques, sans persuasion ou contrainte. On dit des grands hommes qu'ils imposent leur volonté et forcent les autres hommes à agir par une sorte de magnétisme, c'est-à-dire par une force dans leurs mots, leur action, voire dans leur volonté silencieuse ou leur simple présence, qui influence et contraint les autres à agir. Posséder ces siddhis de pouvoir signifie posséder l'usage conscient et volontaire de cette force de Chit. Ces trois pouvoirs sont **Aishwarya, Ishita, Vashita**. C'est seulement quand nous nous sommes débarrassés de l'égoïsme et identifiés avec la Volonté et la Conscience infinies que nous pouvons acquérir la totalité de ces pouvoirs, ou les utiliser en toute sécurité. Ils sont parfois employés en recourant à des moyens mécaniques, par exemple à des Mantras, Kriyas tantriques (pratiques spéciales), etc.

Vyapti est le pouvoir par lequel les pensées, sentiments etc., des autres, ou toute sorte de connaissance de choses en dehors de vous, sont perçus par le mental comme provenant de ces personnes ou de ces choses. C'est le pouvoir de vyapti réceptive. Il existe aussi une vyapti de communication, pouvoir par lequel vous pouvez envoyer ou placer votre propre pensée ou sentiment chez quelqu'un[1].

Prakamya est le pouvoir par lequel, quand vous regardez mentalement ou physiquement quelqu'un ou quelque chose, vous percevez ce qui est dans cette personne ou cette chose : les pensées, les sentiments, ou les faits qui la concernent, etc. Il existe aussi une autre sorte de Prakamya qui ne relève pas du

---

1   Le passage ci-après a été trouvé dans la note d'un disciple qui n'a pas été utilisée pour le texte imprimé ici. Ce texte appelle l'aspect communicatif de vyapti « communication ou radiodiffusion », et poursuit : « ce qui arrive dans l'Amutra [*l'au-delà*] arrive dans l'Iha [*ici-bas*]. Ce que Chit-Shakti [*la Force-Conscience*] révèle en l'Esprit, la Maya-Shakti [*la force de la Nature*] tente de l'exprimer matériellement et grossièrement dans les univers mentaux et matériels. C'est ainsi que le Communisme de Vijnana a son ombre matérielle dans le communisme bolchevique, et que les tentatives d'accomplir matériellement les Siddhis du Vijnana donnent la télégraphie sans fil, la radiodiffusion, le téléphone, les transmissions d'images, etc. » NdÉ.

mental mais des sens. C'est le pouvoir de percevoir des odeurs, des sons, des contacts, des goûts, des lumières, des couleurs et autres objets des sens qui ne sont pas du tout perceptibles à l'homme ordinaire ou qui dépassent le registre des sens ordinaires.

Vashita est le pouvoir par lequel vous concentrez votre volonté sur une personne ou un objet pour le contrôler.

Aishwarya est le pouvoir par lequel vous ne faites qu'utiliser la volonté, sans aucune concentration ni contrôle, et les choses arrivent ou les personnes agissent selon cette volonté.

Ishita est le pouvoir par lequel, sans aucun acte délibéré de volonté, mais simplement par un désir ou un besoin ou le sentiment que quelque chose doit être, cette chose vient à vous ou se manifeste.

Mahima est la force sans entrave dans le pouvoir mental ou le pouvoir physique. Dans le physique elle se manifeste par une force anormale non-musculaire et peut même se développer et devenir le pouvoir d'augmenter la taille et le poids du corps, etc.

Laghima est un pouvoir similaire de légèreté, c'est-à-dire libre de toute pression ou de poids dans l'être mental, pranique ou physique. Par Laghima il est possible de se débarrasser de toute lassitude et épuisement et de vaincre la gravitation. C'est la base d'utthapana.

Anima est le pouvoir de libérer les atomes de la matière subtile ou grossière (sukshma ou sthula) de leurs limitations ordinaires. Par ce pouvoir nous pouvons nous libérer de la tension ou de la douleur physique, et même rendre le corps aussi léger que nous le voulons. C'est par ce pouvoir que les Yoguis étaient censés se rendre invisibles et invulnérables ou libérer leur corps de la décrépitude et de la mort.

Samadhi

Samadhi signifie placer la conscience sur un objet particulier ou dans un état particulier – quels qu'ils soient. On utilise généralement ce terme pour désigner un état de conscience où l'on retire le mental des choses extérieures, en plaçant toute l'énergie de la conscience sur n'importe quel objet particulier ou domaine général. Ainsi, par Samadhi l'on peut devenir conscient des choses de ce monde qui se trouvent au-delà de notre portée habituelle, ou aller dans d'autres mondes ou d'autres plans d'existence. On peut aussi pénétrer dans ces parties de notre propre existence se trouvant soit au-dessus soit au-dessous de la conscience ordinaire ou, dites « supraconscientes » ou « subconscientes ».

Samadhi peut être de trois sortes – Jagrat ou de veille, Swapna ou de rêve, Sushupta ou de sommeil profond.

– **Jagrat Samadhi** quand, dans la conscience de veille et généralement les yeux fermés, nous sommes capables de nous concentrer et de devenir conscients de choses au-delà de notre conscience. Ce Samadhi peut apporter des images et expériences vues hors de soi-même comme si elles étaient dans l'atmosphère physique, ou intérieures. Lorsque les yeux sont fermés apparaît un autre éther que le physique qui est appelé Chittakasha ou éther mental. C'est dans cet éther que les images sont vues. Il existe aussi un autre éther en arrière de celui-là appelé Chidakasha [*l'éther de la pure conscience*].

– **Swapna Samadhi** quand l'esprit a perdu la conscience de l'environnement extérieur et qu'il entre en lui-même. Il peut alors avoir l'expérience soit en lui-même, soit de scènes et d'événements de ce monde ou d'autres mondes, du passé, du présent ou du futur. Lorsque ces expériences sont de simples souvenirs déformés et confus, faussés ou fragmentaires, on les appelle des rêves ordinaires. Cela se produit lorsque le mental à proprement parler n'est pas du tout actif dans la conscience physique et que seules certaines parties du système nerveux sont éveillées. Mais lorsqu'une partie du mental demeure pour ainsi dire éveillée même dans le sommeil, on peut alors obtenir des informations exactes d'expériences vraies et réelles. Ce ne sont pas des rêves mais des visions intérieures. Une partie de l'esprit s'étend à travers le temps et l'espace ou dans d'autres mondes. Une autre partie est éveillée pour recevoir ses expériences et les rapporter à la conscience physique.

– **Sushupta Samadhi**, le troisième stade, quand la totalité de la conscience physique est en sommeil, tout au moins la partie qui appartient au moi de veille. Lorsque nous sommes en sommeil profond nous pensons que rien ne se passe en nous, mais c'est une erreur. La conscience est tout le temps active mais aucun rapport n'en parvient au mental physique. En Sushupta Samadhi nous pouvons nous rendre aux confins de la conscience humaine, et même du supraconscient. Tout ce que nous ne pouvons atteindre dans l'état de veille est là en nous dans le moi-de-rêve et le moi-de-sommeil.

Le samadhi est un moyen d'augmenter l'étendue de la conscience. Dans le swapna, nous pouvons étendre l'éveil intérieur à des plans d'existence qui nous sont actuellement sushupta, puis les amener à l'expérience de swapna, et même finalement dans l'état de veille.

Selon la classification ordinaire, il existe plusieurs sortes de Samadhi, comme le Satarka dans lequel le mental retiré en lui-même continue de penser, de raisonner et de douter, ou le Savichara dans lequel le mental ne raisonne pas logiquement mais juge et perçoit, et ainsi de suite jusqu'au Nirvikalpa Samadhi où tous les instruments inférieurs sont arrêtés et où ne reste plus que l'expérience supra-consciente du Brahman.

IV. Sharira Chatusthaya
[*Tétrade du Corps*]

Arogya, Utthapana, Saundarya, Ananda.

[p. 1477]

Arogya est l'état de santé. Il comporte trois stades :

(1) Lorsque le système est normalement sain et que seules les causes exceptionnelles ou d'extrêmes tensions peuvent le perturber, telles qu'une exposition continuelle au froid, ou toute tension excessive de quelque nature qu'elle soit.

(2) Lorsque même des causes exceptionnelles ou des tensions extrêmes ne peuvent perturber le système ; cela démontre que l'on a atteint une complète Arogya Shakti [*pouvoir de santé*].

(3) L'immortalité du corps.

Utthapana est l'état où l'on n'est plus assujetti à la pression des forces physiques. Ici aussi les stades sont au nombre de trois :

(1) Lorsqu'il y a une grande force, clarté ou puissance dans le corps (rempli d'énergie vitale) ; cela montre que le corps est plein de Prana Shakti [*Force de Vie*].

(2) Lorsqu'il n'y a pas de fatigue physique, pas d'épuisement du cerveau ou des centres nerveux.

(3) Lorsqu'on n'est plus nécessairement soumis à la loi de la gravitation ou des autres lois physiques.

Saundarya est la beauté. Elle comporte également trois stades :

(1) Lorsqu'il existe un éclat dans le corps allié à une douceur de la voix et un charme de l'expression etc.

(2) La jeunesse continuelle.

(3) Lorsque les traits et la silhouette peuvent être transformés en une forme de beauté parfaite.

Ananda ici est l'Ananda Physique ou Kamananda. Il est de différentes sortes, voluptueux, des sens, etc.

V. KARMA CHATUSTHAYA

Krishna, Kali, Karma, Kama

[p. 1478]
– Krishna est l'Ishwara qui prend délice dans le monde.
– Kali est la Shakti qui conduit la Lila pour le plaisir de l'Ishwara.
– Karma est l'Action Divine.
– Kama est le Plaisir Divin.

VI. Brahma Chatusthaya

Sarvam, Anantam, Jnanam, Anandam Brahma.

Sarvam Brahma – lorsque nous réalisons l'unité de l'univers.

Anantam Brahma – lorsque nous réalisons la Force et la Qualité infinies jouant en toutes formes.

Jnanam Brahma – lorsque nous réalisons une conscience en tout, qui est consciente de tout.

Ananda Brahma – lorsque dans cette conscience nous réalisons une félicité en toutes choses.

VII. Siddhi Chatusthaya

Shuddhi, Mukti, Bhukti, Siddhi.
[*Purification, Libération, Joie, Perfection*]

Shuddhi [*Purification*]
(1) Shuddhi des Pranas – Libération de Vasana ou désir (de

l'Asakti ou attachement), de l'action des émotions, comme par exemple « il faut que j'aie cela, je ne peux pas m'en passer » ; libération de Kamana ou convoitise, de l'action du désir, par exemple « je veux cela » ; libération de Raga-dwesha ou préférence, de l'action du mental, par exemple « je préfère cela ». Il y a aussi leurs contraires, non-attachement, absence d'envie ou de besoin, de préférence. Nous devons aussi être libérés de ces contraires. Lorsque vous avez atteint ces trois libérations vous obtenez la Samata parfaite. Puis naturellement vous aurez la Shanti parfaite qui est Paix Divine, ou Shuddha Bhoga, qui est Joie Divine.

Shanti est l'Ananda négatif et ceux qui le possèdent demeurent dans le Nirguna Brahman. Shuddha Bhoga est l'Ananda positif, et ceux qui le possèdent demeurent dans le Trigunatita Ananta Brahman. Appréciez le monde avec Shuddha Bhoga fondée sur la parfaite Shanti. Le plaisir que vous obtenez de la satisfaction des désirs est trouble, dangereux, fébrile ou limité, alors que Shuddha Bhoga est calme, en possession de lui-même, victorieux, illimité, sans satiété et sans vairagya, il est immortellement bienheureux. En un mot, il n'est ni Harsha [*joie*], ni Sukha [*bonheur*], mais Ananda [*béatitude*]. Il est Amrita [*l'ambroisie*], il est Divinité et Immortalité, il devient Un avec la nature de Dieu. L'âme n'a alors plus de kama [*désir*], mais une pure lipsa, un empressement infini à accueillir et à se réjouir de tout ce que Dieu donne.

(2) Shuddhi [*Purification*] de la Chitta – Se libérer de tous les sanskaras des sentiments.

(a) Les impulsions de la pensée se lèvent depuis la Chitta sous forme d'instincts, inspirations, idées, intuitions etc. Elles apparaissent colorées par les émotions, déformées par les associations et perverties par les imaginations qui les soulèvent. La Bhakti [*dévotion*], le génie, l'inspiration poétique viennent tous de cette source.

(b) Les impulsions de sentiments sont de deux sortes,

naturelles ou éternelles, artificielles ou Vikaras [*déformées*]. L'amour, la compassion, le courage, sont naturels et sont des sentiments causés par Jnanam [*la connaissance*]. La haine, la peur, la répugnance sont Vikaras et sont des distorsions ou des réactions causées par Ajnanam [*l'ignorance*].

(c) Les impulsions à l'actions sont aussi de deux sortes : Shuddha Pravritti, c'est-à-dire l'action sans désir, indépendante des émotions. Ashuddha Pravritti, c'est-à-dire l'action mue par deux forces, le désir et l'émotion. Interdisez et inhibez par la volonté toute action ou parole qui commence aveuglément par les passions ou les émotions qui déferlent dans le cœur.

(3) Shuddhi de Manas – Se libérer des pensées habituelles. Calmer l'activité conceptuelle de Manas et transférer vers la Buddhi [*raison*] son activité perceptive (un aspect de prakamya).

(4) Shuddhi de Buddhi – Se libérer de la raison, de l'imagination, de la mémoire et de la logique, et les remplacer par leurs contreparties divines.

(5) Shuddhi du corps – Se libérer de toute impureté corporelle, maladie, etc., et atteindre à l'immortalité.

Mukti [*libération*]

(1) Des dwandwas ou dualité

(a) du prana – Kshutpipasa, la faim et la soif ; Shitoshna, la chaleur et le froid ; le plaisir et la douleur du corps.

(b) De la Chitta – Priyapriyabodha, le sens d'aimer et de haïr ; Mangalamangalabodha, le sens du bien et du mal, de bonne et mauvaise fortune ; Manapamanabodha, le sens de l'honneur et de l'opprobre.

(c) Du mental (Manas et Buddhi) – Satyasatya, la connaissance de la vérité et du mensonge ; Papapunya, la connaissance de la vertu et du vice.

(2) Libération de l'Ajnanam [*l'ignorance*] et des trois gunas.

(a) Sattwa – partout l'on trouve Sattwa, à savoir la clarté de l'être (ou Prakasha), elle apporte sukha (ou bonheur) ; Sattwa est emplie de Prakasha.

Sattwa dans le mental – clarté du mental ; nous avons la connaissance.

Sattwa en Chitta – le pur amour, nous devenons amour.

Sattwa dans le corps – aise, santé, etc.

(b) Rajas est le principe du désir et de l'activité ; Rajas est emplis de Pravritti. Rajas apporte la souffrance, de toutes sortes, Duhkha ou Ashanti, trouble, perturbation, anxiété.

(c) Tamas est aprakasha et apravritti. Il apporte la peur, la paresse, l'excès de sommeil, l'ignorance.

Sattwa doit être remplacée par la pure Prakasha [*la lumière divine*], Rajas par la pure Pravritti [*la divine impulsion*], Tamas par la pure Shama [*la paix divine*]. Il n'existe aucun désir ni aucune nécessité d'agir, seule l'impulsion divine agit à travers nous – telle est la pure Pravritti. Lorsque cette impulsion divine est absente, c'est alors la pure Shama, Tapas ou la force d'action qui est présente, mais elle n'agit pas. De même que Pravritti est la force divine qui vous fait agir, la pure prakasha est la Lumière divine qui apporte la connaissance à la conscience. Être indifférent[1] signifie la présence de Shama ; ensuite, en agissant autant que possible sous l'impulsion divine, nous obtenons la pure Tapas. En conservant constamment le mental non attaché à nos propres pensées et activités et en se référant à la Lumière au-dessus, et en paix autant que possible, nous obtenons Prakasha.

(3) Libération de l'Ahankara [*le sens de l'ego*], de l'ignorance que vous êtes l'acteur, etc. Quand vous dites « j'aime cela », « je ne veux pas cela », vous choisissez et agissez. Quoi que ce soit qui vienne à vous, vous devez l'accepter et l'apprécier. Remplacez l'Ahankara ou l'idée de Aham [*je suis*] par l'idée que vous êtes l'Ishwara.

1　Indifférent : ici, probablement *udasina*. NdT

Bhukti est le délice de l'expérience, indépendant de toute expérience et étendu à toute expérience. Il prend trois formes :

(1) Rasagrahanam ou saisir le Rasa [*la pure saveur*] dans le mental : (a) sensations du corps, (b) nourriture, (c) événements, (d) sentiments, (e) pensées.

(2) Bhoga [*plaisir*] dans le Prana, c'est-à-dire Bhoga sans Kama ou plaisir sans désir.

(3) Ananda dans le système tout entier.

Kamananda –	L'Ananda physique, comme Vishayananda, c-à-d la félicité des sens.
Premananda –	Le délice venant du sentiment concret d'Amour (Chitta)
Ahaitukananda –	Le délice sans cause (Manas)
Chidghanananda –	L'ananda de Chit dans l'objet et ses gunas (Vijnana)
Shuddhananda –	L'ananda de la beauté en tout (Ananda)
Chidananda –	L'ananda de la pure conscience, sans les gunas (Chit Tapas)
Sadananda –	L'ananda de la pure existence en dehors de tout objet et expérience (Sat).

Siddhi des cinq chatusthayas : Brahma, Karma, Sharira, Vijnana et Samata [chatusthaya].

IDEALITE DU VOYANT
Dont l'essence est DRISHTI (Révélation)
Idéalité suprême Intuition (plus tard) (Mental intuitif plus tardif ?) Gnose du voyant
Gnose véritable

IDEALITE HERMETIQUE ou hermésis
Dont l'essence est SHRUTI (Inspiration)
Shrauta vijnana
Deuxième marche de la gnose (19 juil. 1919) Second vijnana (7 fév. 1920)
Mental illuminé (plus tard)
Gnose hermétique (de la nature de) l'interprétation inspirée ou prophésis (20 juil. 1919)

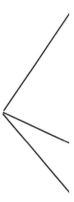

IDEALITE LOGISTIQUE ou logistis
Dont l'essence est SMRITI (mémoire), constituée d'intuition et de discernement intuitif (viveka)
Raison divine (20 juillet 1919)
Raison lumineuse ou intuitive
Vijnana logistique
Raison supramentale (SdY)
Mental supérieur (plus tard)
Gnose logistique Mentalité intuitive,
 intuitivité, intuivité

Mental intellectuel

TENTATIVE DE DIAGRAMME
concernant la classification de Sri Aurobindo

[Ce diagramme réalisé d'après une étude de Richard Hartz est une tentative de situer chronologiquement et à leurs différents niveaux les divers plans et mouvements évoqués par Sri Aurobindo dans son Journal du Yoga.]

Hermésis du voyant

Hermésis intermédiaire   (24 sept. 1919)

Logistis dans l'hermésis

Logistis révélatoire
Vijnana logistique révélatoire : dont la forme la plus élevée
est la : révélation inspiratrice pragmatique (10 août 1919),
puis dynamique, plus tard (1920) forme interprétative du
vijnana logistique révélatoire; et pa plus basse est la:
révélation intuitionnelle concrète, plus tard (1920) forme
représentative du vijnana logistique révélatoire
Gnose révélatoire (1919 20)
Drahstri logistique
Logistis du voyant   (14 août-24 sept. 1919)
Idéalité du voyant dans la logistis
Idéalité logistique suprême
Logistis suprême

Logistis inspiratrice
Herméneusis (14 juil. 1919)
Vijnana logistique inspiré   (20 fév. 1920)
Vijnana logistique inspirant

Logistis intuitive pure
Logistis intuitionnelle
Vijnana logistique intuitif   (20 fév. 1920)
Vijnana logistique intuitionnel

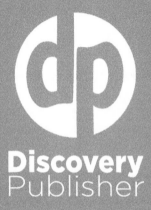

Les Éditions Discovery est un éditeur multimédia dont la mission est d'inspirer et de soutenir la transformation personnelle, la croissance spirituelle et l'éveil. Avec chaque titre, nous nous efforçons de préserver la sagesse essentielle de l'auteur, de l'enseignant spirituel, du penseur, guérisseur et de l'artiste visionnaire.